El fin del Alzheimer
El programa

El fin del Alzheimer
El programa

El primer protocolo para
estimular la cognición y revertir
el deterioro a cualquier edad

Doctor Dale E. Bredesen

Traducción:
Laura Paz

Grijalbo *vital*

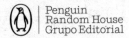

El fin del Alzheimer. El programa
*El primer protocolo para estimular la cognición y
revertir el deterioro a cualquier edad*

Título original: *The End of Alzheimer's Program.
The First Protocol to Enhance Cognition and Reverse Decline at Any Age*

Primera edición: marzo, 2021

D. R. © 2020, Dale E. Bredesen

Esta edición se publica mediante acuerdo con Avery, un sello de Penguin Publishing Group,
una división de Penguin Random House LLC.

D. R. © 2021, derechos de edición mundiales en lengua castellana:
Penguin Random House Grupo Editorial, S. A. de C. V.
Blvd. Miguel de Cervantes Saavedra núm. 301, 1er piso,
colonia Granada, alcaldía Miguel Hidalgo, C. P. 11520,
Ciudad de México

penguinlibros.com

D. R. © 2020, Laura Paz, por la traducción
D. R. © 2020, Joe LeMonnier, por las ilustraciones

ISBN: 978-607-380-035-8

Impreso en México – *Printed in Mexico*

Este libro está dedicado a Julie G. y a los más de 3 000 miembros de ApoE4.Info, quienes acogieron el enfoque sanitario del siglo XXI y ofrecen esperanzas a más de 1 000 millones de personas en alto riesgo de desarrollar la enfermedad de Alzheimer en el mundo.

Índice

Tercera parte
El manual
Sección 2: Más balas de plata

Prólogo

*En cada encrucijada que lleva hacia el futuro, el espíritu
progresista encuentra la oposición de mil hombres
asignados para salvaguardar el pasado.*

—Maurice Maeterlinck

En relación con el tratamiento de la enfermedad de Alzheimer, la práctica de la medicina nunca ha estado tan polarizada por la dicotomía entre el reduccionismo y el holismo como hoy en día.

El reduccionismo, aplicado a la práctica de la medicina, adopta la posición de que, para comprender mejor el proceso patológico y finalmente formular e implementar una intervención terapéutica adecuada, tanto la enfermedad como la intervención necesitan reducirse a las partes operativas y a los mecanismos más simples. Muchos han dado crédito al filósofo francés del siglo XVI René Descartes por la codificación de este paradigma. Descartes, en la parte V de su *Discurso*, describe al mundo como nada más que una máquina de relojería, la cual se puede comprender enteramente a partir de una exploración de sus componentes individuales. Y es claro que el progreso de la ciencia de la medicina en la historia y en el tiempo presente se encuentra bastante marcado por los avances icónicos caracterizados por la dedicación a este enfoque.

Ya sea que hablemos de Antonie Philips van Leeuwenhoek, de utilizar un microscopio monocular para descubrir *animálculos* (microbios) o la secuencia del genoma humano, los fundamentos de la medicina occidental siguen honrando la noción de que observar con mayor profundidad las partes constitutivas proveerá al fin un conocimiento base capaz de revelar las tan buscadas soluciones para enfrentar los procesos patológicos.

Sin duda, la microscopía llevó a la comprensión de la patofisiología, lo que resultó en avances maravillosos aprovechados para obtener resultados saludables. Sin embargo, la miopía de tomar una filosofía centrada en profundizar hasta la unidad en términos de partes y procesos inevitablemente da pie a sancionar una terapia igualmente centrada en la validación de lo singular. En pocas palabras, abrazar el reduccionismo en la medicina sustenta la ideología de la monoterapia, la idea de que la meta de la investigación médica moderna debería ser el desarrollo de una sola bala mágica diseñada y comercializada para contrarrestar cada enfermedad.

Como lo explicó el doctor Andrew Ahn, médico de Harvard, en un artículo que explora los límites del reduccionismo en la medicina: "El reduccionismo penetra en la ciencia médica y afecta nuestra forma de diagnosticar, tratar y prevenir enfermedades. Si bien ha sido responsable de tremendos éxitos en la medicina moderna, hay límites para el reduccionismo y se debe buscar una explicación alternativa que lo complemente".

Al momento en que escribo estas páginas, ningún proceso patológico resalta las limitaciones de un acercamiento reduccionista —en relación con la terapia— más que la demencia senil de tipo Alzheimer. Desde luego, la inmersión profunda para desentrañar la etiología de esta enfermedad ahora epidémica ha estado en curso desde hace décadas, respaldada por cientos de millones de dólares. Aplicar una visión reduccionista en realidad ha revelado mecanismos fascinantes quizá involucrados en lo que se manifiesta finalmente como esta enfermedad, que afecta a 5.5 millones de estadounidenses. Pero, por desgracia, ninguna terapia sola o combinada con fármacos tiene ningún efecto en absoluto para modificar el curso inexorable de la enfermedad de Alzheimer.

Como testamento de la tenacidad de la industria farmacéutica, varios medicamentos se venden en Estados Unidos y el mundo con la idea de que "tratan" de alguna manera el Alzheimer. Si bien estas medicinas pueden tener un efecto mínimo en los *síntomas* del Alzheimer, de nueva cuenta, no proveen aporte alguno respecto a mejorar en sí el resultado final. Como reveló recientemente el doctor Michal Schnaider Beeri en un editorial de la revista *Neurology*: "A pesar del gran esfuerzo científico para encontrar tratamientos para la enfermedad de Alzheimer (EA), sólo se venden cinco medicamentos, con escasos efectos beneficiosos en los síntomas, en una porción limitada de pacientes, sin modificaciones en el curso de la enfermedad".

En fechas recientes, la preocupación por la falta de eficacia de estos medicamentos quedó eclipsada por un informe publicado en *The Journal of the American Medical Association*, el cual revela que los medicamentos comúnmente prescritos para Alzheimer no sólo carecen de eficacia, sino que su uso se asocia en realidad con un *deterioro cognitivo más veloz*.

En contraste con el reduccionismo, el holismo da más validez a la exploración del bosque en lugar de enfocarse en un solo árbol. Es cierto, un acercamiento holístico a la salud y la enfermedad abraza por completo los descubrimientos de profundas investigaciones científicas, pero la diferencia fundamental en comparación se encuentra al examinar cómo se utiliza la ciencia en relación con el tratamiento en sí mismo de una dolencia. Mientras que el reduccionismo busca una solución que meta gol a la primera, el holismo considera todas y cualquier opción disponible si tienen algo positivo que ofrecer.

Como pronto descubrirás en las páginas siguientes, por primera vez en la vida se pudo desarrollar una intervención terapéutica que trate exitosamente la enfermedad de Alzheimer. El protocolo desarrollado por el doctor Bredesen es holístico por definición. Su programa incorpora los descubrimientos de diversas investigaciones a lo largo de múltiples disciplinas relacionadas con la patogénesis del Alzheimer. Nuestras investigaciones científicas más respetadas han delineado con claridad los mecanismos específicos mediante los cuales una amplia gama de procesos, en apariencia desvinculados, contribuye a la manifestación más extrema de esta enfermedad. Y precisamente porque la enfermedad de Alzheimer se manifiesta a partir de la confluencia de múltiples factores, su remedio requiere la orquestación de diversos instrumentos.

Aunque se ha cuestionado el origen de la frase "La definición de locura es hacer lo mismo una y otra vez, y esperar un resultado diferente", es incuestionable su relevancia en la búsqueda de un solo enfoque farmacéutico para el tratamiento de la enfermedad de Alzheimer. La cordura vence ahora con el reto que hace el doctor Bredesen del *statu quo* y que bien podría poner fin al Alzheimer.

Doctor David Perlmutter
Naples, Florida
Enero de 2019

PRIMERA PARTE

Alzheimer: ¿La última generación?

Capítulo 1

Una nueva clase de vacuna

Saber no es suficiente; debemos aplicar el conocimiento.
La voluntad no es suficiente; debemos actuar.

—Leonardo da Vinci

La enfermedad de Alzheimer debería ser —y *será*— una enfermedad inusual. ¿Te acuerdas de la poliomielitis? ¿Te acuerdas de la sífilis? ¿De la lepra? Todas fueron un azote en un momento u otro, y la enfermedad de Alzheimer comparte características con todas ellas. ¿Cuántas personas conoces que padecen polio, sífilis o lepra hoy en día? Hubo un tiempo en que la poliomielitis llenaba de miedo los corazones de muchos, incluida mi madre. Fue en la década de 1950. Yo iba en preescolar y la gente, al parecer de la nada, quedaba paralizada rápidamente. Algunos morían, otros vivían con severas discapacidades y proliferaban los pulmones de acero. Mi madre me explicó que un experto propuso que las moscas eran portadoras de polio, por lo que debería intentar evitarlas; ¡algo difícil para un niño que corría en el parque y entre los árboles!

Por fortuna, la poliomielitis resultó ser completamente prevenible con vacunación. Ahora necesitamos una vacuna para prevenir la enfermedad de Alzheimer. Sin embargo, una "vacuna" para enfermedades del siglo XXI, como el Alzheimer, se ve muy diferente de la vacuna

17

de la polio: no es una inyección, sino la falta de una. Es un programa personalizado, derivado de la vasta información que cuantifica todos los parámetros críticos —desde el genoma y el microbioma, hasta el metaboloma y el exposoma— que contribuyen a tu deterioro cognitivo, usando un algoritmo computacional para identificar el tipo de Alzheimer (sí, hay más de un tipo y es importante saberlo para prevenirlo y tratarlo con efectividad) y generar un programa óptimo que pueda prevenir o revertir el problema. Si eres resistente a la insulina, por ejemplo, como casi la mitad de la población de Estados Unidos, entonces tienes un mayor riesgo de padecer Alzheimer, pero puede revertirse. Si tienes una inflamación crónica no diagnosticada, como sucede con millones de personas, entonces estás en riesgo de padecer Alzheimer, pero se puede identificar y mitigar. Si tienes una deficiencia de zinc, como 1 000 millones de personas en el mundo, o de vitamina D, entonces tienes un mayor riesgo de deterioro cognitivo, pero se puede atender. Si tienes una infección oculta de *Babesia*, *Borrelia* o *Ehrlichia* por la mordida de una garrapata; infecciones virales, como *Herpes simplex* o VHH-6, o una exposición desconocida a micotoxinas (venenos producidos por algunos mohos), tienes un mayor riesgo de deterioro cognitivo, pero se puede tratar. Lo que es más importante, si tienes una predisposición genética a desarrollar Alzheimer, como más de 75 millones de estadounidenses, puedes adoptar ahora un programa para evitarlo o resolverlo, como hemos publicado en repetidas ocasiones a lo largo de varios años.

Así es como se ve una "vacuna" del siglo XXI para el Alzheimer: sin piquetes de aguja, sin tiomersal, sin mercurio, sin el riesgo de desarrollar síndrome de Guillain-Barré (parálisis), y, de alguna manera, es todavía más efectiva que las vacunas tradicionales. Así como hubo proyectos a nivel global para vacunar contra la viruela, debería haber proyectos globales para prevenir y revertir el deterioro cognitivo utilizando la "vacuna" del siglo XXI. Ésta es la forma de erradicar las enfermedades que nos están matando hoy: enfermedades crónicas complejas, como Alzheimer, Parkinson, degeneración macular, enfermedad cardiovascular, hipertensión, diabetes tipo 2, cáncer y otras. *Todas* deberían —y *pueden*— ser enfermedades poco comunes, en lugar de las omnipresentes que contribuyen a nuestra mala salud que son en la actualidad.

Nina vino a verme "para prevenir la enfermedad de Alzheimer". Dijo que su abuela había desarrollado demencia a los 60 y que su madre sólo tenía 55 cuando empezó a tener problemas para encontrar una palabra correcta para hablar y perdió la capacidad de hacer operaciones sencillas, como calcular una propina. Se deterioró y le diagnosticaron enfermedad de Alzheimer, algo que Nina quería evitar de ser posible. El experto que consultó antes le dijo la frase estandarizada: "No hay nada que prevenga, revierta o retrase el Alzheimer".

Tenía una sola copia del gen común de riesgo de Alzheimer, ApoE4, como otros 75 millones de estadounidenses. Seguramente heredó su gen ApoE4 de su madre y su abuela, y es probable que haya sido el factor genético más importante en el desarrollo de su demencia. También tenía un historial de límites bajos de vitamina B_{12} y poca vitamina D.

Aunque sólo tenía 48 años y en sí no presentaba problemas cognitivos –ella creía ser una de las personas "sanas que se preocupan"–, sacó una calificación baja en su Evaluación Cognitiva de Montreal (MoCA, Montreal Cognitive Assessment), una prueba simple y rápida que analiza varios tipos de funciones cerebrales, como memoria, organización, cálculo y habilidad verbal. La mayoría de nosotros debería obtener en el MoCA entre 28 y 30 puntos de un total de 30, si es posible, pero Nina sacó 23 nada más, lo que fue indicio de que ya padecía un leve deterioro cognitivo, una condición pre-Alzheimer. Otros exámenes neuropsicológicos confirmaron este diagnóstico: se encaminaba directamente hacia la demencia que por desgracia desarrollaron su madre y su abuela.

Nina comenzó el programa que mi grupo de investigación y yo desarrollamos, llamado ReDECO (para revertir el deterioro cognitivo), y después de varios meses notó un cambio muy importante. Dijo: "No tenía idea de qué tan mal estaba mi cabeza hasta que mejoré". Sacó una calificación perfecta de 30 en el MoCA y ha conservado su avance hasta ahora. Me escribió un correo: "Gracias por la oportunidad de participar en este programa. Me salvó la vida y estaré siempre agradecida".

Quizá pienses: "Claro, Nina mejoró, pero todavía estaba en una etapa relativamente temprana del deterioro cognitivo. ¿Y si hubiera tenido un estado avanzado de Alzheimer?". Permíteme contarte de Claudia.

Claudia es una mujer de 78 años que desarrolló deterioro cognitivo y progresó hasta tener un Alzheimer severo. Su resultado del MoCA fue cero. No podía hablar más que para decir un ocasional sí o no. No podía andar en bicicleta, no se podía vestir sola y era incapaz de cuidar de sí misma. La evaluamos y comenzamos el protocolo personalizado para sus propios inductores de deterioro cognitivo. Sus pruebas indicaron diversos factores que no se habían identificado antes, entre ellos micotoxinas producidas por moho. Salió negativa, pero mostraba resistencia a la insulina. La trataba Mary Kay Ross, una doctora extraordinaria, experta en pacientes con exposiciones a biotoxinas. Claudia tuvo subidas y bajadas al eliminar la exposición, optimizar su desintoxicación, ajustar su dieta y comenzar distintos apoyos sinápticos, pero en los cuatro meses siguientes empezó a mejorar: recuperó su capacidad de hablar, empezó a mandar correos otra vez, se ponía sola las prendas básicas de ropa, andaba en bicicleta y hasta bailaba con su marido.

Su esposo escribió: "Hoy salimos a dar un buen paseo y me agradeció que la sacara para que pudiera observar cosas. Señaló muchas, como las nubes rosas por el sol del atardecer. Después nos sentamos juntos y platicamos, y le leí cada una de las entradas del blog, explicándole todo lo que ha pasado en cada etapa del camino. Y dijo: 'Me parece que voy a estar bien y voy a poder disfrutar las cosas otra vez' ".

Debo añadir que Claudia es la excepción, no la regla. En sí, entre más pronto comiences el protocolo, será más probable que tengas un resultado positivo y una respuesta más completa a él. Aun así, como ilustra el caso de Claudia, algunas personas que se encuentran muy adelantadas en el curso de su enfermedad han demostrado una mejoría notable. Asimismo, tal mejoría —de hecho, cualquier mejoría— era impensable hace unos años, y sigue siéndolo para muchos que insisten en usar métodos estandarizados con un solo medicamento.

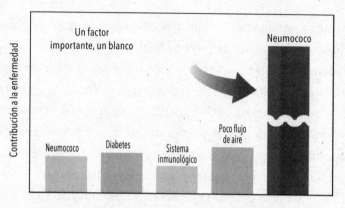

Enfermedad compleja: por ejemplo, Alzheimer

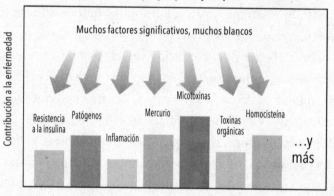

Enfermedades simples (como la neumonía) *vs*. enfermedades complejas (como el Alzheimer). Las enfermedades simples tienen muchos factores, pero uno solo es por mucho el dominante, así que un medicamento único, como la penicilina, es curativo la mayoría de las veces. En cambio, las enfermedades complejas por lo general tienen muchos factores, pero no hay uno solo que sea claramente el dominante, así que identificar y tratar los múltiples factores con un protocolo preciso es el método más efectivo de tratamiento.

Pero volvamos con Nina. Nina continúa con la "vacuna" del siglo XXI para el Alzheimer, un programa médico preciso y personalizado que analiza y atiende los parámetros bioquímicos que contribuyen al Alzheimer. Esta "vacuna" del siglo XXI no sólo sirve para prevenir, sino para revertir fases tempranas, algo que las inyecciones del siglo XX no hacen. Pero eso no es todo: además de prevenir y revertir, es un *estímulo* para la capacidad cognitiva a cualquier edad. Ya sea que estés en tus 40 u 80, o incluso en tus 20, usar el protocolo aquí descrito debe aumentar tu capacidad cognitiva, optimizar tu enfoque y desempeño, afinar tu memoria y mejorar tu habla.

La historia de Nina demuestra una de las lecciones importantes: el deterioro cognitivo suele pasarte desapercibido. De hecho, el premio Nobel Richard Feynman —el Einstein de la segunda mitad del siglo xx— desarrolló deterioro cognitivo que resultó consecuencia de un hematoma subdural (un coágulo que presionaba su cerebro). Cuando retiraron el hematoma y su inteligencia regresó, comentó la falta de información que uno mismo tiene sobre su propio peligro cognitivo. Así, estas complejas enfermedades crónicas actúan como una boa constrictora: cuando te atrapan, pasan años antes de que sientas la presión… se enroscan alrededor y quizá tengas un momento de ancianidad o dos, o tal vez olvides dónde estacionaste el coche, pero piensas: *Le pasa a todo mundo.* Incluso tu médico no puede ver la constricción que acecha. Hasta que es demasiado tarde y tienes una enfermedad terminal avanzada. Ésta es la buena noticia: el talón de Aquiles de todas estas enfermedades crónicas complejas es que podemos verlas venir *años* antes, dándonos suficiente oportunidad para prevenirlas (está bien, las boas no tienen talones, lo sé, pero comprendes el punto: podemos conquistar pronto estas enfermedades). Lo único que debemos hacer es molestarnos en buscar.

Por desgracia, es exactamente lo que no sucede.

Espera, ¿¡qué!? ¿Podemos atender un problema de salud de billones de dólares a nivel mundial, salvar millones de vidas, prevenir el absoluto terror de la demencia, mantener intactas incontables familias, evitar los asilos e incrementar la salud integral, pero no nos molestamos en detectar o atender los anillos constrictivos mientras nos aprietan durante años? ¿Cómo es posible? Es trágico, pero sucede por varios motivos. Como lo describió un ejecutivo del sector salud: "¿Por qué ayudaríamos a nuestros competidores? La mayoría de los pacientes no siguen nuestros planes de salud demasiados años antes de cambiar a otro, así que, si instituimos la prevención, estamos sencillamente ayudando a nuestra competencia, lo que por supuesto no vamos a hacer".

Alguien debió decirle a esta avariciosa sanguijuela que el enemigo es la enfermedad, no otra empresa de servicios sanitarios. Imagina sentarte en tu costosa y enorme oficina, y tomar una decisión consciente que resultará en el sufrimiento innecesario de miles de familias, sólo para ganar un poco más de dinero. No creo que la mayoría de nosotros pudiera hacerlo.

No obstante, ésa no es la única razón de que el Alzheimer nos sorprenda a tantos. Las consultas médicas limitadas a siete minutos, la falta de reembolso por análisis clave que se necesita, minimizar las pruebas para incrementar las ganancias y la falta de enseñanza de nuevos principios en la medicina son factores importantes. Como me dijo el director de una de las escuelas de medicina más respetadas del país: "Nos gustaría enseñar estas nuevas aproximaciones a los estudiantes de medicina, pero no lo podemos hacer hasta que estén aceptadas por todos los médicos". Y claro está, todos los doctores no las van a aceptar hasta que se enseñen en las escuelas de medicina. Trampa 22. Así pues, Silicon Valley nos guía hacia el siglo XXII y el sistema médico nos guía de vuelta al XIX…

Hace años salió una parodia graciosísima en *Saturday Night Live* en la que el presidente de USAir comentaba los diversos problemas ocurridos con la acosada aerolínea, concluyendo con el animado y reconfortante eslogan: "USAir, ¡aprendemos algo de *cada avionazo!*". La idea de que una aerolínea no se enfocara en *prevenir* los accidentes sonaba indignante —humor negro por completo—, pero es exactamente la visión que el sistema sanitario utiliza con nosotros, sus víctimas… *eh*, quiero decir pacientes. Ahora tenemos la capacidad de prevenir y revertir el deterioro cognitivo, así como otras enfermedades crónicas complejas, y debemos convertirlo en el cuidado estándar si queremos conservar nuestra cognición y evitar la bancarrota de la asistencia médica, entre muchas otras consecuencias relevantes.

Así pues, si nuestros médicos no pueden hacer los análisis adecuados para predecir y prevenir el deterioro cognitivo, y si no podemos tomar los pasos críticos para prevenirlo, entonces muchos de nosotros

—alrededor de 45 millones de la población actual— desarrollaremos Alzheimer, que se ha convertido en la tercera causa de muerte, algo inquietante.[1]* Al volvernos sintomáticos, es probable que busquemos la evaluación de un experto, quien nos dirá: "Es enfermedad de Alzheimer". Esto es parecido a llevar tu automóvil al mecánico porque no funciona bien y que éste diga: "Oh, sabemos exactamente qué es, pasa todo el tiempo: se llama síndrome del automóvil que no funciona. Tiende a pasar con autos viejos. No hay una causa conocida y no hay

El Alzheimer es la **tercera** causa de muerte...

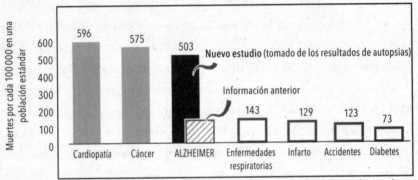

Fuentes: CDC, Academia Americana de Neurología.

y sigue en aumento

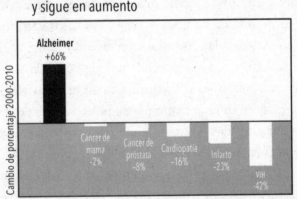

Fuente: alz.org.

El Alzheimer es la tercera causa de muerte en Estados Unidos. Además, mientras que las enfermedades comunes, como cardiopatía e infarto, están disminuyendo, el Alzheimer va en aumento.

* Para consultar las referencias y fuentes de este libro visita <endofalzheimersprogram.com>

cura. Tu automóvil se va a morir". Cuando frunces el ceño y le preguntas al experto si planea hacer pruebas que puedan identificar la causa original del problema, su respuesta es: "No, no hacemos pruebas; no son reembolsables". Por eso recomiendo que, así como todos estamos conscientes de la necesidad de hacernos una colonoscopía después de los 50, debemos hacernos una "cognoscopia" al cumplir 45 (o lo más pronto posible después de esta edad), una serie de análisis de sangre y una sencilla evaluación cognitiva en línea para saber qué hacer para prevenir el deterioro cognitivo, para que de hecho podamos convertir el Alzheimer en una enfermedad rara, tal y como debería ser.

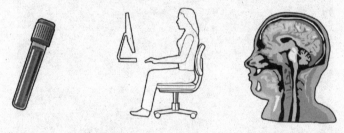

Una "cognoscopia" incluye una serie de análisis de sangre para revelar el riesgo de Alzheimer, una sencilla valoración cognitiva en línea que tarda 30 minutos aproximadamente y un estudio volumétrico por resonancia magnética (la resonancia es opcional para quienes no tengan síntomas, pero sí se recomienda a las personas que ya muestren síntomas de deterioro cognitivo).

Ahora veamos lo que *es* realmente el Alzheimer: cómo podemos comprenderlo en verdad, por qué es tan común y, lo más importante, cómo podemos prevenirlo y revertir en sí el deterioro cognitivo y conservar los avances, tal y como hemos hecho ahora con cientos de pacientes.[2] Es lo que mis colegas en el laboratorio y yo hemos investigado durante 30 años. En 2011 propusimos la primera prueba completa para la enfermedad de Alzheimer, basada en nuestros hallazgos, los cuales nos demostraron que debíamos evaluar y atender docenas de factores contribuyentes si queríamos tratar los precursores subyacentes de la enfermedad, en lugar de emplear el típico tratamiento con un solo medicamento (monoterapia) que tanto ha fallado. Por desgracia, el Comité de Revisión Institucional (CRI) rechazó la prueba por considerarla demasiado complicada y que no se ajustaba al estándar común en el que cada prueba sólo evalúa un medicamento o un tratamiento. Por supuesto, nuestra respuesta fue que el Alzheimer no es una enfermedad simple de una sola variable y, por ende, no se presta al tratamiento estándar con un único medicamento. Tristemente, nuestra respuesta cayó en saco roto.

¿Por qué nuestros años de investigación en el laboratorio dictaron una aproximación tan atípica? Porque los descubrimientos sugirie-

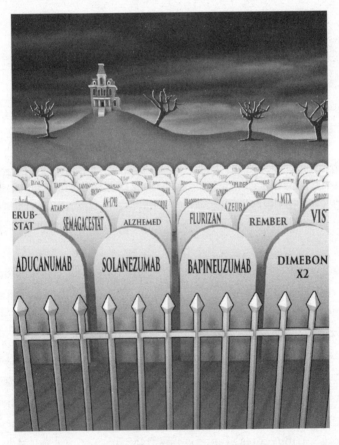

Juego de tronidos. Las monoterapias (medicamentos únicos) para el Alzheimer y otras enfermedades crónicas complejas han fallado repetidamente más de 400 veces. Incluso los "éxitos" no mejoran la cognición de manera sustentable ni modifican el deterioro cognitivo.

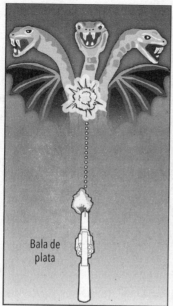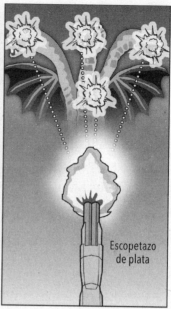

Bala de plata

Escopetazo de plata

Mientras que la aproximación de "bala de plata" ha fallado, una aproximación de "escopetazo de plata" ya aportó los primeros casos de éxito para revertir el deterioro cognitivo.

ron un verdadero cambio de paradigma en nuestra forma de prevenir y revertir el deterioro cognitivo (por añadidura, otras enfermedades neurodegenerativas y, de hecho, la mayoría de las enfermedades crónicas complejas): no una bala de plata, sino un *escopetazo de plata*.

Así es como funciona: han surgido muchas, muchas teorías sobre la enfermedad de Alzheimer. Se ha sugerido que se debe a los radicales libres, al calcio, al aluminio, al mercurio, a las proteínas amiloides, a las proteínas tau, a los priones (proteínas replicantes), a la diabetes cerebral ("diabetes tipo 3"), al daño en las membranas, al daño mitocondrial (los centros de energía de las células), al envejecimiento del cerebro, etcétera. Pero *no existe una sola teoría* que señale un tratamiento efectivo a pesar de los miles de millones de dólares que se han invertido en pruebas clínicas y el desarrollo de fármacos.

En cambio, nuestro descubrimiento revela cómo prevenir y tratar el Alzheimer: en el corazón de la enfermedad de Alzheimer se encuentra un interruptor llamado proteína precursora de amiloide (PPA, o APP en inglés), la cual sobresale de tus neuronas. La PPA responde de dos formas contrarias dependiendo de su ambiente. Es igual que si fueras presidente del país Micerebrostán. Cuando las cosas van bien, las arcas son boyantes, no hay guerras, no hay inflación descontrolada ni una terrible contaminación que limpiar, tú decides que es un tiempo propicio para construir y conservar la infraestructura de tu nación. Así pues, envías las órdenes adecuadas y se construyen nuevos edificios, ocurren nuevas interacciones y se extiende más la red del país. Es lo que sucede en tu cerebro momento a momento cuando tienes niveles óptimos de nutrientes, hormonas y factores de crecimiento (es decir, las arcas están llenas); cuando no hay patógenos ni una inflamación asociada (o sea, no hay guerras); no tienes resistencia a la insulina (esto es, no hay una inflación descontrolada), y no tienes una exposición considerable a toxinas (es decir, no hay una contaminación excesiva). Por tanto, tu PPA indica crecimiento, y lo hace cuando la cortan unas tijeras moleculares llamadas proteasas en un lugar específico llamado sitio alfa, fragmentándose así en las dos piezas de crecimiento y mantenimiento (péptidos), sAPPα (que hace referencia al fragmento de PPA soluble escindido en el sitio alfa) y αCTF (el fragmento carboxiterminal —la parte trasera de la proteína PPA— del clivaje en el sitio alfa). Esto resulta en una señalización sinaptoblástica (de la palabra griega para "germinar" o "producir"), creando las sinapsis (conexiones) que tu cerebro necesita para la memoria y la cognición en general.

Ahora imagina que, en tu segundo mandato como presidente de Micerebrostán, las cosas cambian. Las arcas ya no están llenas, así que ya no puedes construir ni arreglar la infraestructura; invasores cruzan tus fronteras, así que envías napalm para detener el avance del enemigo; hubo inflación durante los años buenos, así que tomas todavía más de las arcas para financiar cualquier clase de crecimiento, y la débil infraestructura ha generado una grave contaminación, por lo que debes comenzar a limpiar todo. Esto sucede en tu cerebro durante la enfermedad de Alzheimer y en los años de deterioro cognitivo que conducen a un Alzheimer avanzado: la falta de apoyo de nutrientes, hormonas y factores tróficos requiere minimizarse; los microbios y los fragmentos inflamatorios se combaten con los mismos amiloides que asociamos con la enfermedad de Alzheimer,[3] muy parecidos al napalm; la resistencia insulínica implica que la insulina secretada simplemente no es efectiva para mantener vivas las neuronas (la insulina por lo general es una potente molécula de apoyo para las células del cerebro, y de hecho, cuando cultivas neuronas en un laboratorio, la insulina es esencial para su salud y vitalidad), y las amiloides atan toxinas como el mercurio.

Para poder atender estas múltiples agresiones, la PPA se escinde en diversos sitios, pero no en el sitio alfa, lo que ocurre cuando las cosas van bien, sino en los sitios beta, gamma y caspasa, produciendo cuatro fragmentos: sAPPβ (PPA soluble con clivaje en el sitio beta), Aβ (el péptido amiloide que asociamos con la enfermedad de Alzheimer), Jcasp (el fragmento yuxtamembranoso que se corta en el sitio de la caspasa, al extremo de la proteína) y C31 (los últimos 31 aminoácidos de la proteína). Como podrás imaginar, estos cuatro fragmentos —los "cuatro jinetes" (en analogía con los Cuatro Jinetes del Apocalipsis)— indican reducciones en lugar de crecimiento. Esto se conoce como señalización sinaptoclástica (de la palabra griega para "romper"), eliminando sinapsis.

Ahora volvamos a Micerebrostán una vez más e imaginemos que te acaban de elegir para un tercer mandato (¡sí, puedes gobernar en tres periodos en Micerebrostán!), pero tu país se dividió en Micerebrostán del Norte y Micerebrostán del Sur, así que puedes ser el líder de uno u otro… ¿Cuál vas a elegir? Micerebrostán del Norte es un país belicoso que ha decidido emplear sus recursos en defensa (y ataque), mientras que Micerebrostán del Sur concentra sus recursos en la investigación y el desarrollo. Cada uno, por lo tanto, tiene ventajas y desventajas específicas. Es la forma en que tu genética influye en tu riesgo de padecer Alzheimer: aunque existen docenas de genes que tienen un papel en ese riesgo, el riesgo genético más común es a través de un solo y

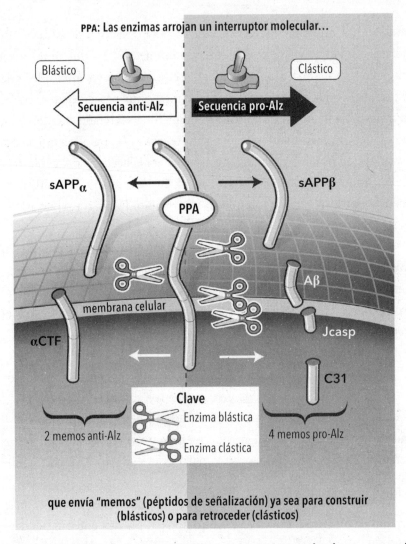

PPA: Las enzimas arrojan un interruptor molecular...

Blástico

Clástico

Secuencia anti-Alz

Secuencia pro-Alz

sAPPα

sAPPβ

PPA

membrana celular

Aβ

αCTF

Jcasp

C31

Clave

Enzima blástica

Enzima clástica

2 memos anti-Alz

4 memos pro-Alz

que envía "memos" (péptidos de señalización) ya sea para construir (blásticos) o para retroceder (clásticos)

La **PPA (proteína precursora de amiloide) es un interruptor molecular** que se puede cortar para producir dos fragmentos (péptidos), los cuales median entre el crecimiento y el mantenimiento sináptico –señalización sinaptoblástica–, o alternan para producir cuatro fragmentos que median entre la pérdida de sinapsis y la retracción de neuritas –señalización sinaptoclástica–.

realmente impresionante gen llamado ApoE, por apolipoproteína E. Tienes dos copias —una de tu madre y una de tu padre—, así que podrías terminar sin ninguna copia de la versión de alto riesgo de ApoE, que es ApoE4, o con una copia o dos. Cerca de tres cuartas partes de la población —casi 240 millones de estadounidenses— tienen cero copias (la mayoría de la gente es ApoE3/3, así que tenemos dos copias de ApoE3 y cero copias de ApoE4), y el riesgo de por vida de desarrollar Alzheimer es de 9%, aproximadamente.

Sin embargo, alrededor de un cuarto de la población —más de 75 millones— tiene una sola copia de ApoE4, lo que conlleva un riesgo de por vida de más o menos 30 por ciento.

Por último, una pequeña cantidad de personas —sólo 2%, o poco menos de 7 millones de estadounidenses— tiene dos copias y un riesgo muy alto de por vida —superior a 50%—, así que es más probable que desarrollen Alzheimer en lugar de evitarlo. En la segunda parte de este libro escucharás directamente a Julie, que tiene dos copias de ApoE4 y experimentó síntomas significativos de deterioro cognitivo, pero se recuperó de una manera tan estupenda, que ha sido una colaboradora invaluable para este libro.

Si tienes un gen ApoE4, eres el gobernante de Micerebrostán del Norte; enfocaste tus recursos en la defensa y, por ende, resistes a los invasores. Quienes poseen ApoE4 resisten parásitos y otras infecciones, y tienen, por consiguiente, una ventaja en condiciones precarias. De hecho, se ha sugerido que esta resistencia relacionada con el ApoE4 fue uno de los principales factores que permitieron a nuestros ancestros, los primeros homínidos, bajar de los árboles y caminar por la sabana, lastimando sus pies, pero limitando las infecciones mortales. Esto tiene sentido por el hecho de que el ApoE4 fue el ApoE primordial para los homínidos. Todos nuestros ancestros fueron ApoE4/4 hasta hace 220 000 años —en otras palabras, durante 96% de nuestra evolución como homínidos—, cuando apareció el ApoE3. No obstante, desde que desarrollamos una respuesta inflamatoria abrupta (ideal para comer carne cruda y sobrevivir heridas, pero que desgasta nuestro cuerpo con los años), hemos aumentado el riesgo de padecer condiciones relacionadas con la inflamación, como la enfermedad de Alzheimer y la enfermedad cardiovascular.

Si no tienes ApoE4, eres el gobernante de Micerebrostán del Sur: diriges tus recursos a la investigación y el desarrollo (por ejemplo, menos inflamación, un metabolismo más eficiente, más longevidad). Quienes no tienen ApoE4 son más susceptibles a la invasión de depredadores, como parásitos, pero si pueden evitarlos, el bajo nivel de inflamación se asociará con un menor riesgo de Alzheimer y enfermedad cardiovascular, y en promedio con unos cuantos años más de vida.

Ahora puedes ver que llamamos Alzheimer a lo que en realidad es una *respuesta protectora* a estas distintas agresiones: microbios y otros agentes inflamatorios, resistencia a la insulina, toxinas y la falta de apoyo de nutrientes, hormonas y factores de crecimiento. Es un *programa*

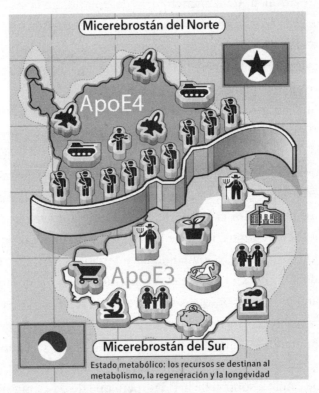

Micerebrostán del Norte *vs.* Micerebrostán del Sur. Micerebrostán del Norte vierte sus recursos en la defensa y la guerra, y así es análogo con las células y los individuos ApoE4 positivos, mientras que Micerebrostán del Sur dirige sus recursos a la investigación y el desarrollo, análogo a los individuos ApoE4 negativos.

de reducción protectora. En otras palabras, el Alzheimer es un cerebro en retirada —una *retirada en desbandada*— que sufre sus propios daños colaterales mientras retrocede, pero su deterioro cognitivo se puede prevenir o revertir atendiendo los mismos factores que contribuyen a este desequilibrio entre la señalización sinaptoblástica y la señalización sinaptoclástica.

De hecho, hace poco publicamos un artículo que describe a 100 pacientes, algunos con Alzheimer y otros con pre-Alzheimer, pero todos con mejorías documentadas y cuantificadas.[4] No sólo mejoró la cognición, sino que algunos pacientes también realizaron electroencefalogramas cuantitativos (miden la velocidad de las ondas cerebrales, que suele disminuir con la demencia), los cuales también mostraron una mejora, o realizaron resonancias magnéticas (que detectan el encogimiento en varias regiones del cerebro), que también demostraron un cambio positivo. No quiere decir que todas las personas que siguen el protocolo responden, ya que no es el caso, pero hemos documentado mejorías sin precedente y, sobre todo, mejorías *sostenidas* al usar este método dirigido y programático.

Entonces, ¿cómo se pueden traducir de forma exacta estos conceptos en un plan factible que cada uno de nosotros pueda utilizar? Precisamente de eso se trata este libro. Leerás todos los detalles necesarios para adoptar tu propio programa dirigido y personalizado para incrementar tu cognición, ya sea que elijas hacerlo con tu médico, *coach* de salud u otro profesional, o por tu cuenta.

En mi libro anterior, *El fin del Alzheimer*, señalé la investigación científica que nos llevó al desarrollo del protocolo ReDECO y describí la primera versión y su éxito. En más de ocho años desde que el primer paciente inició su protocolo en 2012 hemos recabado una cantidad tremenda de información sobre lo que se necesita para optimizar el método y todos los componentes. Hemos entrenado a más de 1 500 médicos de 10 países y por todo Estados Unidos. El libro se ha traducido a 31 idiomas y hemos recibido más de 40 000 preguntas y comentarios. Una de las sugerencias más comunes fue que ofreciéramos más detalles sobre el protocolo, además de actualizaciones. Por tanto, el presente libro está repleto de detalles, páginas web, recursos, soluciones para trabas e información novedosa con la meta de dar a todos la mejor oportunidad para alcanzar el éxito cognitivo, disminuir la carga mundial de la demencia y estimular la cognición a nivel integral para quienes no sufren de demencia.

Empecemos con lo básico. Si estás experimentando o te encuentras en riesgo de desarrollar deterioro cognitivo, o si tu meta es mejorar tu cognición, simplemente querrás incrementar todos los factores que contribuyen a tu señalización *sinaptoblástica* y reducir todos los de tu señalización *sinaptoclástica*. Para ello es preciso que conozcas los factores potenciales:

- **¿Estás inflamado actualmente?** Es fácil de comprobar. Es preciso que conozcas tus niveles de hs-CRP (proteína C reactiva de alta sensibilidad). También puedes tener cierta idea a partir de tu índice de A/G (proporción de albúmina a globulina). Si hay inflamación presente, necesitas saber *por qué*, qué la está provocando. Es vital, ya que obtendrás los mejores resultados si eliminas su causa o causas. Ten cuidado: aunque algunos presentan síntomas de inflamación, como artritis o trastorno intestinal inflamatorio, muchos no los tienen hasta que existe un deterioro cognitivo o se produce un ataque cardiaco o un infarto. Una de las causas más comunes de inflamación crónica es el intestino permeable, el paso de bacterias, fragmentos de bacterias y otros microbios, moléculas de comida no digeridas en su totalidad y otras moléculas que ingresan al torrente sanguíneo, incitando una respuesta inflamatoria. Otra causa usual es el síndrome metabólico, la combinación de hipertensión (presión arterial alta), colesterol alto, glucosa elevada (diabetes o prediabetes) e inflamación, asociados con una dieta alta en azúcares o en carbohidratos simples.[5] Una tercera causa frecuente es tener mala dentadura: periodontitis (inflamación alrededor de los dientes) o gingivitis (inflamación de las encías).

- **¿Tienes resistencia a la insulina?** También es fácil de comprobar. Necesitas saber tus niveles de insulina en ayunas, y a la vez podrías obtener información complementaria de tu hemoglobina A1c y tu glucosa en ayunas. Si hay diabetes en tu familia, deberías añadir una prueba más —la más sensible—, un análisis oral de tolerancia a la glucosa con niveles de insulina.

- **¿Tienes niveles óptimos de nutrientes, *hormonas* y *factores tróficos* (factores de crecimiento)?** Podemos determinar la mayoría de ellos con un sencillo análisis de sangre, como vitamina B_{12}, vitamina D, homocisteína y T3 libre, todos dentro de la "cognoscopia" que recomendamos para cualquiera mayor de 45 años. Si bien todavía no existen buenos análisis clínicos para determinar los niveles cerebrales de la mayoría de los factores tróficos, tenemos métodos para mejorarlos. Al final, es muy útil asegurar que tu oxígeno y tu glucosa no bajen demasiado en la noche, y puedes corroborar tu oxígeno con un oxímetro (tu médico puede prestarte uno o lo puedes comprar) y tu glucosa con un monitor, como FreeStyle Libre, de Abbott Labs.

El cuadro 1 detalla los niveles indicados para varios nutrientes, hormonas y toxinas. A partir de tus resultados y tu presentación, quizá tu médico quiera pedirte pruebas adicionales.

CUADRO 1
Valores indicados de análisis bioquímicos
y fisiológicos asociados con la cognición

	Pruebas esenciales	Valores indicados	Comentarios
Inflamación, protección y vascular	hs-CRP	<0.9 mg/dl	Inflamación sistémica
	Insulina en ayunas Glucosa en ayunas Hemoglobina A1c HOMA-IR	3.0-5.0 µUI/ml* 70-90 mg/dl 4.0-5.3% <1.2	Marcadores de glucotoxicidad y resistencia a la insulina

	Pruebas esenciales	Valores indicados	Comentarios
	Índice de masa corporal (IMC)	18.5-25	Peso (kg) / altura $(m)^2$
	Índice de cintura a cadera (mujeres)	<0.85	
	Índice de cintura a cadera (hombres)	<0.9	
	Homocisteína	≤7 µmol/l	Refleja la metilación, la inflamación y la desintoxicación
	Vitamina B$_6$ Vitamina B$_9$ (folato) Vitamina B$_{12}$ Vitamina C Vitamina D Vitamina E	25-50 mcg/l (PP) 10-25 ng/ml 500-1500 pg/ml 1.3-2.5 mg/dl 50-80 ng/ml 12-20 mg/l	Mejora la metilación y baja la homocisteína
Inflamación, protección y vascular (*continuación*)	Índice de omega-6 a omega-3	1:1 a 4:1 (ten en cuenta que <0.5:1 puede estar asociado con tendencias hemorrágicas)	Índice de grasas omega inflamatorias a antiinflamatorias
	Índice de omega-3	≥10% (ApoE4+) 8-10% (ApoE4-)	Proporción de grasas omega-3 antiinflamatorias
	Índice de AA a EPA (índice de ácido araquidónico a ácido eicosapentaenoico)	<3:1	Índice de AA inflamatorio a EPA antiinflamatorio
	Índice A/G (índice de albúmina a globulina) Albúmina	≥1.8:1 4.5-5.4 g/dl	Marcadores de inflamación, salud hepática y aclaramiento de amiloide
	LDL-P LDL de baja densidad LDL oxidada	700-1200 nM <28 mg/dl <60 ng/ml	LDL-P es el número de partículas LDL

	Pruebas esenciales	Valores indicados	Comentarios
	Colesterol total Colesterol HDL Triglicéridos Índice TG a HDL	150-200 mg/dl >50 mg/dl <150 mg/dl <1.1	
	CoQ10	1.1-2.2 mcg/ml	Influida por los niveles de colesterol
	Glutatión	>250 mcg/ml (>814 µm)	Antioxidante y desintoxicante importante
	Intestino permeable, barrera hematoencefálica permeable, sensibilidad al gluten, autoanticuerpos	Negativo	
Minerales	Magnesio en GR	5.2-6.5 mg/dl	Preferible al magnesio en suero
	Cobre Zinc	90-110 mcg/dl 90-110 mcg/dl	
	Selenio	110-150 ng/ml	
	Potasio	4.5-5.5 mEq/l	
Soporte trófico	Vitamina D	50-80 ng/ml	(25OH-D3)
	Estradiol Progesterona	50-250 pg/ml 1-20 ng/dl (P)	Mujeres, dependen de la edad
	Pregnenolona Cortisol (a.m.) DHEA-S (mujeres) DHEA-S (hombres)	100-250 ng/dl 10-18 mcg/dl 100-380 mcg/dl 150-500 mcg/dl	Dependen de la edad
	Testosterona Testosterona libre	500-1000 ng/dl 18-26 pg/ml	Hombres, dependen de la edad

	Pruebas esenciales	Valores indicados	Comentarios
Soporte trófico (*continuación*)	T3 libre T4 libre T3 inversa TSH T3 libre a T3 inversa Anticuerpos antitiroglobulina Anti-TPO	3.2-4.2 pg/ml 1.3-1.8 ng/dl <20 ng/dl <2.0 Mui/l >0.02:1 Negativo Negativo	mUI/l = µUI/ml
Relacionados con toxinas	Mercurio Plomo Arsénico Cadmio	<5 mcg/l <2 mcg/dl <7 mcg/l <2.5 mcg/dl	Metales pesados
	Análisis triple de mercurio	Percentil <50	Cabello, sangre, orina
	Toxinas orgánicas (orina)	Negativo	Benceno, tolueno, etcétera
	Glifosato (orina)	<1.0 mcg/g de creatinina	Herbicida
	Índice de cobre a zinc	0.8-1.2:1	Índices mayores se asocian con demencia
	C4a TGF-β1 MMP-9 MSH	<2830 ng/ml <2380 pg/ml 85-332 ng/ml 35-81 pg/ml	Asociadas con una respuesta inflamatoria
	Micotoxinas en vías urinarias	Negativo	Puede incluir contribuciones por inhalación, ingestión e infección
	BUN Creatinina	<20 mg/dl <1.0 mg/dl	Refleja la función renal

	Pruebas esenciales	Valores indicados	Comentarios
	AST ALT	<25 U/l <25 U/l	Refleja el daño al hígado
	Sensibilidad al contraste (prueba VCS)	Pasarla	Reprobarla está asociado con la exposición a biotoxinas
	Prueba de ERMI Prueba HERTSMI-2	<2 <11	Índice de moho en un inmueble Índice de los mohos más tóxicos
Relacionados con patógenos	CD57	60-360 células/µl	Reducidos en la enfermedad de Lyme
	MARCoNS	Negativo	
	Anticuerpos por patógenos transmitidos por garrapatas	Negativo	*Borrelia, Babesia, Bartonella, Ehrlichia, Anaplasma*
	Anticuerpos por virus de la familia herpes	Negativo	VHS-1, VHS-2, VHH-6, VVZ, VEB, CMV
Neurofisiología	Frecuencia alfa máxima en un EEG cuantitativo	8.9-11 Hz	Se desacelera con el deterioro cognitivo; útil para medir el progreso
	Prueba P300b de potencial evocado	<450 ms	Se retrasa con el deterioro cognitivo; útil para medir el progreso
Otras pruebas	MoCA (Evaluación Cognitiva de Montreal)	28-30	

	Pruebas esenciales	Valores indicados	Comentarios
Otras pruebas (*continuación*)	Saturación nocturna de oxígeno (SpO$_2$)	96-98%	Influye vivir en altitudes elevadas
	IAH (índice de apnea-hipopnea)	<5 eventos por hora	>5 indica apnea del sueño
	ADN oral	Negativo para patógenos	*P. gingivalis, T. denticola*, etcétera
	Análisis de heces	Sin patógenos ni disbiosis	
	ImmuKnow (función de CD4, indicada por la producción de ATP)	≥525 ng/ml	Indica el funcionamiento de células auxiliares del brazo celular del sistema inmunológico adaptativo

Abreviaturas:

AA	ácido araquidónico
IAH	índice de apnea-hipopnea
ALT	alanina aminotransferasa
AST	aspartato aminotransferasa
IMC	índice de masa corporal
BUN	nitrógeno ureico en sangre
C4a	producto 4a de la fragmentación del complemento
CD57	grupo de diferenciación 57
CMV	citomegalovirus
CoQ10	coenzima Q10 (ubiquinona)
DHEA-S	sulfato de dehidroepiandrosterona
ADN	ácido desoxirribonucleico
VEB	virus de Epstein-Barr
EEG	electroencefalograma
EPA	ácido eicosapentaenoico
ERMI	índice de moho relativo de la Agencia de Protección Medioambiental
HERTSMI-2	registro de efectos en la salud de formadores específicos de micotoxinas y agentes inflamatorios segunda versión
VHH-6	virus de herpes humano 6 (A y B)
HOMA-IR	evaluación del modelo homeostático de la resistencia a la insulina
hs-CRP	proteína C reactiva de alta sensibilidad
VHS-1	virus del herpes simple 1
VHS-2	virus del herpes simple 2
LDL	lipoproteína de baja densidad
MARCoNS	estafilococo coagulasa negativa resistente a múltiples antibióticos
MMP-9	metaloproteinasa de la matriz 9
MoCA	Evaluación Cognitiva de Montreal
MSH	hormona estimulante de melanocitos alfa
P300b	onda positiva a 300 milisegundos (potencial relacionado con eventos) componente B
PP	fosfato piridoxal
GR	glóbulos rojos
SpO$_2$	saturación periférica capilar de oxígeno
T3	triiodotironina
T4	tiroxina
TG	triglicéridos
TGF-β1	factor de crecimiento transformante beta-1
TPO	peroxidasa tiroidea
TSH	hormona estimulante de la tiroides
VVZ	virus de varicela zoster.

*Para quienes tienen una sensibilidad insulínica, con glucosa en ayunas <90 mg/dl, la insulina en ayunas de <3.0 sigue en un rango saludable.

- **¿Tienes *patógenos específicos*, microbios que hacen que tu cerebro responda produciendo el amiloide de la enfermedad de Alzheimer?** Pueden ser espiroquetas (bacterias en forma de espiral, familia del organismo que provoca la sífilis), como *Borrelia* (la espiroqueta de la enfermedad de Lyme), virus como el herpes (en particular *Herpes simplex-1*, vhs-1 o vhh-6A), parásitos como la *Babesia* (familia del parásito de la malaria, que muchos contraen por la mordedura de garrapata), bacterias como *Porphyromonas gingivalis* (asociadas con la mala dentadura) y otros patógenos. Aunque no existe una forma sencilla de descubrirlo en la actualidad, si estos patógenos se están escondiendo en las placas amiloides del cerebro de alguna persona, podemos revisar los análisis de sangre para determinar si ha habido exposición a estos microbios y tener una idea de cuál es el factor que más probablemente está contribuyendo.

- **¿Estás *inmunodeprimido*?** Si tu sistema inmunológico no funciona bien, estos agentes tan infecciosos —los virus, mohos, bacterias, parásitos y espiroquetas descritos anteriormente— son capaces de sobrevivir en tu cuerpo y tener acceso a tu cerebro. Éste se protege a sí mismo produciendo —lo adivinaste— el amiloide que asociamos con el Alzheimer. Es útil, entonces, saber si tu sistema inmunológico funciona de manera óptima y, de nueva cuenta, ciertos análisis de sangre, como inmunoglobulinas, la prueba ImmuKnow y subgrupos de linfocitos, nos lo pueden decir.

Lola es una mujer de 58 años que durante seis años tuvo una pérdida progresiva de su capacidad de organizar, calcular, encontrar palabras y leer, todo a partir de un episodio de depresión. Su resultado del MoCA fue 0. Su resonancia magnética mostró una atrofia generalizada y se le diagnosticó Alzheimer. Ella era ApoE4 negativa. Su prueba ImmuKnow, la cual determina una parte clave del sistema inmunológico (las células auxiliares de la inmunología celular), salió evidentemente anormal, con 206 ng/ml (lo normal es >525), y su orina reveló niveles en extremo altos (25 a 100 veces mayor al nivel común de toxinas) de tres toxinas de moho que suprimen el sistema inmunológico: ocratoxina A, zearalenona y ácido micofenólico.

- **¿Estás expuesto a toxinas, como mercurio o micotoxinas (toxinas producidas por mohos)?** Se pueden identificar de inmediato con análisis de sangre y de orina, y eliminar estas toxinas puede ser muy beneficioso para la cognición.

Existen diversas formas de conseguir los análisis: tu doctor los puede recetar o puedes buscar un médico entrenado en nuestro protocolo ReDECO. Una vez que sepas cuáles son tus factores de riesgo, puedes atender cada uno. En el capítulo 2 describiré cómo encargarte exitosamente de los distintos factores que propician el deterioro cognitivo, y en el capítulo 3 explicaré los puntos más importantes que hemos aprendido en años de trabajar usando el ReDECO en pacientes que presentan deterioro.

Capítulo 2

Una investigación inconveniente

La mediocridad destaca en una labor única:
proteger sus propios intereses.
—R. F. Loeb

El famoso entrenador, jugador y dirigente deportivo de basquetbol Pat Riley animaba a sus jugadores a adoptar la siguiente actitud cuando el juego pendía de un hilo: "Imaginen que su cabeza está bajo el agua y no podrán respirar de nuevo a menos de que ganen". ¡Es toda una motivación! Es la actitud que debemos tener respecto al Alzheimer y, de hecho, sobre las enfermedades neurodegenerativas en general. Todas han sido enfermedades terminales intratables, y si no las atendemos como una emergencia a nivel sociedad, veremos a 13 millones de personas más con demencia para 2050, sus familias destruidas, la seguridad social en bancarrota y una carga multimillonaria global por demencia. Aun así, nuestro "estándar de cuidado" es tratar sin determinar la causa ni los factores contribuyentes del Alzheimer, limitar el tratamiento a un medicamento o dos, evitar programas de terapia dirigida, rehusar los análisis clínicos de terapias multifacéticas y repetir los mismos viejos e ineficientes métodos una y otra vez. ¿Dónde está la innovación? ¿Dónde está la inspiración? ¿Será que necesitamos que Pat Riley nos motive?

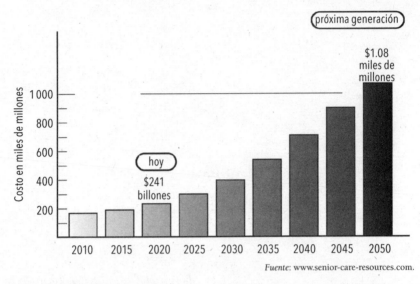

Los costos de la enfermedad de Alzheimer son impactantes y van en aumento.

Por ende, por favor no te preocupes si recibes tus análisis, se los llevas a tu médico y lo notas escéptico. Si le pides a tu doctor que te haga estos análisis, no te sorprendas si te ignora con una sonrisa de sabelotodo o incluso con una mirada de desdén. Como dicen: "Un experto es alguien que no quiere escuchar nada nuevo en su campo de especialidad". Este acercamiento personalizado al deterioro cognitivo es un planteamiento del siglo XXI, pero aún no practicado por la gran mayoría de los médicos. Como un neurólogo dijo: "No pediría estos análisis porque no sabría cómo interpretarlos". Otro médico dijo: "Estas pruebas no te dicen si tienes Alzheimer o no". Cierto. Lo que sí te dicen es *por qué* tienes deterioro cognitivo (o riesgo de desarrollarlo), cuáles son todos los factores que contribuyen a ello. Determinar *si* tienes Alzheimer no te ayuda a evitarlo ni revertirlo; determinar *por qué* es la clave. La mayoría de la gente que ya padece enfermedad de Alzheimer, DCL (deterioro cognitivo leve, la antesala del Alzheimer) o DCS (deterioro cognitivo subjetivo, el cual precede al DCL) suele tener entre 10 y 25 factores, y se identifican a partir de los análisis para atender cada uno terapéuticamente.

Así pues, resumamos los planes de tratamiento y prevención, y después incluiré los múltiples detalles en las secciones del manual siguientes. La idea es simple: los practicantes han intentado tratar la demencia durante miles de años sin conocer qué la *provoca* o contribuye a ella, pero ahora, por vez primera, podemos tratar realmente los mecanismos subyacentes. Por supuesto, cuando los médicos ayurvedas trataron la demencia hace miles de años, no se referían a ella como enfermedad de Alzheimer —no fue sino hasta 1906 y 1907 que el doctor Alois Alzheimer publicó sus famosos artículos—, pero los médicos ayurvedas claramente describieron e intentaron tratar la demencia, y lo que ahora llamamos Alzheimer es el síndrome más común de demencia.

Hace 20 años nuestras investigaciones en el laboratorio nos llevaron a identificar el interruptor PPA que describí en páginas anteriores, y cuando comenzamos a observar qué factores movían este interruptor hacia el extremo del Alzheimer —el lado sinaptoclástico—, descubrimos diferentes grupos de factores. Por ende, hay distintos *tipos* de Alzheimer. Los tipos se alinean con los análisis que mencioné en el capítulo 1:

- **El tipo 1 de Alzheimer es** *inflamatorio,* **o caliente,** y si tienes inflamación crónica, incrementas tu riesgo de padecer Alzheimer. De hecho, uno de los mediadores principales de la respuesta inflamatoria se llama NFκB (factor nuclear potenciador de las cadenas ligeras kappa de las células B activadas) y aumenta la producción de las mismas tijeras moleculares que producen el amiloide de PPA, por lo que sí es un vínculo directo entre la inflamación y el Alzheimer.

- **El tipo 2 de Alzheimer es** *atrófico,* **o frío,** y si tienes niveles subóptimos de nutrientes, hormonas o factores tróficos (factores de crecimiento de las células, como NGF, factor de crecimiento nervioso), estás alimentando tu riesgo de tener enfermedad de Alzheimer. En pocas palabras, no tienes el apoyo necesario para sostener los 500 billones (500 000 000 000) de conexiones sinápticas en tu cerebro. El lado positivo es que optimizar esos mismos nutrientes, hormonas y factores tróficos te ofrece la mejor oportunidad para maximizar tu memoria y tu funcionamiento cognitivo en general.

- **El tipo 1.5 de Alzheimer es *glicotóxico*, o dulce**, y si tienes la glucosa alta o insulina alta en ayunas, como 80 millones de personas en Estados Unidos, estás incrementando tu riesgo de Alzheimer. Lo llamamos tipo 1.5 porque presenta características de los tipos 1 y 2: la inflamación crónica (tipo 1) ocurre porque la glucosa se adhiere a muchas de tus proteínas, como rémoras a un tiburón, provocando una respuesta inflamatoria a estas proteínas alteradas (como la hemoglobina A1c, hemoglobina con una glucosa pegada, y cientos de otras proteínas). El apoyo trófico reducido (tipo 2) se da porque tu insulina —un factor de crecimiento vital para tus neuronas— ha estado elevada de manera constante, provocando que tus células pierdan su sensibilidad a ella.

> Sammy es un hombre de 68 años que desarrolló pérdida de memoria progresiva. Al hacerle pruebas, no fue capaz de nombrar el día, el mes o el año. Su resultado del MoCA fue de sólo 12 de 30 reactivos (el promedio en la enfermedad de Alzheimer severa es de 16.2, así que su deterioro ya era más avanzado que el característico paciente de Alzheimer) y su resonancia mostraba atrofia cerebral (encogimiento). Su índice de masa corporal (IMC, que para un hombre debe estar entre 19 y 25) era de 31.7, lo que indica obesidad. Su insulina en ayunas era alta, de 14; su glucosa en ayunas era elevada, en 102, y su hemoglobina A1c también era alta, en 5.8, lo cual indicaba que tenía prediabetes. Sus marcadores inflamatorios y tóxicos eran negativos. Se le diagnosticó Alzheimer tipo 1.5 (glicotóxico).

- **El tipo 3 de Alzheimer es *tóxico*, o vil**, y si tienes exposición a toxinas, como mercurio, tolueno o micotoxinas (toxinas producidas por ciertos mohos, como *Stachybotrys* y *Penicillium*), aumentas tu riesgo de padecer Alzheimer. Dado que estamos expuestos a cientos de toxinas, desde el mercurio en pescados y amalgamas dentales, hasta la contaminación del aire, el benceno en las velas con parafina, los tricotecenos del moho negro que crece en hogares con humedad y muchas, muchas más, todos experimentamos este riesgo en mayor o menor grado, por lo que la clave es minimizar la exposición, identificar las toxinas con las que tenemos contacto e incrementar la excreción y el metabolismo de las mismas.

- **El tipo 4 del Alzheimer es** *vascular,* **o pálido,** y si tienes enfermedad cardiovascular, estás en riesgo de padecer Alzheimer. De hecho, la permeabilidad vascular representa uno de los primeros cambios identificados en la enfermedad de Alzheimer.
- **El tipo 5 de Alzheimer es** *traumático,* **o aturdido,** y si tienes un antecedente de traumatismo en la cabeza, ya sea por un accidente de tránsito, una caída o incluso lesiones leves constantes durante un deporte, estás en riesgo de desarrollar Alzheimer.

A partir de los diferentes tipos de Alzheimer que hemos identificado, y sus causas particulares, puedes ver que prácticamente todos estamos en cierto riesgo de padecerlo, y de hecho es una de las razones de que sea una enfermedad tan común. Con tantas toxinas a las que estamos expuestos, los alimentos procesados, el alto contenido de carbohidratos y grasas no saludables en la dieta común, el intestino permeable que muchos tenemos y las anormalidades de lípidos ("colesterol", aunque el colesterol en sí no es el problema), la mayoría tenemos un riesgo significativo de desarrollar Alzheimer. La buena noticia es que casi todos podemos evitar o revertir el problema ahora que comprendemos los precursores del proceso patológico; es como tapar 36 hoyos en el techo de tu casa, mismos que describimos en las viñetas anteriores, y entre más pronto lo hagamos, más fácil será tener éxito. La meta general del tratamiento se puede resumir en *remoción, resiliencia* y *reconstrucción: remover* las exposiciones que contribuyen al deterioro cognitivo, la *resiliencia* resultante de tener un sustento óptimo para la salud y *reconstruir* la red neuronal. Lo hacemos de la siguiente manera:

- **Primero, es preciso atender la resistencia a la insulina;** en otras palabras, debemos ser sensibles a la insulina. La insulina es una hormona secretada por el páncreas y tiene varias labores distintas. Tiene un papel importante en el metabolismo: se adhiere a su receptor, el cual induce la entrada de la glucosa y la reserva de grasa, con lo que disminuye la glucosa en la sangre. Sin embargo, también es un factor de crecimiento clave para las neuronas, así que perder la sensibilidad a ella es un problema muy significativo.

Prácticamente todas las personas con Alzheimer perdieron la sensibilidad a la insulina y se volvieron resistentes, al menos en el cerebro.[1] En Estados Unidos hay 80 millones de personas resistentes a la insulina. Cuando has tenido la insulina elevada durante años —como es el caso de la mayoría de la gente que consume la dieta común—, en realidad cambia la composición molecular de la secuencia de señalización, se modifica el patrón de fosforilación. Es como si vivieras durante años bajo un sol directo y llevaras puestos los lentes oscuros todo el tiempo; si bajas la intensidad de la luz, ya no puedes ver nada. De hecho, las células resistentes a la insulina ya no responden de modo adecuado a los niveles normales de insulina, lo que implica que tus neuronas ya no reciben el sustento necesario para sobrevivir e interactuar.

Esta resistencia a la insulina es el mismo fenómeno que ocurre en la diabetes tipo 2, así que el Alzheimer y la diabetes están relacionadas. De hecho, algunos han sugerido llamar "diabetes tipo 3"[2] al Alzheimer, pero como puedes ver por los demás factores que contribuyen al del deterioro cognitivo (patógenos, toxinas, etc.), no es tan simple.

Se puede restaurar la sensibilidad a la insulina al combinar la dieta y el estilo de vida KetoFLEX 12/3 (explicados a detalle en el capítulo 4), optimizar los nutrientes clave como el zinc (involucrado en múltiples pasos de la secreción insulínica y su efecto), hacer ejercicio con regularidad, mitigar el estrés, tratar la apnea del sueño si está presente y, si es necesario, tomar un suplemento como berberina, canela, ácido alfalipoico o picolinato de cromo. Casi todos nos podemos volver sensibles a la insulina si seguimos este método.

Para que puedas tener los mejores resultados en tu sensibilidad a la insulina y tus niveles de glucosa, hay un nuevo método conveniente que ayuda a optimizar los distintos pasos que tomes. Se llama monitor continuo de glucosa (MCG), y lo puedes hacer con el FreeStyle Libre, un parche que usas en la parte superior del brazo y monitorea tu glucosa continuamente durante dos semanas. Así podrás ver qué puede estar provocando picos en tu glucosa y qué puede producir que ésta baje demasiado (hipoglucemia). Tanto los picos como los desplomes pueden contribuir al deterioro cognitivo, así que regularlos es un tratamiento efectivo.

- **Segundo, queremos entrar en cetosis**; en otras palabras, quemar grasa. El Alzheimer se asocia con una reducción en la capacidad de utilizar glucosa en el cerebro, en un patrón en forma de L, que afecta el lóbulo temporal (corre horizontalmente desde tu sien) y el lóbulo parietal (corre verticalmente detrás de tu oreja). Para muchos, esta disminución en el uso de glucosa, provocada por la resistencia insulínica que describí antes, dura más de una década antes de que se origine un deterioro cognitivo. Las cetonas pueden cubrir el vacío de energía y se ha demostrado que mejoran el deterioro cognitivo.[3] Cuando combinas la capacidad de utilizar cetonas con la sensibilidad a la insulina que mencionamos, tienes un arma poderosa contra la demencia: *flexibilidad metabólica*, es decir, la facultad de quemar ya sea cetonas o glucosa. Después de estudiar a muchos pacientes que siguieron nuestro protocolo, hemos descubierto que tienden a estar mejor quienes desarrollan cetosis a un nivel de beta-hidroxibutirato (BHB) dentro del rango de 1.0 a 4.0 milimoles, aunque si aún no tienes síntomas, podría ser suficiente que estés en el rango de 0.5 a 1.0. Puedes utilizar un medidor de cetonas sencillo y barato (detalles en la sección del manual, en la segunda parte).

En teoría, entrar en cetosis es muy simple (consulta los detalles en la sección del manual), pero no es tan fácil en la práctica, pues la resistencia a la insulina que tanto prevalece en el Alzheimer y el pre-Alzheimer de hecho inhibe el metabolismo de las grasas y previene así la producción de esas mismas cetonas que necesitamos (además de perpetuar el antojo de azúcar, creando un ciclo metabólico de demencia). Para acabar con este ciclo, recomendamos un acercamiento desde tres direcciones: una alimentación rica en verduras, rica en fibra, baja en carbohidratos y alta en grasas; ayunar en la noche al menos 12 horas, y hacer ejercicio con regularidad. Tu cuerpo responderá desdoblando grasas y convirtiéndolas en cetonas. Muchas personas han descubierto que sólo entrar en cetosis les da más claridad mental, mejora su memoria, estimula su atención y enfoque, y las llena de más energía.

Hay dos advertencias al respecto: una es *cómo* entras en cetosis y la otra es *cuándo* lo haces. Para el *cómo*, muchas personas escuchan la palabra *cetosis* y piensan de inmediato en tocino, pero la cetosis amigable para el cerebro es rica en verduras, ¡no rica en tocino! (El tocino tiene sus propios problemas de toxicidad, en parte por sus nitratos tóxicos como conservadores, las toxinas que penetraron en la alimentación y su grasa saturada, entre otras desventajas.) En la sección del manual de este libro encontrarás los detalles de una dieta nutritiva, óptima para la cognición y para revertir el deterioro cognitivo, llamada Keto-FLEX 12/3.

Un punto adicional sobre *cómo* entras en cetosis: muchos serán capaces de producir cetonas a partir de la quema de su propia grasa (lo que es preferible), pero otros (en especial los que son muy delgados —consulta las páginas 119-123, "Pérdida de peso excesiva"— y, por ende, tienen poca grasa corporal que quemar) necesitarán un poco de ayuda al principio para producir suficientes cetonas para cubrir las necesidades del cerebro.

Pueden obtener esta ayuda tomando aceite de TCM (aceite de triglicéridos de cadena media) o tomando cetonas como tal, ya sea sales de cetonas (por ejemplo, Perfect Keto) o esteres de cetonas (por ejemplo, KetoneAid). Cada uno de estos auxiliares tiene sus ventajas y desventajas. Si tomas aceite de TCM (por ejemplo, ácido caprílico o, menos ideal, como explicaré más adelante, aceite de coco), puedes consumir hasta una cucharada tres veces al día, y debería aumentar tu nivel de cetonas hasta un rango óptimo. Sin embargo, dado que el aceite de TCM es una grasa saturada, podría subir tu colesterol, así que es buena idea revisar tu LDL-P (cantidad de partículas de LDL; objetivo = 700-1 200 nM), un indicador mucho más importante de riesgo vascular que el colesterol total.

Ahora, respecto a *cuándo* entras en cetosis: si tomas sales o esteres de cetonas, aumentarán tu nivel de cetonas rápidamente, sólo que tienen un efecto relativamente a corto plazo, de unas cuantas horas. Los esteres de cetonas no tienen muy buen sabor, pero estimulan el nivel de cetonas mucho más que las sales de cetonas, las cuales saben mejor, pero no provocan ese brinco en el nivel de cetonas. La ventaja de estas "cetonas exógenas" es que no suben el colesterol, como puede ocurrir con el aceite de TCM.

Irene es una mujer de 69 años que desarrolló problemas para organizarse, calcular, seguir indicaciones y recordar. Ella era ApoE4 positiva y sacó 18 de 30 en su MoCA, lo cual indica que ya tenía enfermedad de Alzheimer o DCL (deterioro cognitivo leve) avanzado, a punto de convertirse en Alzheimer. Sus pruebas indicaron Alzheimer tipo 2 (atrófico) y tipo 3 (tóxico). Inició el protocolo ReDECO e incluyó sales de cetonas para elevar su nivel de cetonas hasta 1.5 milimolares de BHB, el cual revisaban su esposo y ella con un medidor de cetonas. Después de nueve meses, su resultado del MoCA subió de 18 a 27, mejoraron sus síntomas y ha logrado conservar esta mejoría durante el último año.

- **Tercero, queremos optimizar todo el sustento nutrimental, hormonal y trófico (factores de crecimiento).** En otras palabras, queremos crear resiliencia, optimizar el sistema inmunológico, apoyar las mitocondrias y comenzar a reconstruir la red sináptica del cerebro. Una de las preguntas más importantes que carecen de respuesta es qué tanto tiempo —qué tan tarde en el proceso patológico del Alzheimer— podemos reconstruir. ¿Qué tan tarde podemos todavía reestablecer las conexiones perdidas en nuestro cerebro? Bueno, puedes considerar la pérdida de conexiones funcionales en el Alzheimer como la pérdida de una conexión telefónica. Un problema más leve es que la señal sea mala, pero ambos teléfonos sigan funcionando bien. Un problema severo es que el teléfono esté totalmente apagado, así que no podrás llamar hasta restaurarlo. El problema más severo es que el teléfono esté destruido. En esta analogía, los primeros cambios del Alzheimer interfieren con la comunicación entre las neuronas sin destruir las conexiones físicas ni matar las células; conforme progresa la enfermedad, las conexiones se pierden, pero las células siguen vivas, y por último, las neuronas mismas perecen, generalmente suicidándose.

Por tanto, tal vez no te sorprenda ver que, si una persona se encuentra en las primeras etapas, es muy común alcanzar una mejoría y conservarla, mientras que conforme continúa el progreso de la enfermedad y se vuelve más severa, es más difícil provocar un cambio. ¿Qué se necesita entonces para reconstruir cuando ya se han perdido tantas sinapsis y neuronas? ¿Células madre? ¿Factores tróficos? ¿Estimulación con luz, electricidad o magnetismo? Sí hemos visto cierto avance con células madre y representa un área muy prometedora para la terapia. De hecho, en la actualidad se están realizando estudios sobre las células madre en la enfermedad de Alzheimer. No obstante, estos estudios por lo general sólo utilizan células madre, sin atender lo que causa en realidad el deterioro cognitivo, así que puede resultar un poco como intentar reconstruir una casa mientras se incendia. En otras palabras, necesitamos determinar si los tratamientos con células madre funcionan mejor después de que ya se hayan atendido los diversos factores que contribuyen al deterioro progresivo y se haya detenido el avance.

Sin importar dónde nos encontremos en el desarrollo del deterioro cognitivo, es necesario optimizar los nutrientes, las hormonas y los factores tróficos (factores de crecimiento) que alimentan el cerebro. Incluso, los niveles bajos de muchos de estos alimentos —como vitamina B_1 (tiamina), vitamina B_{12}, vitamina D, testosterona, estrógeno y factor de crecimiento nervioso— se asocian con el deterioro cognitivo. Por eso se busca maximizar todos los bioquímicos que proveen sustento: no sólo llevarlos al límite inferior de "normal", lo que suele ser subóptimo, sino asegurarnos de que sean suficientes para un funcionamiento superior del sistema nervioso. Esto incluye las cetonas derivadas de la grasa que se describieron anteriormente, la insulina para apoyar la sensibilidad que mencionamos y otros nutrientes, como vitaminas B, C, D, E y K_2; grasas omega-3 (como DHA, el ácido docosahexaenoico utilizado para la formación de sinapsis); colina y otros precursores de neurotransmisores; metales clave, como zinc, magnesio, cobre y selenio, y otros. Describiré a detalle cómo obtenerlos en las secciones sobre la dieta KetoFLEX 12/3 (capítulo 4) y los suplementos (capítulo 21).

Junto con los nutrientes, es preciso asegurarnos de optimizar los niveles hormonales, pues son vitales para crear y mantener las sinapsis. Para muchos, una nutrición y un estilo de vida óptimos los llevarán directo a la mejor producción hormonal, pero para otros será necesario ayudar al funcionamiento cerebral alcanzando los niveles más efectivos de hormona tiroidea, pregnenolona, estradiol, progesterona, testosterona, DHEA (dehidroepiandrosterona, una hormona de estrés) y cortisol. Más allá de éstas, aunque no se ha terminado de deliberar al respecto, existe fundamento científico para sugerir que incrementar la hormona de crecimiento, lo que puede lograrse usando suplementos llamados secretagogos, puede ayudar en la reconstrucción sináptica. Una prueba que utilizó hormona de crecimiento como monoterapia en 2008 no pudo detener el deterioro,[4] sin embargo, en esa misma prueba no se atendió ninguno de los otros factores potenciales del deterioro cognitivo, así que este método no se ha probado todavía como parte de un protocolo dirigido y con múltiples componentes.

Finalmente, además de los nutrientes y las hormonas, el apoyo a nuestros 500 billones de sinapsis viene de parte de factores neurotróficos como el FCN (factor de crecimiento nervioso), el FNDC (factor neurotrófico derivado del cerebro) y la NT-3 (neurotrofina-3). Es posible incrementar algunos de diversas maneras, como el ejercicio (que ha demostrado aumentar el FNDC), el entrenamiento cerebral o tomar extracto puro del fruto del café o 7,8-dihidroxiflavona (que pueden sustituir al FNDC activando su receptor, como describe mi colega, el profesor Keqiang Ye).[5]

- **Cuarto, queremos resolver y prevenir la inflamación.** El amiloide asociado con la enfermedad de Alzheimer en realidad es parte de la respuesta inflamatoria; como se comentó antes, es protector, mata patógenos en forma de bacterias y hongos. Así pues, mientras haya inflamación, puedes esperar una producción constante de amiloides y la enfermedad de Alzheimer. Lo que debemos hacer entonces es *eliminar la causa* de la inflamación, *resolver* la inflamación y luego *prevenir* una futura inflamación.

La causa más común de inflamación crónica es el intestino permeable (aumento de permeabilidad en el intestino delgado, lo que permite que pasen bacterias, fragmentos de bacterias y partículas de alimentos), provocado por estrés, azúcar, alcohol, alimentos procesados, aspirina y antiinflamatorios parecidos (por ejemplo, el ibuprofeno), refrescos, IBP (inhibidores de la bomba de protones usados para tratar el reflujo o la acidez) y otros factores dañinos, así que es preciso conocer el estado de nuestro intestino. Podemos saberlo con la prueba de Efectos GI de Genova Diagnostics y otras pruebas intestinales.

Para la gran cantidad de personas que padecen intestino permeable o disbiosis (un cambio en las bacterias normales del intestino, lo que puede suceder si tomas antibióticos, por ejemplo), existen varias formas de sanar el intestino y devolver la normalidad al microbioma. Después de eliminar las causas mencionadas antes (como el consumo de alimentos procesados), algunos utilizan caldo de huesos (que puedes comprar o preparar tú mismo), mientras que otros prefieren tomar *ulmus ubra*, DGL (un derivado del regaliz de venta comercial), ácido butírico, colágeno en polvo o L-glutamina. Después de algunas semanas de haber sanado tu intestino, los probióticos (de alimentos fermentados, como kimchi y chucrut, o en cápsulas) y prebióticos (de alimentos como jícama, alcachofa de Jerusalén, poro crudo, ajo crudo y plátano, o en cápsulas junto con los probióticos) ayudan a que el microbioma recupere su estado óptimo. Es una meta crucial porque las buenas bacterias intestinales y otros microorganismos trabajan incesantemente en favor de tu salud: ayudan en la digestión, previenen enfermedades relacionadas con bacterias y hongos, apoyan la salud del sistema inmunológico, calman la inflamación y ayudan a desintoxicar.

Si tienes inflamación, pero no intestino permeable, entonces es posible que tengas periodontitis (infecciones alrededor de los dientes) o gingivitis (infección en las encías) por mala dentadura, o una infección en algún conducto radicular en la boca, una infección crónica en los senos nasales, una infección con algún patógeno crónico como *Borrelia* (enfermedad de Lyme), síndrome metabólico (resistencia a la insulina, presión arterial alta, triglicéridos altos e inflamación, muchas veces acompañado de obesidad) o que estés expuesto a sustancias inflamatorias por contaminación de aire o toxinas de moho (micotoxinas).

Una vez que se haya determinado la causa de la inflamación, debe eliminarse, así se resolverá la inflamación, para lo que puedes usar mediadores especializados pro resolución (SPM) o altas dosis (uno a tres gramos) de ácidos grasos omega-3. Después de que se haya calmado la inflamación, lo que puede tomar varias semanas, es preciso prevenir inflamaciones futuras. Para ello existen varios antiinflamatorios excelentes: cúrcuma, aceite de pescado o de kril (grasas omega-3), jengibre y canela (para quienes tengan pregnenolona baja, sólo devolverla a su nivel normal ya es antiinflamatorio). Por favor evita la aspirina y otros medicamentos antiinflamatorios no esteroideos si es posible, pues provocan intestino permeable, erosionan la pared estomacal y pueden dañar tu hígado y tus riñones.

- **Quinto, es necesario tratar los patógenos crónicos.** En otras palabras, si tienes una infección crónica no diagnosticada, es probable que contribuya al deterioro cognitivo, así que debemos identificarla y tratarla (de igual manera, cualquiera que haya empezado a mejorar puede esperar un retroceso cuando ocurra una infección, como puede ser gripa o una infección en vías urinarias). La opinión tradicional respecto a las infecciones es que estás infectado —"enfermo"— o no infectado —"sano". Sin embargo, resulta ser mucho más complicado que eso. Profundizaremos en el microbioma y las bacterias que afectan la cognición en el capítulo 20. ¡El asunto es que todos vivimos a diario con más de 1000 cepas distintas de bacterias! En la boca, en el intestino grueso, en los senos nasales, en la piel y, de alguna increíble manera, ¡aparentemente también en el cerebro! El cerebro de pacientes con enfermedad de Alzheimer puede albergar bacterias, virus, espiroquetas (bacterias espirales, como las que causan la enfermedad de Lyme), hongos o parásitos. La respuesta de protección contra ellos es lo que origina los cambios que llamamos enfermedad de Alzheimer, así que es preciso atacar estos agentes para que el cerebro no se vea obligado a producir el amiloide protector, puesto que el propio agente protector merma las conexiones neuronales, lo que causa el deterioro cognitivo.

Ahora que comprendemos que vivimos con microbios todos los días —que son parte de nosotros, ¡lo que le da todo un nuevo significado a la palabra *yo*!—, es claro que una salud óptima no se trata sólo de deshacernos de los gérmenes malos. Al contrario, se trata de alcanzar el equilibrio correcto entre los buenos y los malos. Los gérmenes beneficiosos ayudan a mantener a raya a los malos (al igual que trabajan contigo para optimizar tu metabolismo), por lo que debes tener mucho cuidado al tomar antibióticos y destruir tanto los buenos como los malos indiscriminadamente. Por eso es tan importante tener un microbioma intestinal sano, y lo mismo se puede decir de tu boca, senos nasales y piel. Aún no es claro si existe un microbioma normal para el cerebro o si la realidad es que cualquier organismo en el cerebro siempre será anormal; se sigue investigando. No obstante, como mencioné antes, se han identificado numerosos patógenos en cerebros con Alzheimer y los mismos se encuentran ausentes en la gran mayoría de los cerebros sin esta enfermedad, así que existe una infección o una alteración del microbioma cerebral en el Alzheimer. De cualquier forma, necesitamos atacar a los factores que contribuyen a desarrollar Alzheimer, dado que, mientras estén presentes, el cerebro seguirá produciendo amiloide en un intento por combatirlos, lo que contribuirá al progreso de la enfermedad.

De cierta manera es sorprendente pensar que albergamos agentes infecciosos en el cuerpo durante muchos años sin que se reconozcan; es muy distinto a desarrollar neumonía, por ejemplo, cuyos síntomas se presentan muy rápido. En cambio, los agentes asociados con la enfermedad de Alzheimer esencialmente libran una guerra fría con nuestro cerebro y nuestro cuerpo, así que los síntomas pueden ser mínimos o no estar presentes, hasta que, después de lo que bien puede ser una década o dos, uno desarrolla Alzheimer. Los agentes pueden venir de la mordedura de las garrapatas, como *Borrelia*, *Babesia*, *Bartonella*, *Ehrlichia* o *Anaplasma*. Las garrapatas pueden acarrear docenas de organismos diferentes, así que es usual encontrar gente a la que trataron por enfermedad de Lyme y sigue infectada con alguno de estos otros organismos, que provoca inflamación crónica.

Los virus también pueden vivir dentro de nosotros durante décadas, como sucede con los virus del herpes, y de la misma manera incitan inflamación y deterioro cognitivo. De hecho, un estudio reciente mostró que las personas que habían tratado brotes conocidos de herpes con antivirales como valaciclovir tuvieron una incidencia mucho menor de demencia.[6] Los virus de la familia herpes que infectan a los seres humanos incluyen el VHS-1 (que suele afectar los labios), VHS-2 (que por lo general es en área genital), varicela zoster (que causa la varicela y la dolorosa erupción de zoster), el VHH-6A y el VHH-6B (pueden infectar el cerebro por años), el VHH-7, el VHH-8, CMV (citomegalovirus, que es global, pero particularmente común en Asia) y VEB (virus de Epstein-Barr, asociado con la mononucleosis y algunos casos de fatiga crónica). No significa que todas las personas infectadas con cualquiera de los virus del herpes desarrollarán demencia; sólo implica que pueden ser una fuente de inflamación crónica, lo que a su vez eleva el riesgo de desarrollo cognitivo.

El cerebro de pacientes con enfermedad de Alzheimer también puede contener bacterias orales, como *P. gingivalis*, *T. denticola* o *F. nucleatum*, asociadas con la mala dentadura, además de hongos, como la levadura *Candida*. Mohos, como *Penicillium*, *Aspergillus* y *Stachybotrys* (moho negro), al igual que las toxinas que producen, también son preocupantes, pues son capaces de colonizar los senos nasales y el tracto gastrointestinal.

Así pues, la clave para el tratamiento de los patógenos involucra tres etapas:

- **Paso 1:** Determinar si tienes cualquiera de estos patógenos a partir de análisis de sangre.
- **Paso 2:** Apoyar tu sistema inmunológico (detalles sobre microbios en el capítulo 20).
- **Paso 3:** Atacar el o los patógenos específicos identificados (muchas personas acaban teniendo más de uno) con el antibiótico, antiviral o antifúngico adecuado, ya sea que involucre ciertos medicamentos, un tratamiento sin fármacos o una combinación de ambos. Si terminas necesitando antibióticos, recuerda que afectan tu microbioma intestinal, por lo que deberás reabastecerla después, de nuevo valiéndote de probióticos y prebióticos.

- **Sexto, queremos identificar y eliminar toxinas:** metales como mercurio, orgánicos como tolueno y benceno, y biotoxinas como las del moho (micotoxinas). Durante años hemos evaluado e intentado evitar los carcinógenos en nuestros alimentos, productos de salud y otros artículos a los que estamos expuestos, y gracias a la prueba Ames lo hemos logrado en gran medida. Pero ¿qué hay de los dementógenos? No se listan en ninguna etiqueta de los productos que compramos. No obstante, muchos químicos pueden contribuir al deterioro cognitivo, ya sea directa o indirectamente. De hecho, es relativamente común que múltiples químicos conspiren para perjudicar la cognición.

Fabiana es una mujer de 53 años reconocida por su inteligencia y su conocimiento científico. Se sentaba a jugar cartas con su familia y no podía recordar cómo hacerlo. Desarrolló una demencia progresiva con características particulares de Alzheimer tipo 3 (tóxico): ataques no amnésicos, disfunción ejecutiva (problemas para organizar), discalculia (problemas para calcular), ApoE4 negativa (ella era ApoE3/3) y su PET (tomografía por emisión de positrones) de amiloides salió positiva. Vivía en un ambiente mohoso —los resultados del índice de moho relativo en el ambiente (ERMI, Environmental Relative Moldiness Index, que es cero en un hogar común y se considera

> alto después de 2) fueron muy altos, con 12 puntos— y una prueba de micotoxinas en su orina identificó altos niveles de múltiples toxinas: ocratoxina A, tricotecenos, gliotoxina y aflatoxinas, lo que indica que albergaba toxinas de distintos mohos, como *Stachybotrys, Penicillium* y *Aspergillus*. Empezó a mejorar con la desintoxicación.

Estas toxinas se pueden identificar con análisis de laboratorio descritos ampliamente en el capítulo 19 sobre dementógenos, el cual incluye pruebas para metales, toxinas orgánicas y biotoxinas. Si hay presencia de toxinas, la desintoxicación es primordial, y el protocolo a seguir dependerá de cuáles estén presentes. Vale la pena leer dos excelentes libros de reciente publicación sobre desintoxicación: *The Toxin Solution*, del doctor Joseph Pizzorno, útil en particular para quien tenga toxinas de químicos como tolueno o formaldehídos, y *Toxic: Heal Your Body from Mold Toxicity, Lyme Disease, Multiple Chemical Sensitivities, and Chronic Environmental Illness*, del doctor Neil Nathan, en especial útil para biotoxinas como las de moho que afectaban a Fabiana.

- **Por último, debemos descartar la apnea del sueño y optimizar el descanso.** No estoy seguro de cómo puedo recalcarlo lo suficiente: *todos* los que tienen deterioro cognitivo o se preocupan por un riesgo de deterioro cognitivo deberían corroborar su oxígeno en la noche. Hacerlo es relativamente fácil: puedes comprar un oxímetro o tu médico te puede prestar uno, y lo dejas en tu dedo durante la noche. También te puedes hacer un estudio de sueño. Ambas medidas te dirán si tus niveles de oxígeno bajan a un nivel peligroso mientras duermes. En un caso óptimo, tu saturación de oxígeno en la noche debe permanecer en un rango de 96 a 98%, y si bajas hasta los 80 o se desploma hasta los 70, no le estás ayudando a tu cerebro. Si es así, suele ser por apnea del sueño, pero no tienes que padecerla necesariamente para tener eventos de "desaturación", así que la clave es averiguar si tu oxígeno baja en la noche. Si sucede, es un factor importante para el deterioro cognitivo o el riesgo de deterioro, y se puede atender con facilidad. Puedes probar con un aparato dental para mejorar la respiración o utilizar un equipo CPAP (presión positiva continua en las vías respiratorias). De hecho, muchas personas mejoran sólo con disminuir la inflamación y el peso. Sea cual sea la técnica que elijas, la clave es asegurar nada más que tu oxigenación sí responda. En otras palabras, como lo es para todas las intervenciones del programa, la meta es el resultado, no el método. ¡Lo que sea que funcione! Una nota adicional sobre el CPAP: por favor asegúrate de que la configuración esté optimizada para tu oxigenación, ya que, por ejemplo, la presión de la inhalación y la exhalación puede afectar la eficacia del aparato.

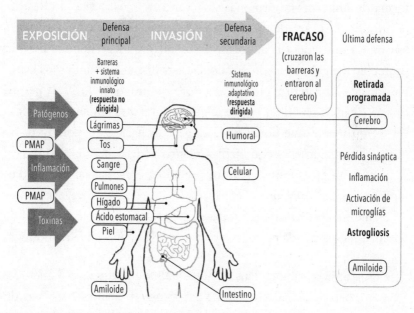

El beta-amiloide asociado con la enfermedad de Alzheimer es parte de la respuesta inmunológica a numerosos agentes infecciosos y otros procesos inflamatorios que cruzan nuestras barreras y defensas, y llegan al cerebro (PMAP, patrón molecular asociado con patógenos).

Más allá de la apnea del sueño y los eventos de desaturación nocturna, optimizar el sueño en cuanto a preparación, horario y calidad es muy importante, por lo que incluyo detalles en el capítulo 14. Asimismo, algunos también experimentan poca oxigenación durante el día —sobre todo si viven a gran altitud o tienen alguna enfermedad pulmonar— y puede contribuir de igual manera al deterioro cognitivo. Se puede corroborar fácilmente con el mismo oxímetro utilizado en la noche y se puede atender haciendo ejercicio con oxigenoterapia.

Puedes ver ahora, con todos los factores potenciales del deterioro cognitivo de la enfermedad de Alzheimer —desde la resistencia a la insulina, los distintos patógenos y toxinas, y la falta de sustento en la forma de nutrientes, hormonas y factores tróficos, hasta el intestino permeable, la apnea del sueño, el estrés elevado y más—, por qué es tan importante identificar los diversos factores y atenderlos con un protocolo dirigido y personalizado. De esta manera, tratamos los factores que en realidad provocan el deterioro cognitivo, en lugar de permitir que sigan degenerando nuestro cerebro mientras tomamos a ciegas un medicamento que no altera la causa subyacente del deterioro. De hecho, futuras pruebas con medicamentos podrían ser más exitosas si se efectuaran en conjunto con un programa personalizado que atendiera los mecanismos de la enfermedad.

Es momento de resumir los pasos del tratamiento, recordando que será distinto para cada persona, a partir de los factores que identifiquen:

- Buscar la sensibilidad insulínica: insulina en ayunas <5.5 microUI/ml, hemoglobina A1c 4.0-5.3%, glucosa en ayunas 70-90 mg/dl.
- Entrar en cetosis (y a la larga, volvernos metabólicamente flexibles, capaces de generar nuestras propias cetonas con la quema de grasa), en el rango de 1.0 a 4.0 mM BHB, incluyendo un mínimo de 12 horas de ayuno en la noche (de 14 horas mínimo si eres ApoE4 positivo).

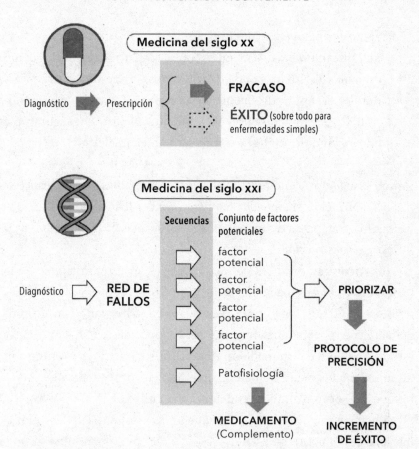

La **medicina del siglo XX** trata una enfermedad con un medicamento que no tiene nada que ver con la causa de raíz, los factores que contribuyen al desarrollo de ella, y por eso ha sido tan inefectiva en enfermedades crónicas complejas como el Alzheimer. En cambio, la medicina del siglo XXI es una medicina de precisión basada en sistemas, en la que un diagnóstico identifica una red de fallos, a partir del cual se conocen y atienden los factores potenciales.

- Optimizar nutrientes, hormonas y factores tróficos, incluyendo la oxigenación, además de apoyar a las mitocondrias y el sistema inmunológico.
- Resolver la inflamación, eliminar su fuente o fuentes, sanar el intestino, curar la periodontitis y optimizar el microbioma tanto oral como intestinal.

- Tratar los patógenos identificados.
- Identificar toxinas —metales como mercurio, orgánicas como tolueno y biotoxinas como tricotecenos— y desintoxicar.
- Resolver la apnea del sueño si está presente, mantener la saturación de oxígeno entre 96 y 98% mientras duermes (asegurar que no baje durante el día) y optimizar la higiene del sueño.

Juntos, estos puntos inclinan la balanza de la señalización *sinaptoclástica* a señalización *sinaptoblástica* para proveer los elementos básicos necesarios. Son pasos terapéuticos que conforman la *eliminación, resiliencia* y *reconstrucción*.

Nos encontramos ahora en medio del primer estudio clínico en la historia donde cada paciente ya identificó sus propias *causas* de deterioro cognitivo y luego trata cada factor contribuyente con un programa médico personalizado y preciso. En oposición, todos los demás estudios han predeterminado un tratamiento, como de costumbre con un único medicamento, y han desatendido en consecuencia los factores que provocan realmente el deterioro cognitivo.

Ya han pasado ocho años desde que se desarrolló ReDECO y el primer paciente mejoró su estado cognitivo. No pudo continuar el programa en cuatro ocasiones debido a viajes, infecciones virales, carecer de algunos de los componentes y decidir que ya no lo necesitaba, y cada vez comenzó a deteriorarse de nuevo después de 10 o 14 días. En cada ocasión se reincorporó al programa y empezó a mejorar de nueva cuenta. Ocho años más tarde sigue muy bien, todavía trabajando y con una cognición sana.

Durante este tiempo hemos aprendido muchas lecciones sobre lo que se requiere para optimizar los resultados y dónde se esconden los obstáculos, lecciones que explicaré en el siguiente capítulo.

Capítulo 3

El hombre rechaza el dogma

Lecciones aprendidas

Hay ciertas lecciones en la vida que
sólo se aprenden luchando.

—Idowu Koyenikan

Hay pocas palabras que caracterizan la enfermedad de Alzheimer con tanta precisión como *lucha*: una lucha para los pacientes que intentan sobrevivirla; una lucha para las familias que intentan sobrellevarla; una lucha para los médicos que intentan tratarla; una lucha para los científicos que intentan comprenderla y una lucha para la sociedad que intenta vencerla.

Ahora que hemos comenzado a comprender los mecanismos involucrados, los múltiples factores que contribuyen a su desarrollo y al fin sabemos cómo prevenir la enfermedad y tratarla con éxito, sigue siendo una lucha optimizar la predicción, la prevención y la reversión del deterioro cognitivo. Pero seguimos aprendiendo. Sobre todo de los pacientes que muestran los mejores avances y de quienes siguen el protocolo, pero tienen menores resultados. Con cada lección aprendida somos capaces de añadir mucha más gente a la lista de quienes pueden recibir ayuda. Éstas son algunas de las lecciones clave que hemos aprendido y las preguntas que podemos responder después de ocho años del protocolo ReDECO:

- **La mayoría de la gente que desarrolla deterioro cognitivo tiene más de un subtipo de enfermedad de Alzheimer.** Aunque hemos visto al paciente ocasional que es puramente un tipo 1 (inflamatorio) o un tipo 2 (atrófico), o una versión absoluta de los otros tipos, la mayoría tiene factores contribuyentes de múltiples subtipos, aunque uno suela ser dominante y, por ende, el más importante en que debemos enfocarnos. Por ejemplo, varios pacientes tienen insulina alta en ayunas, característica del tipo 1.5, pero también tienen baja vitamina D, característica del tipo 2, y a la vez pueden tener exposición a micotoxinas, característica del tipo 3. Por consiguiente, es importante atender los diversos factores contribuyentes para lograr el mejor resultado.

- **El protocolo puede ser difícil al principio para quienes estén bajos de peso.** Si eres delgado —por ejemplo, si tu IMC es <18.5 (consulta el cuadro 1)—, entonces es posible que tengas cierta dificultad al inicio para generar cetonas a partir de tu propia grasa, por un lado debido a que no tienes mucho tejido adiposo.[1] Lo que es más, es posible que pierdas peso al comenzar la dieta KetoFLEX 12/3 (como sucede con muchos), provocando que estés todavía más delgado y te sientas desprovisto de energía y con aún menos agudeza mental. Hay una descripción excelente en el capítulo 7 que te puede ayudar. Puedes aumentar el consumo de grasa, añadir almidones resistentes (consulta el capítulo 9) o generar cetonas con aceite de TCM (hasta una cucharada tres veces al día) o con sales o esteres de cetonas. Observa tus niveles de cetonas y mantenlos elevados dentro del rango 1.0-4.0 mM BHB (a la larga existen algunas ventajas si las generas de tu propio cuerpo, pero no te preocupes por eso al principio). También puedes liberar tu dieta una o dos veces a la semana con un poco de camote, unas cuantas verduras almidonadas o un poco más de frutas de bajo índice glucémico, como fresas, para que no pierdas peso. Por favor asegúrate de que tu intestino funcione bien y consumas probióticos y prebióticos, además de enzimas digestivas si es necesario, pues la mala absorción de nutrientes es un problema que puede estar presente en quienes son muy delgados.

- **Ten cuidado con el diagnóstico de seudodemencia.** La seudodemencia es una demencia falsa que es resultado de la depresión (algunas personas deprimidas parecen estar dementes, dado que responden mal y de manera equivocada, pero su mente es clara cuando la depresión termina). Es un diagnóstico bastante común y pretende aliviar nuestras preocupaciones, pero resulta que la depresión (en sí misma asociada con la inflamación sistémica) en realidad es un precursor muy común de la demencia, sobre todo del tipo 3 de Alzheimer (tóxico).

Un hombre de 54 años se quejaba de dificultad para pensar y decía sentir como si el interior de su cabeza estuviera "incendiándose". Perdió su trabajo y se deprimió. Lo evaluó un neurólogo especializado en Alzheimer, quien diagnosticó seudodemencia por su depresión, después de que su resonancia no mostrara atrofia cerebral (encogimiento). Lo trataron con un antidepresivo, el cual ayudó muy poco, y durante los siguientes dos años empeoró su deterioro cognitivo. De nuevo, la resonancia no mostraba atrofia, pero su fluido cerebroespinal reveló anormalidades compatibles con la enfermedad de Alzheimer. Le recetaron donepezilo y memantina, los cuales tuvieron poco efecto. Conforme continuó el deterioro, otras evaluaciones revelaron que era ApoE4/4, tenía severa apnea del sueño y una marcada atrofia cerebral, presente en su resonancia. Para ese punto, su resultado del MoCA fue de 11 nada más.

El diagnóstico correcto y el tratamiento adecuado de este paciente se retrasó al menos dos años por el diagnóstico sugerido de "seudodemencia". Aún peor, la atrofia no apareció en la resonancia hasta mucho después de que comenzara el deterioro cognitivo, por lo que usar un estudio "negativo" como evidencia de "seudodemencia" es preocupante.

- **Ten cuidado con los que te digan "vuelva el año que entra, todavía no está tan mal".** Es relativamente común escuchar que tienes DCL (deterioro cognitivo leve), no Alzheimer todavía, y ya que el donepezilo está aprobado para la demencia (para el Alzheimer, pero no para el DCL), debes volver en un año para ver cómo están las cosas. Por supuesto, es todo lo contrario de lo que deberías estar haciendo. Si no has comenzado un programa preventivo y ya tienes deterioro cognitivo, entre más pronto empieces a revertirlo, mejor estarás. No puedo decirte cuántas veces he oído que les digan a las personas "vuelve en un año" y luego, un año después, "ya es demasiado tarde, lo que tienes no es tratable".

> Kerwin es un hombre de 55 años al que le dijeron que volviera en un año porque "sólo tenía DCL", con una PET que sugería Alzheimer en primeras etapas. Afortunadamente no esperó y su evaluación demostró que tenía deterioro cognitivo leve tipo 3 (tóxico), bien encaminado hacia la enfermedad de Alzheimer. Mejoró con la desintoxicación y sostuvo esa mejora.

- **Casi todos los que tienen cierto grado de deterioro cognitivo tienen por lo menos uno de los principales factores comunes:** *1)* resistencia a la insulina; *2)* exposición a micotoxinas (por mohos como *Penicillium* o *Aspergillus*) o a mercurio; *3)* reducción de oxígeno al dormir (ya sea por apnea del sueño u otras causas); *4)* intestino permeable; *5)* mala dentadura; *6)* infecciones crónicas por virus como el *Herpes simplex* o patógenos propagados por las garrapatas, como *Borrelia* o *Babesia*; *7)* deficiencias nutricionales, por ejemplo, de vitamina B_{12} o vitamina D; *8)* enfermedad vascular. Por ende, es vital hacer análisis para encontrar estos factores y tratar los que se hayan identificado.

- **No necesariamente tienes que acabar con todos los factores identificados para tener éxito.** La primera paciente sólo pudo atender 12 de unas cuantas docenas de factores de su deterioro cognitivo, pero mejoró y ha conservado ese avance durante más de ocho años. Existe un umbral para cada quien —algunos necesitarán hacer más y otros menos— que debemos sobrepasar para ver un avance, así que por favor sigue optimizando todo hasta que obtengas resultados, y luego haz las modificaciones necesarias para sanar todavía más.

- **Aunque habrá mejor resultado entre más pronto comience el tratamiento (y la prevención es lo mejor), hemos visto un claro avance en resultados del MoCA tan bajos como 0.** La probabilidad y totalidad de la mejoría son superiores en los casos de deterioro cognitivo en etapas iniciales, así que recomendamos que todos practiquen la prevención o una reversión temprana. Quienes se encuentran en etapas tardías, algunos mejoran y otros no, por lo que recomendamos que sus hijos adopten medidas preventivas.

- **Aun cuando por lo general toma entre tres y seis meses notar una mejoría, hemos visto avances hasta en cuatro días.** Existen algunos factores que se pueden atender rápidamente, como la exposición a toxinas inhaladas, pero más que eso, necesitas "vivir el protocolo" al menos tres o seis meses para ver resultados. Por favor sigue optimizando con esa meta.

- **Si bien el grupo de ApoE4 positivo (que representa dos tercios de los pacientes con Alzheimer) ha sido el más difícil de tratar en la mayoría de las pruebas de medicamentos, los pacientes tienden a responder mejor al ReDECO que los ApoE4 negativos, aunque ambos muestran cambios positivos.** Todavía no es claro por qué sucede, pero es posible que sea porque las personas que presentan el alelo ApoE4 son más propensas a la inflamación y el protocolo la disminuye. En cambio, quienes son ApoE4 negativos tienden a presentar una contribución mayor de toxinas (por lo que la mayoría de las veces suelen tener un tipo 3), lo que requiere de más tiempo para tratar con éxito.

- Al igual que sucede con la enfermedad cardiovascular, hay un umbral para la mejora. Uno debe cruzar este umbral para empezar a ver avances. Desafortunadamente no existe una forma sencilla de saber dónde se encuentra, así que es mejor continuar resolviendo los factores que contribuyen al deterioro cognitivo hasta que éste se detenga, y entonces comenzará la mejoría. Es más fácil alcanzar este umbral si empiezas con el protocolo al inicio del proceso degenerativo.

- La mejoría suele ocurrir en tres fases. Primero, el deterioro se desacelera y luego se detiene. Segundo, hay pequeños avances que son evidentes, como una mejor conexión con los seres queridos o menos confusión asociada con realizar tareas sencillas. Tercero, hay un avance más significativo, como un aumento en la memoria, el vocabulario, el reconocimiento facial y la organización. Todo debería mantenerse mientras que se siga el protocolo, aunque a veces se dan pasos para atrás debido a estrés, infecciones (como influenza o infección de vías urinarias) o falta de sueño. Una de las principales razones para un retroceso es una nueva exposición. Por ejemplo, cuando alguien con Alzheimer tipo 3 (tóxico) es sensible a las micotoxinas (producidas por algunos mohos), una nueva fuga de agua en casa o en la oficina puede provocar otra exposición y, por ende, reanudar el deterioro.

- En cuanto a los análisis de laboratorio, ten cuidado con el término "dentro de valores normales" (que algunos llaman en broma "lo que no estamos viendo") o "rango normal". Estos valores no tienen absolutamente nada que ver con lo que es óptimo para funcionar; de hecho, sólo una de cada 20 personas caerá fuera del "rango normal". Se trata de una estadística, no de algo fisiológico y no necesariamente óptimo para el funcionamiento cerebral. Deberíamos estar en el mejor rango, no sólo en el "normal". Por ejemplo, la homocisteína, asociada con el Alzheimer, la atrofia cerebral, la inflamación y la enfermedad cardiovascular, tiene un "rango normal" de hasta 12 micromoles por litro, pero si se eleva por encima de seis, se asocia cada vez más con la atrofia cerebral. Por tanto, si quieres hacer todo lo posible por prevenir o revertir el deterioro cognitivo, ¿por qué dejarías tu homocisteína en 12? Mejor que esté por abajo de siete.

- **Es vital seguir mejorando todos los parámetros; no asumas que el tratamiento inicial es óptimo.** Como se encuentre la bioquímica, así también estará la cognición. Por favor recuerda que los procesos subyacentes llevan al deterioro cognitivo duran años, así que toma tiempo atender todos los factores contribuyentes. Para tener los mejores resultados, por favor sigue personalizando este proceso; es continuo, no una mera prescripción.

- **Si hay un deterioro continuado, en la mayoría de los casos se pasó algo por alto o la aplicación del protocolo es deficiente.** Si sigues las distintas partes de tu programa personalizado, debería atender los factores subyacentes de tu deterioro cognitivo, y entre tres y seis meses deberías atestiguar el inicio de cierto avance. Si el deterioro sigue sin ceder, suele ser porque algo sigue pendiente —como una infección crónica, exposición a toxinas, intestino permeable o apnea del sueño— o no se ha seguido el programa. Es cierto que este proceso puede ser complicado, así que puedes tomarlo un paso a la vez. Por ejemplo, si todavía no alcanzas el nivel óptimo de cetonas entre 1.0 y 4.0, entonces debería ayudar que te enfocaras en eso. Por favor consulta el capítulo 22, sobre resolver problemas, si tu salud continúa deteriorándose después de seguir el protocolo durante seis meses.

- **La mejoría es constante a menos de que haya un cambio en la realización o la exposición.** Éste es un punto importante: con otros tratamientos, aun a las mejoras breves les sigue un retorno al deterioro. Sin embargo, cuando atiendes en verdad las causas subyacentes del deterioro cognitivo, la mejora es continua. Lo más que alguien ha seguido el programa hasta ahora es ocho años, y el beneficio continúa, excepto en cuatro breves periodos cuando la paciente descontinuó el protocolo y notó deterioro en un lapso de dos semanas, pero mejoró de nuevo al reiniciarlo.

- **Identificar patógenos y toxinas, así como optimizar el estado inmunológico, es vital para obtener el mejor resultado.** Es una maravillosa idea empezar con lo básico: la dieta KetoFLEX 12/3, hacer ejercicio, remediar el sueño, mitigar el estrés y entrenar el cerebro, junto con suplementos y hierbas (y, en algunos casos, hormonas), como se indique. No obstante, lo que a veces pasa desapercibido son microbios específicos, toxinas y el apoyo al sistema inmunológico, así que por favor trabaja con tu profesional de la salud para atenderlos también.

- **El progreso se puede acrecentar repitiendo la optimización.** ¡Por favor sigue mejorando! Muchas personas se han dado cuenta de que cuando comienzan a optimizar más parámetros, siguen viendo un aumento en su capacidad cognitiva. Siguen sacando resultados más y más altos en su entrenamiento cerebral y están cada día más y más atentas en sus interacciones cotidianas. Más tarde sabrás sobre Marcy, que pasó de tener una memoria que su pareja describía como "de dinosaurio" a una "simplemente pésima" y por último a una "de elefante". Así pues, por favor recuerda que no es igual a tomar penicilina para una infección; no lo haces y luego paras. Es un proceso de retoques continuos para alcanzar el mayor éxito. Por favor no te preocupes si parece abrumador en un principio. Sólo empieza con lo básico y luego añade más cosas con el tiempo, trabajando con tu médico o *coach* de salud.

- **Como regla general, quienes tienen los niveles más elevados de cetosis (BHB = 1.0-4.0 mM) muestran una mayor mejora cognitiva que las personas con niveles más bajos (en especial BHB <0.5 mM).** Es muy importante el apoyo energético que dan las cetonas al cerebro, y es preferible que entres en cetosis —lo que puedes corroborar con un medidor de cetonas (Precision Xtra, Keto-Mojo o Keto Guru)— sin usar aceite de TCM o sales o esteres de cetonas. De cualquier manera, si no puedes, incrementa el nivel de cetonas con aceite de TCM (puedes usar hasta una cucharada tres veces al día, pero empieza con poco y aumenta la cantidad gradualmente para que no te provoque diarrea) o con sales de cetonas o esteres de cetonas.

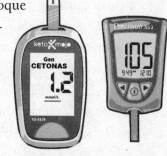

- A muchos les parece que cierta forma de estimulación como parte del protocolo general incrementa los avances. Puede ser estimulación con luz (fotoestimulación) o magnetismo (por ejemplo, con MeRT, e-resonancia magnética terapéutica), y por supuesto, el entrena-

Ejemplos de medidores de cetonas. Pueden determinar tanto el nivel de cetonas como el nivel de glucosa.

miento cerebral representa una forma distinta de estimulación.

- El estado proinflamatorio prolongado y la interacción asociada con la enfermedad de Alzheimer puede requerir un "reinicio" o un "restablecimiento" para disfrutar una mejoría constante. Quizá involucre un reentrenamiento neural dinámico (consulta el capítulo 16), retroalimentación neural, estimulación polivagal u otras formas de modulación neuroinmunológicas.

- Después de tratar los patógenos, las toxinas, la resistencia a la insulina, la inflamación, el intestino permeable, el apoyo trófico y de nutrientes, etcétera, si el daño previo a iniciar el tratamiento fue extensivo, por favor considera las células madre. Se están haciendo pruebas clínicas con células madre para la enfermedad de Alzheimer. Mi preocupación respecto a su uso es que se convierta en una terapia *única*, sin que se atiendan los factores que contribuyen al desarrollo de la enfermedad, porque sería similar a intentar reconstruir una casa mientras se incendia; tiene más sentido apagar el fuego primero y luego reconstruir. Sin embargo, sí considero probable que las células madre terminen teniendo un papel importante en la reversión del deterioro cognitivo, en especial para quienes no lo revirtieron en sus primeras etapas.

- Dado que las enfermedades neurodegenerativas como el Alzheimer y la demencia de cuerpos de Lewy continúan por años e incluso décadas antes de ser diagnosticadas, pueden afectar muchas relaciones antes de que haya cualquier síntoma claro de demencia. Muchas veces me pregunto cuántas disputas domésticas, rencillas políticas, incidentes internacionales, malentendidos y simples malos humores son en realidad el resultado de los primeros síntomas y procesos patológicos asociados con las enfermedades neurodegenerativas. Quizá más comúnmente, los

Se desarrolla con el tiempo…

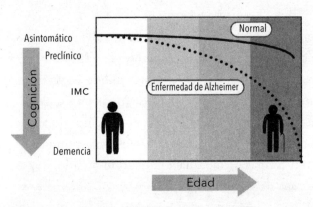

pero para cuando aparecen los síntomas…

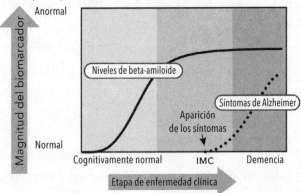

es relativamente tarde en su curso.

Para cuando se hace un diagnóstico de Alzheimer, la patofisiología subyacente lleva años presente.

síntomas se pueden asociar con procesos subyacentes que nunca guían hacia un diagnóstico y, sin embargo, en las primeras etapas afectan el comportamiento, el estado de ánimo y el desempeño. Tal vez el ejemplo más conocido sean la agresión y la depresión tan comunes en la encefalopatía traumática crónica (como se ve en la película *La verdad oculta*), el daño cerebral que resulta de un traumatismo en la cabeza, pero representa sólo una pequeña fracción de los cambios de comportamiento asociados con la neurodegeneración. Muchas veces los médicos escuchan de "comportamientos inexplicables" en los años previos a un diagnóstico de demencia. Por tanto, por favor considera esta posibilidad en pacientes y seres queridos, en particular ahora que la prevención y la reversión temprana están disponibles.

Bradley era un profesor ecuánime de 85 años que había vivido como hombre de familia y caballero, y después de 50 años de un matrimonio amoroso y estable comenzó a discutir con su esposa con más frecuencia y vehemencia. Durante una pelea le pegó, algo completamente fuera de lo normal para él y que jamás había hecho. Al preguntarle, resultó que también había empezado a notar problemas de memoria y su evaluación reveló que tenía demencia temprana con cuerpos de Lewy.

Es posible que hayas visto un comercial que dice que el primer sobreviviente de la enfermedad de Alzheimer está "ahí en alguna parte", y si tan sólo "donas a nuestra organización, lo volveremos realidad". Bueno, es un poco engañoso porque no es algún día, los primeros sobrevivientes ya están aquí, están bien documentados y sus casos se publican en revistas médicas.[2] En los capítulos siguientes escucharás a detalle cómo es que tantas personas tienen éxito en ello.

SEGUNDA PARTE

El manual

Sección 1

Revertir el deterioro cognitivo

con Julie Gregory y la doctora Aida Lasheen Bredesen

Escucho y olvido. Veo y recuerdo. Hago y comprendo.
—Confucio

Hay un viejo chiste que ilustra lo que intentamos hacer aquí: un granjero estaba preocupado porque había bajado la producción de leche en su granja, así que contactó a la universidad local para ver si los expertos podían ayudarle. La universidad envió a un equipo que resolvía problemas, liderado por un físico teórico brillante, y recolectaron información durante dos semanas. El procesamiento de toda la información resultó en gigabytes de datos. El físico regresó a la granja y dijo: "Bueno, ya calculamos una solución para su problema. Por desgracia, sólo aplica para una vaca esférica en el vacío". Claro está, las vacas no son esféricas ni viven en el vacío, así que todo ese lindo trabajo teórico no ayudó al granjero. Tenemos una situación similar en neurociencia: muchas investigaciones interesantes sobre el cerebro se hacen con células en cajas de Petri y con gusanos y moscas de fruta, pero es extremadamente difícil traducir los resultados a soluciones efectivas para enfermedades humanas como el Alzheimer, la enfermedad de Lou Gehrig y la enfermedad de Huntington. De hecho, han fallado casi todos los intentos de traducir los resultados en animales de laboratorio a tratamientos efectivos para enfermedades neurodegenerativas humanas. Y de eso se trata esta sección, de traducir los resultados que hemos obtenido a lo largo de 30 años de investigación en el laboratorio para crear soluciones funcionales y efectivas para el

Alzheimer, el pre-Alzheimer (deterioro cognitivo leve y severo) y la prevención del Alzheimer, así como proveer detalles específicos para cada aspecto necesario para triunfar en mejorar la cognición.

Como médico y científico, tal vez pueda *decirte* qué será lo más útil, pero para que tú puedas *ver* y *recordar*, y finalmente *hacer* y *comprender*, no hay nada mejor que alguien que viva el protocolo cada día, alguien que ya *sintió* cómo es revertir el deterioro cognitivo y pueda darte soluciones prácticas basadas en la experiencia. Por tanto, para esta parte del libro (la sección 1 del manual) hice equipo con Julie Gregory y mi esposa, la doctora Aida Lasheen Bredesen. Desde que Julie, quien es ApoE4/4 (homocigótico), ha revertido su propio deterioro cognitivo, ha amasado una gran cantidad de experiencia para traducir la investigación en aplicaciones prácticas. Sus sagaces observaciones ofrecen un nivel de vigilancia que aplica diario y que generosamente comparte con nosotros. Julie es la fundadora y presidenta de ApoE4.Info, un proyecto comunitario sin fines de lucro para apoyar a portadores del gen ApoE4. Mi esposa, la doctora Aida Lasheen Bredesen, tiene un acercamiento integral perfeccionado en sus primeros años en países tercermundistas, donde las enfermedades crónicas de la civilización occidental son mucho menos comunes. Cada uno de nosotros ofrece experiencias y habilidades complementarias. Juntos formamos un equipo único que te ofrece los mejores métodos para prevenir y revertir el deterioro cognitivo. De hecho, no conozco otro libro que combine la experiencia de un neurocientífico, un médico y un paciente para ofrecer las soluciones más eficaces para el deterioro cognitivo. Como verás, hay muchas soluciones prácticas, consejos, trucos y atajos, una combinación que maximiza tu posibilidad de éxito. Así que les ofrezco mi sincera gratitud a Julie y Aida. ¡A trabajar!

Capítulo 4

Aumentar la cognición con KetoFLEX 12/3

Sanar no significa que el daño nunca existió.
Significa que el daño ya no controla tu vida.

—Pensamiento nativo americano

Nuestra meta es empoderarte. Si alguna vez le pediste a tu médico que te ayudara con neuroprotección, seguro recibiste una mirada en blanco, condescendencia o incluso una crítica directa como respuesta. Una pareja me escribió un correo diciendo que le habían entregado una copia de mi libro a su médico, quien puso mala cara y dijo secamente: "Los doctores no tenemos tiempo para leer". *Caray.* Tal vez has visto en algún consultorio médico una taza con la leyenda: "Por favor no confundas tu investigación de Google con mi título de médico". Es justo, tal vez, pero hasta hoy un título en medicina no ha ofrecido una solución efectiva para el deterioro cognitivo. Los pacientes en riesgo denuncian a sus neurólogos por decirles: "Espera" o "Suerte con eso", sin ofrecer ninguna clase de esperanza.

Para los millones que están en riesgo o ya experimentan síntomas, esto es inaceptable, sobre todo desde que el Alzheimer es una de las principales causas de morbidez y mortandad en el mundo. Tenemos una gran cantidad de literatura médica publicada y revisada que demuestra la eficacia de las estrategias favorables que describiremos. Lo triste es que la educación efectiva de los pacientes no se puede lograr con una visita de siete minutos en el consultorio. Es mucho más fácil prescribir uno de los dos tipos de medicamentos aprobados para el Alzheimer por la Administración de Alimentos y Medicamentos de Estados Unidos, lo que *no hace nada* para cambiar la trayectoria de la enfermedad (o quizá menos que nada; se descubrió hace poco que el uso de estos medicamentos para el Alzheimer en realidad se asocia con un deterioro más veloz y sólo ofrecen un alivio temporal a los síntomas).[1]

Es un punto que vale la pena repetir: tomar un medicamento para combatir el Alzheimer no detiene el deterioro —es posible que haya una mejora breve, pero luego regresas de inmediato al declive—, mientras que al atacar la *causa* del problema —con un programa como el que describo aquí— se *conserva* esa mejoría (y de hecho hay personas que han seguido progresando con nuestro protocolo por más de ocho años, tiempo en que, de otra manera, ya estarían en un asilo). Por eso necesitas volverte tu propio promotor y empezar a hacerte cargo hoy de tu salud cognitiva. Entre más pronto empieces, más oportunidad tendrás de prevenir el deterioro cognitivo conforme envejezcas, aumentando tu capacidad actual y revirtiendo los síntomas si ya se manifiestan.

El paso al que establezcas los cambios sugeridos dependerá de varios factores individuales, como tu estado metabólico (sobre todo la resistencia a la insulina); tu capacidad para moverte, dormir y lidiar con el estrés, y que tus sistemas de apoyo te ayuden a iniciar y continuar con los cambios. Puedes implementarlos lentamente a lo largo de semanas o meses, o todo al mismo tiempo. Quienes hagan una transición rápida tendrán la oportunidad de promover la curación con la misma velocidad, pero también deberían estar conscientes de los posibles, aunque por lo general moderados y transitorios, efectos secundarios que puede haber, los cuales comentaré más adelante con ciertos recursos para ayudarte a triunfar.

Los críticos de este método dicen que es demasiado caro y demasiado complicado. Nuestra meta es volverlo accesible y costeable para todos. Cada vez que sea posible, compartiremos alternativas baratas para implementar este estilo de vida y el protocolo en sí. Sabemos que la patología que lleva hacia el Alzheimer toma décadas o más antes de que surjan síntomas definidos, por lo que es vital intervenir lo antes posible para cambiar la trayectoria de este proceso. El primer paso es modificar el falso paradigma de que no hay esperanza en el Alzheimer con información correcta. Queremos educarte como parte de una revolución sanitaria que deje el poder en tus manos para que puedas proteger tu cognición y disfrutar de tu vida saludable.

Cómo empezar

¿Qué clase de nombre raro es KetoFLEX 12/3 y qué rayos significa? Como describí en *El fin del Alzheimer*, *keto* hace referencia a *cetosis*, un proceso natural en el que tu hígado produce cuerpos cetónicos (aceto-acetato, beta-hidroxibutirato y acetona) al descomponer la grasa, ofreciendo un excelente combustible para la cognición a la vez que incrementa la producción del factor neurotrófico derivado del cerebro (FNDC) como apoyo neuronal y sináptico.[2]

FLEX hace referencia a dos facetas distintas del método: una, promueve la *flexibilidad* metabólica, restaurando la capacidad innata de tu cuerpo de metabolizar ya sea grasa o glucosa como combustible, mientras conserva la sensibilidad a la insulina para maximizar el abastecimiento de combustible a tu cerebro. Dos, si bien la dieta se centra en muchos alimentos vegetales, permite la *flexibilidad* de incluir productos animales (o no) a partir de tus preferencias y necesidades particulares. Por último, 12/3 indica la cantidad de tiempo que pasarás en ayuno todos los días: al menos 12 horas entre el final de la cena y el principio del desayuno, el almuerzo o la comida, y al menos tres horas entre la cena y tu hora de dormir.

Si se implementa correctamente, es más que una dieta, es un *estilo de vida* en el que la nutrición es uno de varios componentes clave.

Mezclarás nuestras recomendaciones alimentarias con el ayuno y el ejercicio para restaurar o conservar tu salud *metabólica*. Metabólico es un término referente a las múltiples reacciones químicas que nos mantienen con vida, entre ellas la ingesta de comida, su descomposición y la creación de energía y componentes celulares. Un metabolismo sano optimiza la salud de manera integral y ofrece una fuente constante de alimento a tu cerebro.

Nuestra meta es transformar tu relación con la comida de una dependencia a una de nutrición sostenida sin pasar hambre. Estarás menos tiempo en la cocina, no necesitarás comer con tanta frecuencia y tendrás más tiempo para salir, tener actividades y vincularte significativamente con tu entorno social. Nuestra dieta sana, densa en nutrientes, basada en alimentos vegetales y enteros aporta una saciedad que los alimentos procesados simplemente no pueden. Te darás cuenta de que la nutrición óptima para tu cerebro es deliciosa y satisfactoria, por lo que esta nueva forma de comer y vivir será placentera y fácil de mantener.

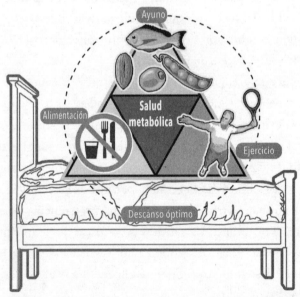

La dieta y el estilo de vida KetoFLEX 12/3 combina el ayuno, el ejercicio y una alimentación rica en alimentos vegetales y moderadamente cetogénica con el descanso óptimo para crear los cimientos que sustenten la cognición.

En resumen, los tres componentes de la dieta y el estilo de vida Keto-FLEX 12/3 son alimentación, ayuno y ejercicio (sobre el sustento de un sueño de calidad, el cual discutiremos en el capítulo 14). Juntos, sanan el metabolismo y ofrecen combustible constante y limpio para tu cerebro. Practicar estas tres estrategias de manera simultánea genera un efecto promotor de una curación más rápida, que si emplearas sólo una. Además, para crear cetonas no necesitas restringir tanto los carbohidratos, ayunar por mucho tiempo ni entrenar muy duro. ¡Gol! Es la combinación de los tres lo que optimiza la salud y evita las enfermedades crónicas que hacen estragos en la civilización moderna, desde la demencia, hasta el síndrome metabólico y la hipertensión. En los siguientes capítulos veremos a profundidad las recomendaciones alimentarias. Cubriremos la importancia del ayuno al descomponer la pirámide nutricional. (Un avance: es la base de la pirámide. ¡Sí, es muy importante!) Trataremos el ejercicio abajo. No pierdas de vista la idea de que cada una de estas estrategias es igual de importante y juntas crean el método KetoFLEX 12/3, enfocado específicamente en los mecanismos conocidos que contribuyen al deterioro cognitivo. Este estilo de vida promoverá lo siguiente:

- Crear una vital sensibilidad a la insulina.
- Reducir la inflamación.
- Atender la baja de combustible neuronal y la deficiencia mitocondrial.
- Estimular la circulación y optimizar la presión sanguínea.
- Ofrecer materia prima para apoyar la sinapsis.
- Proteger contra las deficiencias nutricionales asociadas con el deterioro cognitivo.
- Promover la autofagia celular y la eliminación de beta-amiloide.
- Estimular la desintoxicación.
- Proteger contra la pérdida ósea y muscular asociada con el deterioro cognitivo.

Lo que vuelve único el método KetoFLEX 12/3 es que te animamos a usar información real para ayudarte a optimizar tu salud y alcanzar una mayor (y constante) cognición. No necesitas *preguntarte* si vas por buen camino. Puedes seguir la pista del efecto que tengan tus decisiones y modificarlas a partir de información en tiempo real, valoraciones periódicas y análisis de laboratorio.

CONFUSIÓN ALIMENTARIA: ¡INFOBESIDAD!

Georgia tiene 58 años y sufre de artritis, colesterol alto, prediabetes, baja función tiroidea, obesidad y falta de memoria. Estaba consumiendo la dieta común. Le sugerí que leyera algunos libros excelentes de expertos en nutrición, como *Comer para vivir*, del doctor Joel Fuhrman; *Come grasa y adelgaza*, del doctor Mark Hyman, y *La paradoja vegetal*, del doctor Steven Gundry. Empezó a cambiar su dieta. Perdió 45 kilogramos, su colesterol bajó a niveles normales, desapareció su artritis y remitió la prediabetes. Se sentía con energía y comenzó a andar en bicicleta. Su memoria mejoró. Empezó entonces a leer vorazmente sobre nutrición y salud, pero pronto se dio cuenta de que distintos libros y artículos sugerían dietas muy diversas. Fue muy confuso para ella. ¿Cuál era la correcta? Me preguntó si había una palabra para describir el sentirse abrumado por tanta información nutricional, y le respondí: "Supongo que lo puedes llamar 'infobesidad' ".

Nosotros intentaremos evitar la infobesidad y, en cambio, nos enfocaremos en consejos útiles, específicos y factibles para estimular la cognición.

Muchas veces la dieta es la traba más grande para cualquiera que intente prevenir o remediar el deterioro cognitivo. El consejo de los expertos suele ser en extremo contradictorio, por lo que muchas personas se sienten confundidas sobre el mejor camino a seguir en su alimentación. El planteamiento de KetoFLEX 12/3 rompe con esta confusión al enfocarse en los mecanismos específicos que promueven la neuroprotección, dibujando un sendero claro para maximizar la cognición y la salud en general.

¿Por qué varían tan drásticamente las recomendaciones alimentarias para la neuroprotección? Existe un inmenso vacío en la ciencia nutricional relacionado con la cognición por múltiples razones. El problema más grande es la falta de estudios longitudinales bien diseñados. En primer lugar, las pruebas clínicas a largo plazo son caras y pocas fuentes de financiamiento están dispuestas a invertir grandes cantidades de dinero sin la posibilidad de recuperar su inversión. En segundo lugar, existe mucha confusión, lo que facilita las asociaciones potencialmente falsas. En sujetos humanos autónomos —cada uno de los cuales tiene diferente genoma (genética) y epigenoma (la modulación dinámica y el control de la lectura de tu ADN, afectado por tu ambiente, entre otras influencias), lo que implica variabilidad desde el principio— es prácticamente imposible asegurar que todos estén siguiendo una dieta prescrita o informando con precisión lo que comen en los cuestionarios sobre la frecuencia de la alimentación. Es muy fácil que otros comportamientos y estresores tengan un efecto contradictorio independiente de la dieta en sí. En tercer lugar, mucha de la ciencia nutricional aceptada está basada en evidencia epidemiológica, la cual revela la asociación, pero no siempre la causa.

Por ejemplo, piensa en los múltiples resultados positivos para la salud asociados con la dieta mediterránea a partir de la observación epidemiológica. Se podría decir que son *prueba* de que los granos enteros, un componente de la dieta, son saludables. Sin una prueba específica de esa aseveración en la que se haya usado un grupo controlado que se adhiera a la dieta mediterránea *sin* granos enteros, la afirmación no se sostiene ante el escrutinio científico. ¿Cómo podemos saber que no son los *otros* componentes de la dieta o del estilo de vida los que aportan los beneficios para la salud? Sin pruebas definitivas de que una dieta y no otra ayudará a proteger la cognición, te será difícil estar seguro de que vas por buen camino.

Queremos quitarte el miedo de estar comiendo mal o de que ya hiciste un daño irreparable. Te recomendamos hacer lo mejor que puedas para seguir adelante. Comprendemos que no siempre es posible seguir cada aspecto de la dieta a la perfección, pero te ayudaremos a identificar alimentos y patrones de alimentación que te hagan sentir mejor, contrario a los que tengan un efecto dañino. Con el tiempo te será más fácil identificar alimentos más saludables e incorporar los múltiples cambios que aconsejamos porque te sentirás y te verás mucho mejor. Es muy simple en verdad. Cuando pones primero a tu cerebro, todo lo demás viene por sí solo.

Lo más importante es que los "efectos secundarios" de esta aproximación a la dieta y el estilo de vida son casi todos positivos: tienes más energía, pierdes peso (si ésa es la meta), disminuye tu presión sanguínea, se estabiliza la glucosa, reduces el riesgo de cardiopatía arterial coronaria, mejora tu estado de ánimo, sana tu piel y se revierte tu edad biológica, lo que conlleva longevidad y una mejora cognitiva.

¿LA CETOSIS NUTRICIONAL ES ADECUADA PARA TODOS?

¡No necesariamente! Ésa es la belleza de la medicina personalizada. Para dejarlo claro, la cetosis nutricional se refiere a un patrón alimentario específico en el que se usan menos carbohidratos y más grasa para generar cetonas. Recordarás que la meta del estilo de vida KetoFLEX 12/3 –ayuno, ejercicio y alimentación– es restaurar la flexibilidad metabólica, la capacidad de quemar combustible en la forma de glucosa y grasa, para quienes se volvieron resistentes a la insulina. Curiosamente, las investigaciones sugieren que todos los pacientes con Alzheimer tienen resistencia a la insulina en el cerebro y, por ende, una necesidad urgente de combustible, incluso si no hay presencia de marcadores ni síntomas periféricos (del cuerpo).[3] La cetosis nutricional puede ser muy útil para quienes tienen resistencia a la insulina o para cualquiera con síntomas de deterioro cognitivo.

Considera que, conforme sanes, tu necesidad de grasa alimentaria puede variar con el tiempo. Muchos se han percatado de que conforme se extiende su ayuno diario y hacen más ejercicio, ambas estrategias los llevan naturalmente hacia la cetosis sin requerir tanta grasa como al principio. Asimismo, una vez que se haya sanado la resistencia a la insulina y restaures tu flexibilidad metabólica, podrás experimentar añadiendo más almidones resistentes, anotando los efectos en tu cognición. Algunas personas consideran que, al estar más sanas, ya no necesitan niveles más elevados de cetosis. Éste es un programa personalizado. Permite que tus biomarcadores (glucosa en ayunas, insulina y hemoglobina A1c, así como tu desempeño cognitivo) guíen tus decisiones alimentarias. Tu meta es obtener flexibilidad metabólica, sensibilidad a la insulina y claridad cognitiva.

¿Y qué hay de las personas más jóvenes que se acercan a este programa preocupadas por la prevención, que ya son sensibles a la insulina y tienen un metabolismo sano? Este grupo no necesita enfocarse tanto en incrementar su grasa alimentaria, sino en prevenir la resistencia a la insulina al implementar un ayuno diario, añadir ejercicio y elegir entre las opciones de alimentos en nuestra pirámide nutricional. Sólo evitar los alimentos que no estén en la pirámide —azúcar, carbohidratos refinados y aceites no saludables— les será muy útil.

Ya que los portadores de ApoE4 demuestran una leve disminución asintomática en su utilización de glucosa (una carencia de combustible neuronal) incluso desde los 20 años, podrían considerar medir sus niveles de cetonas.[4] Niveles de beta-hidroxibutirato (BHB) tan bajos como 0.4-0.5 mmol/l pueden cubrir este déficit de una forma adecuada.[5] Es muy sencillo alcanzar niveles bajos con las estrategias señaladas en el estilo de vida KetoFLEX 12/3. Conforme envejezcan los portadores de ApoE4, necesitarán monitorear los síntomas de resistencia a la insulina con mayor agresividad y podrían considerar incrementar su meta de BHB.

Aún más, quienes tengan demencia vascular o cardiopatía conocida deben priorizar la salud de su resistencia insulínica subyacente antes de implementar la cetosis nutricional. Consulta las páginas 153-154 del capítulo 8.

Cetosis

Entremos de lleno a la cetosis. La palabra misma provoca miedo en el corazón de muchos porque suele confundirse con *cetoacidosis*, una condición peligrosa asociada con la diabetes tipo 1.[6] La cetosis es perfectamente segura. Los bebés están en cetosis casi todo el tiempo, al igual que los adultos metabólicamente sanos mientras duermen.[7] Las cetonas se han utilizado como combustible durante una gran parte de la historia humana. Si consideras que el hígado humano puede acumular alrededor de 100 gramos de glucosa en cualquier momento, los primeros hombres no hubieran podido sobrevivir sin la protección de esta adaptación fisiológica integrada para descomponer las reservas de grasa y usarlas como energía durante los periodos de escasez de comida.[8] Sólo en tiempos modernos la gente ha podido conservar enteras sus reservas de glucógeno al comer tres veces al día, más colaciones, volviéndose cada vez más sedentaria. Nuestros ancestros cazadores-recolectores tenían —y, de hecho, todavía es así para quienes habitan las partes no occidentales del mundo— un estilo de vida cetogénico. Estaban activos a lo largo del día, muchas veces realizando trabajos físicos demandantes. No comían tan seguido, y sus alimentos, cazados o recolectados por ellos mismos, eran enteros y los preparaban de manera tradicional.[9]

El consumo excesivo de alimentos altamente refinados ha provocado una transición antinatural hacia la quema exclusiva de glucosa como combustible, lo que a su vez ha provocado una explosión de resistencia a la insulina a nivel mundial.[10] Imagina que tienes un hijo que toca la batería todo el tiempo o escucha música a un volumen muy fuerte, así que te pones tapones en los oídos. Ahora tu pareja pone la "Canción de cuna" de Brahms y ni siquiera la escuchas. Así es la resistencia a la insulina. Para muchos de los que presentan esta condición tan común (y la mayoría no sabe que la padece hasta que desarrolla un deterioro cognitivo, diabetes o enfermedad vascular), los años de azúcar e insulina alta han hecho que las células "bajen el volumen" de su respuesta a la insulina. Es malo para tu cerebro en particular porque la insulina funciona como factor trófico, es decir, enciende las propias secuencias bioquímicas necesarias para que las neuronas y sus conexiones sobrevivan. Es fácil ver por qué apagar la respuesta a la insulina es un factor tan relevante en la enfermedad de Alzheimer; de hecho, es la razón de que algunos hayan llamado "diabetes tipo 3" al Alzheimer.[11]

Las etapas de la cetosis

La cetosis moderada es la meta en KetoFLEX 12/3: beta-hidroxibutirato (la cetona clave) entre 1.0 y 4.0 mmol/l.

Por malo que suene todo esto, ¡los problemas con la resistencia a la insulina no terminan ahí! Tener altos niveles de insulina también bloquea la movilización de la grasa como energía útil, causando obesidad.[12] Ahora bien, no todas las personas obesas son resistentes a la insulina; a la inversa, algunas personas tienen resistencia a la insulina sin ser obesas (pese a ello tienen grasa acumulada alrededor de sus órganos internos) y se llaman DFGD (delgadas por fuera, gordas por dentro).[13]

Los síntomas y marcadores de la resistencia a la insulina pueden incluir:

- Grasa (visceral) anormal
- Una incapacidad para ayunar
- Episodios hipoglucémicos (glucosa baja)
- IMC (índice de masa corporal) >25
- Glucosa en ayunas >114
- Insulina en ayunas >5.5

- Hemoglobina A1c >5.7 (un análisis que mide el promedio de glucosa a lo largo de dos o tres meses)
- HOMA-IR >1.4 (https://www.mdcalc.com/homa-ir-homeostatic-model-assessment-insulin-resistance)

La probabilidad de resistencia insulínica *en el cuerpo* tiende a incrementar con la edad, aunque más y más jóvenes exhiben también esta condición metabólica.[14] Conforme se incrementan los marcadores de glucosa y se desarrolla una pérdida de sensibilidad a la insulina, se minimiza la capacidad del cerebro de disponer de la glucosa que necesita.[15]

Es más, la resistencia a la insulina *en el cerebro* también incrementa conforme envejecemos, causando una deficiencia de combustible en el cerebro.[16] Dada la probabilidad de que tanto la resistencia a la insulina como la deficiencia de combustible se incrementen con la edad, es difícil separar los dos factores de riesgo. Trabajos previos establecieron la hipótesis de que la disminución en el uso de combustible neuronal observado en esta población era una *consecuencia* de la enfermedad de Alzheimer, en lugar de un factor de riesgo. La posición asevera que la atrofia cerebral que acompaña esta enfermedad simplemente requiere menos combustible.[17] Sin embargo, esta teoría se viene abajo cuando consideramos a quienes tienen el mayor riesgo genético.

Los portadores del alelo ApoE4, el factor de riesgo más común para la enfermedad de Alzheimer, exhibe una reducción de la utilización de glucosa cerebral desde la tercera década en regiones del cerebro similares a las de pacientes de Alzheimer.[18] Estos jóvenes sujetos ε4+ no muestran síntomas de deterioro cognitivo a pesar de que las cifras de su FDG-PET demuestran una disminución de 5 a 10% en las regiones del cerebro asociadas con el procesamiento de la memoria y el aprendizaje. El hipometabolismo de la glucosa en el cerebro precede el deterioro cognitivo décadas antes de que aparezcan los primeros síntomas. Si bien carecemos de pruebas definitivas de que este déficit de energía *causa* Alzheimer, el hambre crónica y progresiva del cerebro por falta de combustible contribuye de manera significativa al inicio del Alzheimer y ofrece una oportunidad de intervenir.

Aun cuando nuestro cerebro ya no pueda usar la glucosa de manera eficiente, es capaz de usar cuerpos cetónicos para atender su déficit. El doctor Stephen Cunane demostró que las cetonas pueden cubrir con eficiencia este déficit de combustible neuronal. Además, el cerebro *prefiere* usar los cuerpos cetónicos. Éstos entran al cerebro en directa proporción a su concentración en plasma, independientemente de la disponibilidad de glucosa.[19] Así pues, incluso un nivel relativamente bajo de cetonas (0.5-0.5 mM BHB, beta-hidroxibutirato) compensa el 5 a 10% de carencia de combustible neuronal que enfrentan los portadores jóvenes de ApoE4.[20] Las cifras de BHB en sangre (que se obtienen con lancetas) muchas veces se utilizan para indicar el grado de cetosis. Te daremos instrucciones sobre cómo registrar tus propios niveles. Hemos visto que cantidades superiores (0.5-4.0 mM, y de preferencia 1.0-4.0 mM) son útiles para atender los déficits mayores. A través de análisis y registros, sabrás en qué punto te sientes y te desempeñas mejor.

Las cetonas alimentan el cerebro de forma efectiva —hasta 75% de la energía que necesita—, pero éste aún requiere una pequeña cantidad de glucosa. No obstante, ¡no significa que necesites comer azúcar! Incluso en la ausencia del consumo de azúcar, puedes cubrir la pequeña cantidad de glucosa necesaria para el otro 25% restante del soporte cerebral con la producción de glucosa de tu hígado, en un proceso llamado gluconeogénesis. La dieta rica en alimentos vegetales que recomendamos, la cual incluye carbohidratos complejos y minimiza los carbohidratos simples, ofrece muchas ventajas críticas a nivel metabólico y cognitivo, desde fibra y prebióticos, hasta antiinflamatorios, flavonoides y muchos otros fitonutrientes.

Tenemos pistas sólidas de investigaciones publicadas de que usar la cetosis puede mejorar la cognición, incluso en los que ya recibieron un diagnóstico de Alzheimer. Uno de los casos de estudio más conocidos, descrito por la doctora Mary Newport, involucra documentación detallada de la mejora de su esposo, ApoE4 positivo, al usar este método.[21] Como puedes ver en los dibujos siguientes, al añadir aceite de coco (que incrementa las cetonas) a su dieta, Steve Newport experimentó un avance dramático en su función cognitiva. Aún más, su mejora continuó durante dos años.

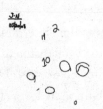 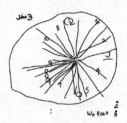 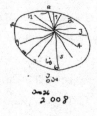

| 1 día antes del aceite de coco. | 14 días después de empezar con el aceite de coco. | 37 días después de empezar con el aceite de coco. |

Un estudio clínico al azar, con una sola bebida suplementada con cetonas, demostró mejoras cognitivas modestas en no portadores de ApoE4. Vale la pena mencionar que esta prueba no implementó ninguna otra estrategia, como cambios en la dieta, y los participantes sólo alcanzaron niveles bajos de BHB, 0.4 mM, después de 90 días.[22] La carencia de éxito con portadores de ApoE4 con más desventaja impone la pregunta de si este grupo necesita niveles mayores de BHB y estrategias adicionales para obtener un beneficio.

Se consiguieron resultados impresionantes en un estudio clínico en el que pacientes con deterioro cognitivo leve (el precursor del Alzheimer) comieron una dieta alta en carbohidratos (50% de calorías) o baja en carbohidratos (5 a 10% de calorías), y después de sólo seis semanas mejoró la cognición nada más del grupo bajo en carbohidratos, en directa proporción con el nivel de cetosis. No sólo incrementó la cognición en el grupo bajo en carbohidratos: los pacientes bajaron de peso, redujeron las medidas de cintura y disminuyeron los niveles de glucosa e insulina en ayunas, ¡un resultado muy impresionante para sólo seis semanas!

Varios estudios de caso recién publicados con dos pacientes ApoE4 combinaron estrategias adicionales usando una dieta baja en carbohidratos, ayuno y ejercicio, con lo que consiguieron resultados todavía más impresionantes. Ambos tenían un diagnóstico de Alzheimer y experimentaron una reversión del deterioro cognitivo. Uno de ellos también revirtió su diabetes tipo 2. Estos ejemplos ilustran lo que vemos regularmente en pacientes que siguen el método KetoFLEX 12/3.[23] Como puedes ver a partir de ellos, combinar en sinergia una dieta baja en carbohidratos con el ayuno y el ejercicio —KetoFLEX 12/3— es la clave para conservar la mejoría conforme sana la resistencia insulínica subyacente.

Los ejemplos muestran qué tan poderosas son la sensibilidad a la insulina y la cetosis para la cognición. La buena noticia es que lo más básico —dieta, ejercicio, ayuno, con sueño restaurador: KetoFLEX 12/3— apoya los procesos críticos y, por ende, estimula la cognición. También proveen una base sólida para todas las demás partes del protocolo.

Si la cetosis es una respuesta adaptativa integral y natural a la reducción de los niveles de glucosa, ¿por qué debemos intervenir con una dieta especial o modificaciones en el estilo de vida? Con el tiempo, quienes tienen resistencia a la insulina ya no pueden cambiar automáticamente de la quema de glucosa a usar su propia grasa corporal como combustible.[24] Esto conlleva un arma de doble filo para el cerebro, despojado de sus *dos* fuentes de recursos. La meta inicial del método KetoFLEX 12/3 es *cambiar* de la quema de glucosa (principal) a la quema de grasa (y las cetonas derivadas de la grasa), para ofrecer sustento al cerebro. Se puede lograr aplicando tres estrategias al mismo tiempo: ejercicio, ayuno y el patrón alimenticio de KetoFLEX 12/3 dentro de un marco de sueño de calidad. Nuestro esquema es un *estilo de vida* más que una *dieta*; idealmente, querrás implementar los tres cambios a la vez. Estamos conscientes de que no será posible para todos, así que ofrecemos ciertas estrategias útiles y algunas soluciones sobre la marcha.

PLAN DE ACCIÓN

- Si experimentas síntomas de deterioro cognitivo o estás en riesgo de desarrollar deterioro cognitivo, considera adoptar el método KetoFLEX 12/3 como medio para promover la flexibilidad metabólica, mejorar la cognición y protegerte contra el deterioro cognitivo.
- La meta inicial es hacer un cambio, dejar de quemar glucosa principalmente a quemar grasa para alcanzar un nivel moderado de cetosis.
- La meta final es sanar la resistencia a la insulina, crear flexibilidad metabólica y restaurar o apoyar la salud cognitiva.

Capítulo 5

Apaga el fuego

He estado apagando el fuego con gasolina.
—David Bowie

Decirte qué *no* puedes comer puede parecer una forma extraña de introducir una dieta, pero en este caso es en extremo importante. Si continúas comiendo los alimentos que "no" deberías comer mientras incorporas algunos de los que recomendamos, podrías crear un ambiente altamente inflamatorio en tu cuerpo, *justo lo contrario de lo que intentamos hacer*. Apagar el fuego es el primer paso para sanar.

Sólo di *no*

Carbohidratos simples

En un esfuerzo desacertado por reducir el riesgo de cardiopatía en 1976, Estados Unidos adoptó recomendaciones alimentarias bajas en grasa, con instrucciones de incrementar el consumo de carbohidratos. A inicios de los años ochenta, los fabricantes de comida ya habían descubierto cómo sacar provecho de estos nuevos lineamientos de comida al crear versiones bajas en grasa de casi todos los alimentos imaginables. Los consumidores estaban encantados de tener versiones "saludables" de sus alimentos prohibidos. Los productos resultantes eran altamente procesados y por lo general cargados de azúcar.[1] El índice de obesidad en Estados Unidos se ha más que *cuadruplicado* desde la adopción de los lineamientos alimentarios bajos en grasa.[2] Más de un tercio de todos los adultos (80 millones) ahora son obesos. Otro tercio tiene sobrepeso, de acuerdo con las estadísticas del gobierno. Lo que es peor, el índice de obesidad severa (por lo general más de 45 kilogramos de sobrepeso) también se cuadruplicó en este mismo lapso.[3] Tristemente, uno de cada cinco niños en edad escolar (seis a 19 años) es obeso ahora.[4]

Índices de obesidad* a nivel mundial: Estados Unidos está a la cabeza

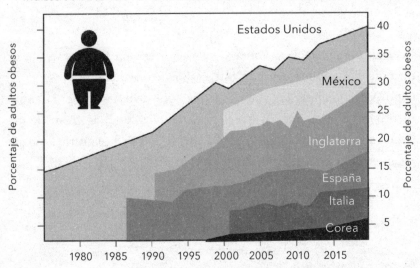

Fuente: Análisis de la Organización para la Cooperación y el Desarrollo Económico de la información de salud nacional.

*La obesidad se define como un índice de masa corporal (IMC) mayor a 30.

Los índices de obesidad se han disparado desde que adoptamos los lineamientos bajos en grasa de finales de la década de 1970.

Todas las personas obesas tienen mayor riesgo de padecer diabetes. Los carbohidratos simples, como el azúcar, los almidones y los alimentos procesados, demandan una gran producción de insulina, más de lo que nuestro cuerpo está diseñado para producir. Tener niveles tan elevados de insulina todo el tiempo hace que las células griten: "¡Ya, baja el volumen!", creando finalmente resistencia a los efectos de la insulina. Implica que no sólo tus células no pueden manejar el azúcar tan bien (y la reducción en el uso de glucosa en ciertas zonas del cerebro es característica del Alzheimer), sino que no tienen el efecto salvavidas de la insulina en el cerebro. Sí, la insulina es un maravilloso factor trófico para tus neuronas, lo que implica que las mantiene vivas. No es de extrañar que apagar la respuesta a la insulina sea un factor importante para el propio proceso neurodegenerativo que ocurre en el Alzheimer; de hecho, la resistencia a la insulina en el cerebro está presente en casi todos los casos de Alzheimer.

La conclusión es simple: los humanos no estamos diseñados para comer la cantidad de azúcar y almidones que actualmente consumimos, así como no fuimos construidos para aletear los brazos y volar… por lo que nos estrellamos cada vez que intentamos cualquiera de las dos cosas (la caída sólo toma más tiempo cuando se trata de azúcar y almidones, e incluye hipertensión, colesterol alto, diabetes, cardiopatía, infarto, envejecimiento acelerado, artritis y demencia).

Por fortuna, puedes ver cómo te acecha el proceso entero al medir tus niveles de insulina en ayunas y tu hemoglobina A1c, que se trata solamente de tu hemoglobina (la cual transporta oxígeno a tus tejidos) con una molécula de azúcar adherida, como una rémora a un tiburón. Si tu hemoglobina A1c sube a 5.7% o más, ya eres prediabético. Una A1c normal cae dentro de 4.0 y 5.6, pero recomendamos mantenerla en 5.3 o menos para tener mejores resultados. La prediabetes se encuentra entre 5.7 y 6.4, y la diabetes como tal comienza en 6.5, con niveles sucesivamente más elevados, lo que indica una enfermedad peor controlada cada vez. Incluso antes de que la hemoglobina A1c te amenace, tu insulina en ayunas puede subir, y cuando excede 5 (medido en mUI/l) significa que las del islote pancreático ya están trabajando tiempo extra para mantener a raya tu glucosa. Es importante que des seguimiento a tus niveles para que puedas comprender dónde te encuentras dentro de este espectro. La buena noticia es que hay mucho que puedes hacer al respecto, y recuperar la sensibilidad a la insulina te ayudará no sólo con tu cognición, sino con tu grasa, y puede ayudarte a desacelerar el envejecimiento.

No hace mucho —allá por 1976—, sólo cinco millones de estadounidenses eran diabéticos. ¡Hoy, más de 100 millones tienen diabetes y prediabetes![5] Este aumento tan marcado revela por qué tantos tienen un alto riesgo de desarrollar Alzheimer. Con la diabetes viene la inflamación: el azúcar no sólo se adhiere a tu hemoglobina, sino a muchas otras proteínas (las moléculas de azúcar en realidad se *vuelven* parte de las proteínas), alterando su forma y su funcionamiento. En consecuencia, tu sistema inmunológico, siempre alerta ante proteínas que

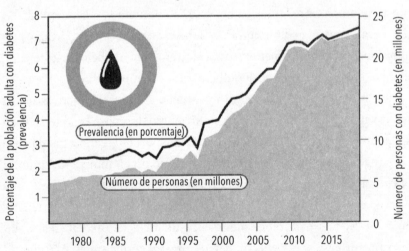

Cifra y porcentaje de la población de Estados Unidos con un diagnóstico* de diabetes

Fuentes: División de la Traducción de Diabetes de los CDC, Sistema de Vigilancia de Diabetes de Estados Unidos.

*En 2019 había además 7.2 millones de personas con diabetes no diagnosticada.

Los índices de diabetes se han incrementado marcadamente desde 1976.

no se ven bien, produce una respuesta inflamatoria, que incrementa a tu riesgo de Alzheimer.

La buena noticia es que tiene compostura, y entre más pronto, mejor: puedes disminuir tu resistencia a la insulina y devolver tu sensibilidad a ella reemplazando los carbohidratos simples, el azúcar y los alimentos procesados con verduras ricas en nutrientes y fibra, grasas saludables (a la par que ayunas y haces ejercicio) para permitir que tu cuerpo cree un combustible para tu cerebro todavía más eficiente y efectivo.

Haz lo siguiente: elimina los carbohidratos simples en la forma de azúcar, dulces, galletas, panqués, pasteles, panes, pasta, galletas, camotes, granos, refrescos (tanto normales como de dieta, pues los endulzantes artificiales estropean tu salud intestinal), jugos de fruta, alcohol, alimentos procesados y cualquier cosa que contenga jarabe de maíz de alta fructosa. Conforme limites tu consumo de carbohidratos, te sorprenderás al ver lo rápido que pierdes el deseo de consumir alimentos dulces.

En contra del grano

El programa KetoFLEX 12/3 incluye eliminar todos los granos (con unas cuantas excepciones que discutiremos en el capítulo 9). Dadas las conocidas propiedades inflamatorias de los granos, recomendamos que los evite quienquiera que esté enfocado en optimizar su salud cognitiva.[6]

Empecemos con el *gluten* (que puede descomponerse más en glutenina y gliadina), la principal proteína parecida al pegamento que está presente en muchos granos, entre ellos el trigo, la cebada y el centeno. A lo largo de los siglos la hibridación constante del trigo ha hecho que el gluten se vuelva cada vez más dañino para la salud humana, y a la vez se añaden mayores cantidades de gluten en un esfuerzo por mejorar la textura y la capacidad de esponjarse.[7] Si bien el gluten recibe mucha de la culpa, la *gliadina*, una proteína más pequeña dentro del gluten, es más culpable. Hoy en día existen más de 200 variedades de gliadina, y la glía-α9 es el precursor más potente de la destrucción intestinal que ocurre en la enfermedad celiaca. La gliadina solía ser muy rara, pero ahora se encuentra presente en la mayoría de las variedades de trigo.[8] Además, el trigo moderno se ha modificado con cantidades mayores de una lectina que se produce de forma natural (una lectina es una proteína que une carbohidratos y desafortunadamente produce inflamación) llamada *aglutinina del germen de trigo* (AGT) para repeler insectos y crear una cosecha más resistente y sustentable.[9] Como sucede con la AGT, nuestra cosecha actual de trigo se ha modificado para tener niveles más elevados de *ácido fítico* inflamatorio, conocido por ayudar a repeler insectos y aumentar el contenido de fibra. El ácido fítico a menudo se denomina "antinutriente" porque entorpece la capacidad del cuerpo de absorber minerales.[10]

La agroindustria ha creado con éxito una cosecha de trigo más resistente y más rentable, con poca consideración por el impacto que tiene en la salud humana. Dado que la hibridación ocurrió antes de la llegada de los modernos organismos genéticamente modificados (OGM), gran parte de la cosecha de trigo ha podido evitar el etiquetado negativo a pesar de tener una manipulación muy similar.[11] El conjunto de esos cambios ha llevado a un aumento dramático de enfermedad celiaca y sensibilidad no celiaca.[12] Los efectos patológicos del gluten están bien establecidos en quienes sufren de enfermedad celiaca, así que la mayoría de quienes no la padecemos asumimos que podemos comer gluten con impunidad (¿y qué sabe mejor que el pan recién horneado?). Sin embargo, tristemente, la sensibilidad al gluten no celiaca (SGNC) afecta a muchos y puede provocar una inflamación generalizada muy similar.[13] Los síntomas incluyen problemas gastrointestinales (inflamación, dolor abdominal, diarrea, etcétera), fatiga, dolor de huesos y articulaciones, artritis, osteoporosis, trastornos del hígado y el tracto biliar, anemia, ansiedad, depresión, neuropatía periférica, migraña, ataques, infertilidad, aftas bucales y erupciones en la piel.[14]

En personas susceptibles (¡que bien podrían resultar todos!), la gliadina puede inflamar el intestino y volverlo permeable, permitiendo que las toxinas, los fragmentos de comida y los fragmentos de bacterias y otros microbios pasen al torrente sanguíneo.[15] Comer gluten aumenta la expresión de la *zonulina*, una proteína que modula la permeabilidad de las uniones estrechas (que trabajan como velcro entre las células de tu intestino) en el tracto gastrointestinal, lo que aumenta la permeabilidad y conlleva una horda de enfermedades crónicas.[16] Quienes portan el gen ApoE4 tienen mayor permeabilidad en su barrera hematoencefálica, lo que los vuelve más susceptibles a la exposición del gluten.[17]

Las implicaciones de salud ante el gluten van mucho más allá del trigo, hasta varios granos e incluso lácteos. Algunos de estos alimentos están contaminados con gluten, contienen gliadinas, demuestran reacciones cruzadas o imitan muy bien a las gliadinas. Quienes muestran cualquier síntoma de SGNC deben evitar arroz, maíz, avena, mijo, amaranto, bulgur, trigo sarraceno, quinoa y lácteos.[18] Debes saber que muchos granos aparte del trigo también se han modificado genéticamente, al cambiar la forma como se utilizan los pesticidas. Algunos granos se han diseñado para aguantar más herbicidas (para que puedan rociar las hierbas aledañas con glifosato tóxico, con mayor libertad), mientras que otros producen sus propios pesticidas que resulta en una cosecha más resistente, pero con implicaciones dañinas para la salud que apenas comenzamos a comprender en su totalidad.[19] Lo que es peor, el glifosato también se utiliza como desecante, para secar y poder cosechar con mayor facilidad. Piensa en las implicaciones de ello. Un químico designado como probable carcinógeno humano por la Organización Mundial de la Salud, que se ha acusado múltiples veces en las cortes de Estados Unidos, con indemnizaciones de más de 2 000 millones de dólares, no se rocía una vez, sino *dos*, duplicando nuestra exposición. Es más, los granos sin trigo muchas veces contienen toxinas, incluso arsénico. También son conocidos por su gran cantidad de *lectinas* inflamatorias, otro antinutriente.

Los granos también pueden tener un efecto muy fuerte en la glucosa en la sangre. Por tradición, los granjeros alimentan su ganado con granos para engordarlos antes de llevarlos al mercado. Lo mismo sucede con los humanos, como sugiere el incremento en la prevalencia de obesidad y diabetes desde que los lineamientos de la pirámide alimentaria del gobierno fomentaron el fuerte consumo de granos. Estos lineamientos coincidieron con una producción y venta excesiva de granos gracias a los subsidios que otorgó el gobierno a los granjeros.[20]

Quizá puedas considerar una prueba empírica de tres semanas eliminando completamente los granos de tu dieta. Ten cuidado de cualquier posible efecto secundario por la abstinencia durante este periodo debido a las características similares a los opioides que tiene el gluten. Pueden manifestarse como peores síntomas gastrointestinales y un incremento en el dolor. Los síntomas suelen durar alrededor de una semana, seguida de una dramática mejoría con la abstinencia continuada del gluten, todos los granos y los lácteos.[21] Muchos pacientes reportan un marcado alivio en sus síntomas en ese poco tiempo y eligen no reintroducir los granos inflamatorios.

Si quisieras corroborarlo todavía más, puedes considerar un análisis de sangre. Primero, te recomendamos que revises la permeabilidad intestinal. Si es positiva, haz una prueba de sensibilidad al gluten. Si experimentas síntomas de deterioro cognitivo, busca una prueba de Alzheimer diseñada para buscar los factores que lo están propiciando, como beta-amiloide y otras sustancias de reacción cruzada. También puedes analizar la permeabilidad de la barrera hematoencefálica.[22] * Cualquier médico con licencia puede ayudarte.

Dado el planteamiento de alimentos enteros en KetoFLEX 12/3, los alimentos *procesados* "sin gluten" no son una buena idea. ¿Por qué? Porque están llenos de químicos y no son mucho mejores que los alimentos que intentan reemplazar. En lugar de alimentos procesados sin gluten, experimenta con versiones sin gluten de tus favoritos, usando ingredientes dentro de la pirámide nutricional del cerebro, en el capítulo 6.

---

* Esta nota refiere a la página web del laboratorio Cyrex. Sin embargo, cabe mencionar que éste solamente opera en Estados Unidos. [Nota de la Editora]

Eliminar los granos puede ser un obstáculo tremendo para muchas personas porque la ciencia es un poco confusa. Por una parte, tenemos evidencia epidemiológica de que el patrón alimentario del Mediterráneo, que incluye granos enteros, es saludable.[23] Por la otra, recordarás que la dieta mediterránea nunca se ha probado contra una versión de sí misma libre de granos, así que el efecto de los granos en ella es desconocido. Las diversas dietas de las Zonas Azules, lugares donde las personas son particularmente longevas y saludables, también incluyen algunos granos enteros, lo que abona todavía más a la noción de su efecto positivo.[24] No obstante, vale la pena mencionar que los granos enteros usados en estas regiones son muy distintos de lo que pasa por "granos enteros" en Estados Unidos. Por lo general son granos no alterados, no genéticamente modificados (no OGM), libres de glifosato (la toxina en el Roundup). Las variedades de trigo tienen mucho menos gluten, menor índice glucémico y se preparan de formas que las vuelven seguras para su consumo.[25] La dieta okinawa de la Zona Azul usa mucho menos arroz que otros países asiáticos, porque suele sustituir éste con camote. Además, la tradición okinawa de *hara hachi bu* significa que dejas de comer cuando estás 80% satisfecho, con lo cual se da un menor consumo calórico que se proyecta todavía más en contra de la resistencia a la insulina.[26]

Lácteos

También recomendamos que te abstengas de los lácteos convencionales por muchas razones, las cuales cubriremos con mayor profundidad en el capítulo 11. Como dije antes, es de particular importancia para quienes tienen sensibilidad al gluten. Muchas veces el daño que hace el gluten (y otros granos) al intestino puede comprometer la capacidad de digerir la lactosa de los lácteos. Asimismo, el sistema inmunológico suele tener reacciones cruzadas con la caseína de los lácteos porque esta proteína es muy similar a la gliadina del gluten. Este concepto se denomina a veces como mímica molecular y provoca la misma respuesta inflamatoria.[27]

Comprendemos que cada persona camina a su propio paso. Es posible que algunos no estén totalmente listos para abrazar el plan nutricional de KetoFLEX 12/3. Preferirán adentrarse poco a poco en el programa, eliminando ciertos alimentos por etapas: en primer lugar, los carbohidratos simples (alimentos procesados), luego los granos y después los lácteos. No hay una forma correcta o incorrecta de hacerlo, pero quienes incorporen el programa de lleno sí tendrán la oportunidad de mejorar más rápido. *Advertencia*: si continúas derrochando tu dinero en los alimentos de esta categoría, por favor no empieces a incorporar grandes cantidades de grasas alimentarias porque la combinación puede crear una inflamación peligrosa e impedir la curación.

· ·

PLAN DE ACCIÓN

- Eliminar todos los azúcares y carbohidratos simples.
- Eliminar todos los granos (con excepciones mencionadas en el capítulo 9).
- Eliminar todos los lácteos convencionales.

· ·

Precauciones

Síndrome de abstinencia por gluten (consulta la página 104).

Capítulo 6

Alimenta tu cabeza

La pirámide nutricional del cerebro

> *Recuerda lo que dijo el lirón.*
> *Alimenta tu cabeza, alimenta tu cabeza.*
> —Grace Slick, "White Rabbit"

El cerebro humano es una maravilla evolutiva: triplicó su tamaño desde que nuestros primeros ancestros homínidos aparecieron hace más de cinco millones de años, y su expansión más relevante ocurrió en los últimos dos millones de años. Durante siglos, el cerebro de nuestros ancestros tuvo más o menos el tamaño del cerebro moderno de un chimpancé, como se constató por el hallazgo de "Lucy", miembro de una especie extinta de homínidos (*Australopitecus afarensis*) que vivió hace tres o cuatro millones de años.[1] De ese tiempo en adelante, el cerebro humano evolucionó en tamaño de 450 cc a 1 500 cc, como lo muestra el hombre de Cromañón de la especie *Homo sapiens*, que vivió hace 30 000 años.

Nuestro cerebro evolucionado es enorme en comparación con nuestro tamaño corporal. Alrededor de 500 billones (500 000 000 000) de sinapsis en el cerebro actúan como conectores de neuronas, mediando la comunicación. Esta actividad incesante demanda una fuente estable y continua de combustible. Si bien el cerebro comprende sólo 2% de nuestro total de masa corporal, usa alrededor de 20% del abastecimiento de energía necesario para el cuerpo humano entero.[2] Es vital asegurarnos de proveer energía constante por medio de una nutrición de alta calidad que optimice la flexibilidad metabólica.

Curiosamente, el cerebro humano moderno es alrededor de 10% *más pequeño* que en tiempos de su cúspide evolutiva; un promedio de 1 350 cc. Los antropólogos datan el encogimiento hace unos 10 000 años, cuando nuestros ancestros cambiaron su estilo de vida de cazadores-recolectores al agrícola. La hipótesis señala que la dependencia al sustento principalmente agrícola ha llevado a una falta de diversidad alimentaria, lo que a su vez provoca deficiencias nutricionales que se perpetúan hasta hoy.[3]

Con la extraordinaria abundancia de plantas comestibles y saludables disponibles, ¿cómo nos volvimos tan dependientes de granos producidos agrícolamente? Los lineamientos gubernamentales, explicados a partir de una pirámide nutricional, se enfocan en impulsar alimentos baratos, "nutritivos" y fortificados con vitaminas para promover la salud.

La idea de una pirámide alimentaria se introdujo en 1974, en Suecia, y la primera de Estados Unidos apareció en 1992. El concepto piramidal es útil, pues nos guía para comer más de los alimentos saludables, representados en la base de la pirámide, y nos advierte no comer demasiado de los menos saludables en la punta.

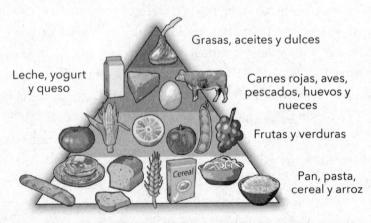

Grasas, aceites y dulces

Leche, yogurt y queso

Carnes rojas, aves, pescados, huevos y nueces

Frutas y verduras

Pan, pasta, cereal y arroz

La pirámide alimentaria original recomendaba pan, pasta, cereal y arroz como los alimentos principales a consumir, la base de la pirámide.

Ahora que comprendemos mucho más sobre lo que provoca en realidad el deterioro cognitivo de lo que sabíamos en el siglo XX, podemos construir la pirámide nutricional del cerebro, optimizada para el funcionamiento cerebral y la prevención del deterioro cognitivo. Empecemos examinando la pirámide original, la cual recomendaba que la base —la parte más amplia de nuestra dieta— fuera "pan, cereal, arroz y pasta", "seis a 11 porciones al día". En cambio, las grasas y los aceites estaban en la parte de arriba, para "consumirse con moderación". Resultó una buena receta para darnos obesidad, resistencia a la insulina, diabetes, hipertensión y deterioro cognitivo, exactamente lo que muchos padecen hoy en día.

Veamos por qué la nueva pirámide es tan útil para la cognición y cómo se ve la pirámide nutricional del cerebro.

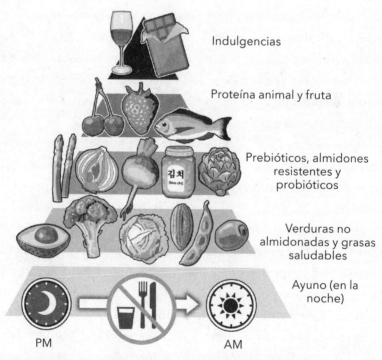

Indulgencias

Proteína animal y fruta

Prebióticos, almidones resistentes y probióticos

Verduras no almidonadas y grasas saludables

Ayuno (en la noche)

PM   AM

La pirámide nutricional del cerebro coloca en la base los alimentos y las prácticas que estimulan la cognición, como ayunar y comer grasas saludables y verduras no almidonadas.

En un esfuerzo por cubrir las necesidades nutricionales de nuestro cerebro metabólicamente demandante, la pirámide nutricional del cerebro en realidad invierte la pirámide tradicional del Departamento de Agricultura de Estados Unidos, y lo hace porque está enfocada en optimizar la cognición y la salud general, en lugar de promover el uso de alimentos que benefician la economía y las políticas gubernamentales.[4] El consejo que ha recibido la población, y de hecho gran parte del mundo, durante mucho tiempo se basa en consideraciones políticas y financieras. Incluso la Asociación Americana del Corazón ha puesto por tradición su logo del "corazón palomeado" en alimentos altamente procesados con azúcares añadidos porque los fabricantes pagaron por la certificación y sus productos cumplían los criterios bajos en grasa alimentaria.[5] Las Pop-Tarts bajas en grasa se promocionaban como "saludables para el corazón", mientras que en un principio se excluían las frutas y verduras frescas, guiando al consumidor a creer que los alimentos procesados eran una opción más saludable.[6] Gracias a la irrefutable ciencia de la nutrición y un mayor escrutinio público, los lineamientos de la Asociación Americana del Corazón evolucionaron y ahora incluyen algunos alimentos frescos, además de reconocer ciertas grasas saludables, como nueces y aguacates.[7]

Otro aspecto a considerar es el hecho de que los granos enteros sólo han estado disponibles los últimos 10 000 años. Nuestros ancestros humanos, todos portadores de ApoE4, comieron plantas sin granos durante miles de años antes.[8] Es importante comprender la abismal brecha entre nuestro estilo de vida moderno y nuestro genoma aún primitivo. La evolución genética del ser humano ocurre a un paso muy lento, a pesar de las condiciones extremas que impone el ambiente actual sobre nuestra biología primitiva. Por ejemplo, el gen ApoE4 hizo su aparición hace unos siete millones de años, y aproximadamente 25% de la población todavía lo tiene. El alelo ApoE3 (variante), el más común ahora, tuvo una aparición mucho más reciente —220 000 años—, mientras que el gen ApoE2 surgió hace sólo 80 000 años. Los evolucionistas no saben con certeza qué precipitó el surgimiento evolutivo del ApoE3 y

ApoE2, pero algunos propusieron el advenimiento del fuego y la capacidad de comer carne como factores contribuyentes.[9]

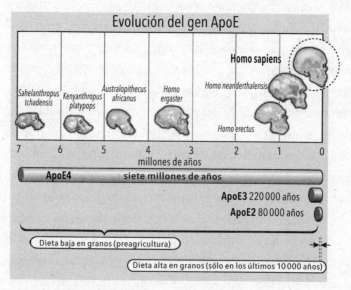

Evolución del gen ApoE

ApoE4   siete millones de años

ApoE3 220 000 años
ApoE2 80 000 años

Dieta baja en granos (preagricultura)

Dieta alta en granos (sólo en los últimos 10 000 años)

ApoE4 era el alelo ApoE original para los homínidos. El ApoE3 y el ApoE2 aparecieron en épocas mucho más recientes de la evolución.

Como cazadores-recolectores, nuestros ancestros seguro se alimentaban de plantas silvestres (entre las cacerías ocasionales) y, por ende, tenían una dieta extraordinariamente rica en fibra. Cuando la fibra se descompone, se fermenta en el intestino, creando la cetona BHB (beta-hidroxibutirato), que quizá aportó combustible a su cerebro.[10] Es probable que la combinación de la carestía de comida y un estilo de vida activo, junto con una dieta increíblemente alta en fibra y la ocasional proteína animal con grasa, llevaran a un estado natural de cetosis gran parte del tiempo. El gen ApoE4 es raro en poblaciones expuestas a la agricultura, lo que sugiere que el consumo de una dieta alta en granos puede haber tenido una selección en contra de este genotipo.[11] Un retorno a la dieta preagrícola, *de muchas plantas sin granos*, puede ofrecer una alternativa alimentaria para evitar la enfermedad, aunado a que representa una estrategia para sanar el cisma creciente entre nuestros genes ancestrales y nuestro mundo moderno.

Nuestra biología relativamente primitiva está expuesta en la actualidad a un ambiente muy distinto del mundo en que evolucionó. Nada más en los últimos 50 a 100 años hemos visto un incremento exponencial de los efectos tóxicos de nuestro ambiente moderno. Consumimos un exceso de alimentos falsos recargados de sabor, hechos a partir de carbohidratos simples, granos manipulados y aceites, repletos de químicos comestibles. Incluso los productos frescos "saludables" que comemos son híbridos, creados para tener el mayor contenido de azúcar posible, y suelen estar bañados en pesticidas tóxicos. Los animales que comemos tienen una dieta antinatural inflamatoria, reciben hormonas para promover el rápido crecimiento y crecen en condiciones tóxicas que requieren altas dosis de antibióticos. Somos sedentarios la mayor parte del tiempo, sentados en el auto, en el escritorio, en el sofá. Soportamos una exposición constante a campos electromagnéticos (CEM), Wi-Fi y luz artificial que nos estimula para descuidar nuestros *ritmos circadianos* naturales (el reloj interno que te indica tu ciclo de sueño y vigilia). Respiramos aire tóxico como resultado de la industria y el transporte. Nuestros jardines están llenos de químicos nocivos. Esparcimos sobre nuestra piel repelentes para insectos dañinos. Aplicamos bloqueadores solares con químicos tóxicos para proteger contra la vitamina D que nuestro cuerpo necesita. El agua que bebemos está llena de residuos de todos los químicos que usamos en nuestra vida diaria. Hasta nuestras cobijas están cubiertas de retardantes tóxicos. Ya no interactuamos con una tierra sana que pueda fortalecer nuestro microbioma. En cambio, frecuentemente usamos sanitizantes en las manos para protegernos. La lista de agresiones contra nuestro genoma antiguo es interminable y sigue creciendo. Muchas de las estrategias que recomendamos son intentos de sanar y corregir el daño provocado por el mundo que hemos creado en lugar de un intento por imitar a los ancestros.

Así, ofrecemos la pirámide nutricional del cerebro como guía. Estamos conscientes de las múltiples controversias y desconocimientos, y estamos abiertos a seguir refinándola conforme emerjan nuevas ciencias. Te invitamos a usar esta información para aprender sobre comida, no sólo como "medicina", ¡sino como una oportunidad deliciosa de explorar, experimentar y nutrirte! Hacer ajustes sencillos a nuestras elecciones alimentarias puede redundar en un profundo bienestar. Como sucede con todas las pirámides alimentarias, la intención es que consumas generosamente de la base y con mayor moderación conforme avanzas hacia la punta. Subiremos poco a poco la pirámide para discutir cada nivel.

El paso al que adoptes los cambios dependerá de muchos factores individuales, como tu estado metabólico (sobre todo tu sensibilidad a la insulina), tu capacidad de moverte y lidiar con el estrés, tus hábitos de sueño y tus sistemas de soporte para ayudar a empezar y continuar con el cambio. Las modificaciones se pueden implementar lentamente, a lo largo de semanas o meses, o todas a la vez. Quienes hagan la transición más rápido tendrán la oportunidad de promover una curación con mayor velocidad, pero también deben tener cuidado de los posibles efectos secundarios resultantes, por lo general leves y pasajeros, que discutiremos en el capítulo 7 con algunas soluciones para facilitar tu éxito.

Capítulo 7

Nivel 1 de la pirámide

Limpiar la casa

El ayuno es el gran remedio: el médico interior.

—Paracelso

Si se supone que no debes comer en la noche,
¿por qué el refrigerador tiene luz?

—Woodrow Paige

Vamos a discutir el ayuno antes de empezar a recomendar alimentos específicos. *Tal es su importancia.* La parte 12/3 del estilo de vida Keto-FLEX 12/3 hace referencia a la *cantidad de horas* que deberías ayunar (al menos 12) y *cuándo* deberías ayunar (por lo menos tres horas antes de acostarte). El ayuno no ha sido nada más una pieza histórica de la evolución del hombre como adaptación por la carencia de alimento; se ha incorporado en todas las religiones principales desde su inicio, tanto para aclarar la mente como por las diversas aportaciones que tiene para la salud.

Los beneficios para la salud del ayuno son numerosos por una variedad de mecanismos curativos. Lo más relevante para el propósito de nuestro planteamiento: el ayuno promueve la restauración de la sensibilidad a la insulina, lo que conlleva una mejora en la cognición. En nuestra era moderna, el acceso ininterrumpido a alimentos refinados, azucarados, procesados y cargados de químicos conduce hacia la resistencia a la insulina y la inflexibilidad metabólica, por las cuales la fuente de combustible se limita a la glucosa, sin la capacidad de utilizar grasas o sus cetonas derivadas. La resistencia insulínica es el centro de la epidemia de enfermedades crónicas, incluso del Alzheimer. El ayuno ofrece un escenario que ayuda a restaurar esta sensibilidad, la cual es útil para terminar el ciclo de ansiedad por la comida y permite que nuestro cuerpo queme grasa como combustible. Tener la capacidad de quemar grasa, volverte sensible a la insulina y tener la flexibilidad metabólica para usar ya sea glucosa o cetonas como combustible es clave para múltiples elementos curativos. Ayunar también lleva a una disminución de la inflamación y estimula la función mitocondrial, incrementando la longevidad. Además, el ayuno baja el riesgo de cardiopatía, cáncer y condiciones autoinmunes.[1]

Ayunar, sobre todo durante 12 horas o más, provoca *autofagia*, un proceso curativo evolutivo en el que tus células "limpian la casa" y reciclan componentes, como los aminoácidos y las mitocondrias. Engulle los constituyentes celulares dañados o gastados, como las mitocondrias, reutiliza sus partes y las usa para crear nuevos componentes celulares.[2] La autofagia también aumenta la producción de energía de parte de las mitocondrias, los organelos que hacen la labor de baterías en nuestras células. Tener mitocondrias sanas es de vital importancia para prevenir y sanar la neurodegeneración.[3] Otros medios de promover la autofagia incluyen la cetosis nutricional, el ejercicio, la restricción de proteína y el sueño reparador. Aun después de que hayas parado tu ayuno con una cetosis nutricional, la autofagia continúa a nivel neuronal.[4]

Utilizamos el periodo de sueño para optimizar un tiempo natural de ayuno cada noche. Dado que necesitamos la menor cantidad de energía en la noche y el sueño es el mejor momento para desintoxicar y reparar, no para digerir, es mejor evitar alimentos por lo menos tres horas antes de ir a la cama. Requiere al menos 12 horas vaciar las reservas de glucógeno (la glucosa guardada), y después empiezas a quemar grasa. Algunos insisten en que toma mucho más tiempo acabar con las reservas de glucógeno (lo que puede ser cierto), pero en el contexto de las metas de KetoFLEX 12/3, consideramos que estimulamos la autofagia por medio de múltiples mecanismos que convergen para ofrecer beneficios *más pronto* cada noche. Se puede lograr de varias maneras. Algunos cenan temprano, ligero o no lo hacen. Por otra parte, saltarse el desayuno es más fácil para otros. Tus compromisos sociales, en el hogar y en el trabajo, junto con tu ritmo circadiano único, te pueden guiar hacia el mejor periodo de ayuno para ti.

Las metas de ayuno de KetoFLEX 12/3

- **Ayuna al menos tres o cuatro horas antes de ir a dormir.** El sueño es un momento importante para la desintoxicación y la reparación. Conforme cierras tu día, el cuerpo necesita menos comida para tener energía y debería entrar en un estado quemagrasa. El descanso, en particular cuando hace honor a tu ritmo circadiano único, también es una oportunidad de añadir horas a tu tiempo total de ayuno.

- **Ayuna por lo menos 12 horas entre el final de la cena y el principio del desayuno.** Sería bueno que los portadores de ApoE4 extendieran su ayuno hasta 16 horas o más. Durante este tiempo, puedes disfrutar de un té verde o un café negro porque no rompen el ayuno. Quienes sean resistentes a la insulina y estén trabajando en extender su ayuno, podrían añadir al inicio aceite de TCM o aceite de coco a su té o café de la mañana. Las grasas proveen energía, así que en teoría rompen el ayuno e impiden potencialmente la autofagia, pero te ayudan a lograr una cetosis nutricional, lo que al final puede sanar tus problemas metabólicos subyacentes, permitiéndote ayunar el tiempo prescrito.

- **Es mejor romper el ayuno con una bebida desintoxicante,** como agua a temperatura ambiente con jugo de limón recién exprimido o rebanadas de jengibre, o un té de cardo mariano, limón, jengibre o diente de león.

- **Como describimos con anterioridad, ayunar es difícil en particular para quienes son resistentes a la insulina.** Recordarás que cuando tu cuerpo está acostumbrado a quemar glucosa continuamente, le cuesta trabajo cambiar a la quema de grasa. Cuando logres esa "lipoadaptación", podrás pasar ratos más prolongados sin sentir hambre.

Depende de la severidad de tu resistencia a la insulina, pero la transición hacia las metas de ayuno de KetoFLEX 12/3 puede tomar semanas o meses. Seguir nuestros lineamientos debe permitirte extender tu ayuno un poco más cada día hasta que logres tu propósito. Muchos pacientes consideran que una vez adoptado el estilo de vida de Keto-FLEX 12/3, gravitan naturalmente hacia hacer sólo una o dos comidas al día. Es señal de éxito mientras conserves un peso saludable y te sientas fuerte. De hecho, una vez que seas sensible a la insulina, un ayuno diario largo pronto se vuelve una forma de vida y ofrece una cantidad inmensa de libertad por no tener que ir de compras, cocinar, comer y limpiar con tanta frecuencia. La mayoría de las personas que logran llegar a esta etapa afirman tener una mejoría marcada en su sensación de vigor y también claridad cognitiva.

Consejos para tu transición hacia un ayuno prolongado

- **Distingue entre el hambre y la verdadera hipoglucemia (baja de glucosa), pues esta última puede ser peligrosa.** La hipoglucemia conlleva síntomas como mareo, confusión, dificultad para hablar, visión borrosa, hambre, irritabilidad, temblores, ansiedad y sudoración, y te puede despertar a la mitad de la noche.[5] Si no estás seguro de qué síntomas experimentas (asumiendo que los síntomas son leves), mide tu glucosa con las instrucciones que ofrecemos en el capítulo 18, páginas 298 a 301 En el caso de diabetes, una medida menor a 70 mg/dl se considera hipoglucemia. Vale la pena mencionar que las personas sensibles a la insulina pueden experimentar niveles mucho más bajos de glucosa en la sangre *sin síntomas*.

- **Si tu glucosa es menor a 70 mg/dl y los síntomas son severos, consume inmediatamente algunas fuentes de azúcar de rápido efecto, como jugo de fruta.** Puede parecer contraproducente para la meta final, pero es necesario atender la hipoglucemia inmediata. Conforme adoptes las recomendaciones de nutrición de Keto-FLEX 12/3, reemplazar los azúcares y los carbohidratos refinados con verduras no almidonadas, ricas en fibras, y grasas saludables, ya no se darán esos episodios hipoglucémicos. *Nota*: los diabéticos deben consultar con su médico antes de comenzar este programa para que les diga cómo disminuir sus medicamentos conforme van sanando y evitar así un episodio de hipoglucemia.

- **Si tu glucosa en sangre se encuentra en un rango normal y simplemente tienes hambre, intenta comer una grasa saludable, como nueces, semillas o rebanadas de aguacate para estimular la cetosis.** Intenta extender tu ayuno entre cinco y 15 minutos más cada día hasta que alcances la meta recomendada.

- **Considera usar un suplemento de cetonas, como triglicéridos de cadena media (aceite de TCM o aceite de coco) o fuentes exógenas (EXO significa del exterior del cuerpo) de cetonas, como sales o esteres de cetonas para acelerar la cetosis.** (Encontrarás otras posibilidades en el capítulo 21.) Una vez que hayas restaurado tu sensibilidad a la insulina y adoptado con éxito el estilo de vida KetoFLEX 12/3, producirás cuerpos cetónicos endógenamente (*endo* significa del interior del cuerpo) de manera natural quemando tu propia reserva de grasa y, con el tiempo, es probable que ya no tengas necesidad de cetonas exógenas. Idealmente, la suplementación es temporal y de corto plazo.

Quienes no rompen su ayuno sino hasta más tarde en el día muchas veces tienen problemas para definir cuándo tomar sus suplementos de la mañana para no interferir con la autofagia. La pequeña cantidad de calorías en los suplementos no es un problema y tiene un efecto mínimo en la autofagia. Algunos, como el resveratrol y la curcumina, incluso la promueven.[6] Asegúrate de tomar suplementos solubles en grasa (como vitaminas D, E y K, y curcumina) con aceite de pescado o de hígado de bacalao si necesitas vitamina A por una mala conversión genética de beta-caroteno a retinol.

Pérdida de peso excesiva

Nos hemos dado cuenta de que algunos pacientes tienen problemas para mantener estable su peso, lo que puede ser contraproducente. Si bien el índice de masa corporal es una medida aproximada que sólo toma en cuenta el peso y la altura, hay mucho espacio para personalizar a partir de tu constitución y tu musculatura. Recomendamos mantener un IMC *mínimo* de 18.5 para las mujeres y 19.0 para los hombres menores de 65, y más elevado para quienes pasen de 65. Si tu peso cae más allá, tienes riesgo de sarcopenia (pérdida de masa muscular) y osteoporosis (pérdida ósea), ambas acompañantes de envejecimiento y *correlacionadas con un INCREMENTO en el riesgo de deterioro cognitivo*. (Hablaremos más al respecto en el capítulo 13.) Por ahora, comprende que debes ajustar tus estrategias si tu peso baja demasiado. Algunos consejos útiles:

Estrategias para subir de peso

- **Considera acortar tu ayuno.** Intenta, igualmente, dejar de comer varias horas antes de acostarte, pero siéntete con la libertad de comer a la mañana siguiente de la pirámide nutricional de Keto-FLEX 12/3.

- **¡Usa más grasas saludables!**
  - Agrega una o dos cucharadas extra de aceite de oliva extra virgen (AOEV) alto en polifenoles a tus ensaladas y guarniciones de verduras. Es una forma sencilla de añadir más calorías.
  - Disfruta un puñado (o dos) más de nueces. Las nueces son increíblemente saludables y deliciosas. Disfruta con libertad. Las macadamias y las nueces pecanas son en particular buenas para ganar peso.
  - Agrega ghee, aceite de coco o TCM a tu café. Es una forma sencilla de aumentar las calorías e inducir cetosis. Las cetonas exógenas del coco y del aceite de TCM pueden ser útiles en particular para los que intentan subir de peso, pues tener poca grasa corporal puede inhibir la creación de cetonas endógenas.
  - Si desarrollas síntomas gastrointestinales, considera el uso de enzimas digestivas. Pero lee las precauciones al respecto en el capítulo 8.
- **Asegúrate de comer suficiente proteína en tu dieta** (consulta las sugerencias en el capítulo 10). Tu cuerpo no puede sintetizar ni guardar la proteína que necesita para el funcionamiento esencial del cuerpo. Debes incluirla en tu dieta o tu cuerpo empezará a canibalizar tus músculos. ¡Nada bueno! Al momento de curar tu sistema digestivo y recuperarte de exposiciones tóxicas, aumentarán tus requerimientos de proteína. De la misma manera, es importante tener un ácido estomacal adecuado para asegurar una digestión adecuada de proteína.
- **Sé fuerte.** Asegúrate de concentrarte en construir músculos y huesos fuertes. Dedica una parte de tu programa de ejercicios a entrenamiento de fuerza y levantamiento de pesas.
- **No olvides los almidones resistentes.** Añade una pequeña cantidad de leguminosas cocidas y frías, tubérculos o verduras de raíz a cada comida. Al usar AOEV o ghee como un aderezo delicioso, atenuarás cualquier respuesta glucémica y añadirás calorías extra.

También puedes salir de la cetosis una o dos veces a la semana con camote, por ejemplo, para evitar perder más peso.

- **Haz tu plan de comidas y prepáralas.** Busca recetas para encontrar formas innovadoras de preparar tus alimentos favoritos y estimular tu apetito. Si cocinas para alguien afectado con Alzheimer, involúcralo en la planeación y preparación de las comidas. Ver, tocar y oler los alimentos promueve la secreción de nuestras enzimas digestivas y prepara el cuerpo para comer.
- **Relájate mientras comes.** Apaga tu televisor y tu teléfono. Deja a un lado el trabajo. Haz de las comidas un ritual de nutrición y relajación. Disfruta lentamente tus alimentos. Toma tu tiempo con una segunda porción. Lo mereces.

PLAN DE ACCIÓN

- Ayuna por lo menos tres horas antes de acostarte para tener un total mínimo de 12 horas.
- Los portadores de ApoE4 deberían extender su ayuno hasta 16 horas o más.

Precauciones

- Hipoglucemia
- Hipotensión
- Pérdida de peso excesiva
- Gripa keto. Conforme extiendas tu ayuno y minimices los carbohidratos simples, probablemente empezarás a crear cuerpos cetónicos. ¡Felicidades! Es una de las metas del planteamiento KetoFLEX 12/3. Pero algunos pacientes mencionaron ciertos síntomas que apodamos gripa keto, aunque son pasajeros. No a todos les pasa y la severidad de los síntomas varía de una per-

sona a otra. La deshidratación (y la subsecuente pérdida mineral) se encuentra detrás de la mayoría de estos efectos secundarios temporales. Al extender tu ayuno, tu cuerpo quema el glucógeno extra (las reservas de glucosa) en tu hígado y músculos. Descomponer el glucógeno libera mucha agua. Cuando bajan tus reservas de glucógeno y tu consumo de carbohidratos, tus riñones empezarán a sacar este exceso de agua a través de la orina, provocando deshidratación.[7] Si en la actualidad estás dejando los alimentos procesados, redujiste dramáticamente tu consumo de sal. Es de particular importancia estar hidratado en la transición y a lo largo del tiempo que practiques el estilo de vida Keto-FLEX 12/3, así como suplementar con sal de mar* para reponer minerales. Esta transición hace que disminuya la presión sanguínea en la mayoría de la gente, aun añadiendo sal de mar. Algunos pueden ser susceptibles a que les suba la presión por añadir sal. Asegúrate de monitorear tu presión sanguínea para ver cómo reaccionas.

Posibles síntomas de la gripa keto

- Dolor de cabeza
- Dificultad para concentrarte: "niebla mental"
- Fatiga
- Náuseas
- Mal aliento
- Calambres en las piernas
- Pulso acelerado
- Mareo (hipotensión)
- Desempeño físico reducido

---

* Si eliges una sal no yodada, asegúrate de obtener suficiente yodo a través de tu dieta, de fuentes como pescado o verduras de mar.

Toxinas en la grasa: Algunas toxinas, entre ellas los contaminantes orgánicos persistentes, se guardan en la grasa de los animales, en la de los humanos inclusive. Cuando empezamos a quemar nuestra propia grasa, nos exponemos de nuevo, pasajeramente, a esas toxinas guardadas, lo que puede provocar síntomas que coincidan con los de la gripa cetogénica. Dado que el estilo de vida KetoFLEX 12/3 promueve la quema de grasa, es muy importante apoyar todavía más las secuencias de desintoxicación, sobre todo durante la fase inicial de adaptación cetogénica y mientras estés perdiendo cualquier exceso de peso. Para promover la producción de glutatión, que ayuda a la desintoxicación, dales prioridad a las verduras crucíferas, allium, hongos, espinacas, espárragos, aguacates, okra e hígado. Los suplementos de curcumina, N-acetilcisteína, ácido alfalipoico, selenio, zinc y cardo mariano también ayudan a desintoxicar.[8] Estar bien hidratado con agua pura y comer cantidades abundantes de fibra vegetal también promueve la desintoxicación.[9] Sudar con el ejercicio o el uso de un sauna es igualmente útil en este periodo.[10]

Capítulo 8

Nivel 2 de la pirámide

Disfruta libremente

Demasiado de algo bueno puede ser maravilloso.
—Mae West

Verduras

Alócate en el pasillo de verduras frescas, o de preferencia en tu jardín o en tu mercado local. Las verduras no almidonadas están entre los alimentos esencialmente ilimitados del plan KetoFLEX 12/3. Disfruta con libertad verduras de todos colores del arco iris. Encuentra las plantas más vibrantes y con mayor pigmentación que puedas adquirir. Busca variedades nuevas y salvajes de verdes, así como hierbas aromáticas. Olvídate de la pálida lechuga iceberg y busca hojas rosadas, moradas y de color bronce, como la achicoria roja, una superestrella entre los antioxidantes, y la lechuga sangría, una lechuga romana profundamente pigmentada y rica en antocianinas, un tipo de flavonoide neuroprotector.[1] ¡Experimenta! Como reto, prueba una nueva verdura cada vez que compres comida. ¡Familiarízate con el colinabo, las alcachofas, el apio nabo, el okra y la jícama! Intenta comprar orgánico, local y de temporada cuando sea posible. En cada comida, tu plato debe estar

cubierto con una gran variedad de verduras crudas y ligeramente cocidas (la cocción incrementa la biodisponibilidad de algunos nutrientes), bien rociadas con aceite de oliva extra virgen para aumentar la
biodisponibilidad de fitonutrientes y antioxidantes.[2]

Elige en particular verduras no almidonadas. El índice glucémico
es una escala que ofrece una graduación relativa basada en el efecto
que tenga en los niveles de glucosa. Las verduras no almidonadas se
encuentran en un rango abajo de 35 (el azúcar normal es el estándar,
en 100). Otro término útil es carbohidratos netos, que implica los carbohidratos menos la fibra, en gramos. En sí, los alimentos con un bajo
índice glucémico o de carbohidratos netos tienen menos impacto en la
glucosa en sangre.[3] Combinar cualquier verdura con una grasa saludable, como aceite de oliva extra virgen alto en polifenoles, también mitiga el impacto glucémico. Para ayudarte a elegir las verduras que menos
afectan tu control glucémico, por favor consulta el siguiente cuadro.

Verduras

Verduras	De hoja (H)	Crucíferas (C)	Frutas, leguminosas y hongos	Hierbas y especias
Ajo*	Acelgas (C)*	Acelgas (H)*	Aceitunas*	Albahaca*
Alcachofa*	Achicorias:* endibia, escarola rizada, achicoria roja	Achicoria roja (H)*	Aguacate*	Azafrán*
Alcachofa de Jerusalén* (tupinambo)	Arúgula (C)*	Arúgula (H)*	Berenjena* x	Canela*
Apio* ◆	Berros (C)	Berros (H)*	Calabacita amarilla* x	Cebollín*
Apio nabo**	Col berza (C)*	Brócoli*	Calabacita verde* ◆ x	Cilantro*

Verduras	De hoja (H)	Crucíferas (C)	Frutas, leguminosas y hongos	Hierbas y especias
Brotes de bambú*	Espinacas* ◆	Brócoli rapini*	Calabaza bellota*** x	Comino*
Betabel*** ◆ (cocido)	Hojas de betabel*	Brocolini*	Calabaza espagueti* x	Cúrcuma*
Betabel** ◆ (crudo)	Hojas de diente de león (C)*	Col (H):* bok choy, china, napa, de Saboya, roja, verde	Calabaza*** x	Estragón*
Cebollas*	Hojas de mostaza (C)*	Col berza (H)*	Chícharos:* verdes, dulces, de nieve	Hojas de laurel*
Cebollitas de cambray*	Hojas de nabo (C)*	Coles de Bruselas*	Ejotes* x	Jengibre*
Chalotes*	Kale (C)* ◆	Coliflor*	Hongos:* champiñones, rebozuelo, cremini, almeja, porcini, portobello, pipa, shiitake	Lavanda*
Espárragos**	Lechugas:* hoja (morada, verde, oscura), mantequilla, mézclum (mezcla de hojas jóvenes), romana (morada, verde)	Colinabo*	Jitomate* ◆ x	Maca*
Hinojo*	Verdolagas*	Hojas de diente de león (H)*	Okra*	Mejorana*

Verduras	De hoja (H)	Crucíferas (C)	Frutas, leguminosas y hongos	Hierbas y especias
Jícama*		Hojas de mostaza (H)*	Pepino* x	Menta*
Palmitos*		Hojas de nabo (H)*	Pimientos* x	Orégano*
Poro*		Kale (H)*	Tomate verde* x	Perejil*
Verduras del mar*		Rábano picante*		Pimienta negra*
Zanahorias*** (cocidas)		Rábano*		Romero*
Zanahorias** (crudas)				Salvia*
				Semillas y hojas de eneldo*
				Té de limón*
				Tomillo*
				Wasabi*

Clave
Hoja (H)
Crucífera (C)
Índice glucémico: Bajo* Intermedio** Alto***
Orgánico ♦
Alto en lectinas x

Las *verduras de colores* son ricas en carotenoides (beta-caroteno, lico-peno, luteína y zeaxantina) y flavonoides, ambos poderosos antiinfla-matorios y neuroprotectores.[4] Busca el arcoíris. Entre más pigmento tengan, mayores serán los beneficios para la salud. Algunos ejemplos son hojas oscuras, col morada, cebolla morada, zanahorias (mejor co-merlas crudas, ya que cocidas incrementa el efecto glucémico), berenjena, jitomates (en particular cocinados, pues incrementa el contenido de licopeno) y pimientos rojos, amarillos y naranjas.

Las *verduras de hoja verde* tienen un efecto en múltiples mecanismos neuroprotectores. Las personas mayores sanas que disfrutan porciones diarias de verduras de hoja verde tienen un menor índice de deterioro cognitivo, en comparación con quienes comen poco o nada.[5] Las hojas verdes son ricas en folato, que se deriva del término *follaje*. Combinado con vitamina B_{12} o B_6, el folato reduce la homocisteína (un subproducto de la proteína) en la sangre, lo que, al elevarse, contribuye a la inflamación. La homocisteína elevada coincide con el deterioro cognitivo, el daño a la sustancia blanca, la atrofia cerebral, ovillos neurofibrilares y demencia.[6]

Las *verduras de hoja oscura* como la arúgula, el cilantro, la lechuga mantequilla, el mézclum, la albahaca, las hojas de betabel, la lechuga orejona y las acelgas, además del ruibarbo y el betabel, son grandes fuentes de nitratos alimentarios.[7] ¡Sí, la arúgula es el nuevo Viagra! (¿Tenemos tu atención?). Los nitratos vegetales se convierten en óxido nítrico, un vasodilatador potente, promoviendo así la salud vascular, relajando de manera natural los vasos sanguíneos, disminuyendo la presión sanguínea e incrementando el flujo de sangre por todo el cuerpo, con particular provecho para el corazón y el cerebro.[8] Entre otras verduras de hoja se encuentran el kale, las espinacas, las hojas de mostaza, la col berza, la lechuga sangría, las hojas de diente de león, los berros, el brócoli rapini, las endibias y el hinojo. Usa algunas o todas tus comidas como oportunidad para incluir verduras frescas, ricas en nutrientes, ligeramente salteadas.

Las *verduras crucíferas* se encuentran entre las más poderosas y densas en nutrientes. Su componente sulfuroso les da un sabor amargo, pero es el responsable de muchos de sus méritos en salud. Necesitamos sulfuro para la síntesis de glutatión —el antioxidante maestro—, para la desintoxicación del hígado y para la producción de diversos aminoácidos que proveen el componente estructural de varios tejidos y hormonas.[9] Las verduras crucíferas son inmensamente útiles por su efecto desintoxicante. Las allium (cebolla, chalote, ajo, poro) y las brassica (col, brócoli, coliflor, coles de Bruselas, bok choy) ayudan en la desintoxicación, protegen del daño oxidativo y mejoran el metabolismo de glucosa.[10] Cuando se pican y se mastican las crucíferas, sus singulares compuestos sulfurosos se convierten y se liberan. Si las vas a calentar, espera entre 10 y 45 minutos después de picarlas para permitir que una enzima sensible al calor, la mirosinasa, se libere para convertirse en esos compuestos sulfurosos útiles.[11] Se consumen mejor blanqueadas, ligeramente cocidas al vapor o salteadas a fuego medio para conservar un poco de su textura crujiente.[12] Añadir semillas de mostaza u otros productos crucíferos crudos, como germen de brócoli, puede aportar los mismos beneficios, sin la espera.[13]

Una crucífera, el brócoli, activa la secuencia de Nrf2,[14] una poderosa proteína en cada célula que sirve como "regulador maestro" de la respuesta desintoxicante y antioxidante del cuerpo. La Nrf2 es como un termostato dentro de nuestras células, el cual percibe el nivel de estrés oxidativo y otros estresores, y activa los mecanismos de protección. Activar la Nrf2 es una estrategia potente para combatir las toxinas y el *daño oxidativo* asociado con la enfermedad de Alzheimer.[15] (El daño oxidativo hace referencia a los efectos de los radicales libres y otros químicos dañinos relacionados.) Al consumir germen de brócoli (plantas de brócoli de apenas tres o cuatro días), tienes acceso a la forma más poderosa del activador vegetal. Puedes germinarlo en casa. (Asegúrate de comprar semillas orgánicas, certificadas como libres de patógenos porque el germen es susceptible a contaminación.) O en su defecto, puedes tomar un suplemento de sulforafano.

Los *aguacates, las aceitunas y los jitomates* son joyas mediterráneas deliciosas en cualquier ensalada. Técnicamente son frutos, pero los incluimos a propósito en la sección de *verduras* de nuestra pirámide nutricional para fomentar un consumo generoso. Existe una superposición considerable entre la categorización de frutas y verduras cuando consideras que estas últimas son básicamente cualquier parte de una planta comestible: hojas, tallos, raíces, tubérculos, nueces, semillas o flores con la semilla. Los aguacates, las aceitunas y los jitomates son flores con semillas, botánicamente denominadas *fruto*. Desde una perspectiva culinaria, no obstante, se conocen como verduras porque su sabor no es dulce.

El aguacate es uno de los alimentos más saludables que puedes comer. Este fruto tiene una de las grasas más beneficiosas (monoinsaturada) y casi nada de azúcar. Los aguacates no inducen picos de glucosa y pueden ayudarte a alcanzar un estado cetogénico. Son ricos en potasio, magnesio, vitaminas C y E, y su grasa te ayuda a absorber las vitaminas solubles en grasa (vitaminas A, D, E y K).[16] También son ricos en fibra soluble y apoyan la salud metabólica, así como la cantidad de partículas LDL y LDL de baja densidad.[17] Fácilmente lo puedes añadir a todas tus comidas y no necesitan ser orgánicos, gracias a la protección de su cáscara gruesa.

Las aceitunas son bajas en carbohidratos y altas en grasas beneficiosas (monoinsaturadas), con un perfil rico en fitonutrientes, por lo que son una añadidura saludable a cualquier ensalada, o puedes disfrutarlas solas.[18] Las aceitunas tienen actividad antioxidante, antiinflamatoria, antiaterogénica, anticancerígena, antimicrobiana y antiviral, junto con un efecto reductor de glucosa y lípidos.[19] Ya que son amargas por naturaleza, se curan en salmuera, de donde toman su sabor salado. Antes de este paso, se deben fermentar. El proceso de fermentación las vuelve naturalmente ricas en *Lactobacillus*, una bacteria beneficiosa para el intestino, lo que suma aún más a su perfil nutritivo.[20]

Los jitomates son una parte integral de la dieta mediterránea, reconocidos por sus propiedades saludables.[21] Son ricos en *carotenoides* (pigmentos vegetales responsables de los brillantes tonos rojo, amarillo y naranja de muchas frutas y verduras), en específico en licopeno, protector contra cáncer, cardiopatía, estrés oxidativo y enfermedades oculares.[22] Las personas de edad avanzada con una dieta rica en carotenoides, combinada con omega-3, mostraron un mejor desempeño cognitivo y mayor eficiencia de la red cerebral.[23] Dado que los carotenoides son solubles en grasa, asegúrate de consumirlos con grasa alimentaria para mejorar por mucho la cantidad de polifenoles y carotenoides neuroprotectores.[24] ¡Integrar un sofrito a tu dieta puede ser una forma sencilla y deliciosa de hacerlo! Es un componente hecho puré en la mayoría de las salsas mediterráneas, por lo general hecho con jitomate, ajo, cebolla y chile, fritos en aceite de oliva. Un estudio reciente demostró que una sola dosis de sofrito disminuía contundentemente los marcadores inflamatorios.[25] Vale la pena mencionar que en la región del Mediterráneo se quita la cáscara y las semillas a los jitomates antes de cocinarlos, lo que acorta su contenido de lectinas. Todos los jitomates de lata se cuecen a presión, reduciendo también las lectinas. Busca orgánicos, de preferencia pelados y sin semillas.

Las *hierbas y especias* son esenciales para cocinar alimentos enteros. Muchas veces contienen más antioxidantes y *polifenoles* para combatir enfermedades que las verduras tradicionales.[26] (Los polifenoles son compuestos que se encuentran en las plantas para protegerse contra el daño celular.) Las hierbas y especias también presentan conocidas propiedades antivirales y antimicrobianas.[27] Algunas, como perejil, albahaca, cilantro, romero, salvia, tomillo, orégano, hinojo, comino y menta, se pueden agregar sin problema a cualquier comida, incluso en marinadas y aceites, para amplificar tanto su sabor como sus aportes para la salud. Muchas hierbas y especias comunes, como azafrán, cúrcuma, canela, jengibre, ginseng, salvia, ajo, pimienta negra y páprika despliegan cualidades neuroprotectoras que pueden ayudar a prevenir e incluso tratar la enfermedad de Alzheimer.[28]

- La **cúrcuma** es una luminaria en el pasillo de las especias. Es un ingrediente principal en el curry en polvo y se ha utilizado en India durante miles de años para dar sabor y como elemento medicinal. Tanto molida como en lajas, la raíz de cúrcuma se puede utilizar en la gastronomía para añadir un sabor penetrante parecido al jengibre, con un toque de mostaza o rábano picante (considera que ciertas cúrcumas están tintadas con plomo, así que es mejor comprarla de una fuente confiable). La curcumina es el ingrediente activo de la cúrcuma, y tiene efectos antiinflamatorios y adherentes de beta-amiloides. Aunque la absorción de curcumina es mala, combinarla con pimienta negra incrementa la biodisponibilidad hasta en 2 000%.[29] Es más, el platillo indio de curry contiene elementos que también suman a la biodisponibilidad de la curcumina: la grasa de la leche de coco (la cúrcuma es soluble en grasa), alimentos con quercetina (como la cebolla) y la aplicación de calor. Hay muchos estudios que demuestran la eficacia de la curcumina para tratar la demencia a través de múltiples mecanismos, pero uno de los más interesantes fue un pequeño estudio de doble ciego, al azar, controlado con placebos, que se hizo en la UCLA. Los participantes, de entre 50 y 90 años de edad, con leves problemas de memoria, pero no un diagnóstico de Alzheimer, tomaron 90 mg de curcumina o un placebo al azar durante 18 meses. La función mnemónica de quienes recibieron la dosis de curcumina se elevó 28% en el transcurso del estudio. Sus síntomas de depresión disminuyeron, al igual que el nivel de beta-amiloide y tau en su cerebro.[30]

- El **azafrán**, por mucho la especia más preciada que puedes encontrar en las tiendas de calidad, se identifica fácilmente por sus hebras color carmín, aunque a veces se muele en polvo. El azafrán transmite tanto un sabor terroso como dulce, no muy distinto a la miel de abeja, cuando se utiliza en la gastronomía, además de que impregna los alimentos de un fuerte color dorado.[31] Hace poco se probó en pacientes con Alzheimer, en una pequeña prueba clínica, y tuvo resultados impresionantes.[32]

- Muchas veces, los **tés** constituyen hierbas secas, y se ha descubierto que algunas protegen contra el Alzheimer. La epigalocatequina-3-galato (EGCG), un flavonoide en el té verde y su principal antiinflamatorio, penetra la barrera hematoencefálica. Asegúrate de mantener tu agua abajo de 75 °C para conservar las ventajas que tiene para la salud. Hacer una infusión en frío está bien, pero debes dejarlo reposar al menos dos horas. Cuando sea posible, compra tés de hoja suelta (para infusionar) porque algunas compañías ahora añaden plástico a sus bolsas de té, y en combinación con el agua caliente se filtran partículas de plástico al té. El té matcha tiene la concentración más elevada de EGCG, 137% más que el té verde. Asegúrate de adquirir un té matcha orgánico de Japón (no de China) para evitar la contaminación con metales pesados. Está bien prepararlo con agua fría o caliente, pues no se necesita dejarlo reposar.

· ·

PLAN DE ACCIÓN

- Comer *por lo menos* entre seis y nueve tazas de verduras pigmentadas, orgánicas, de temporada, locales, no almidonadas al día, y gradualmente incrementar la cantidad.
- Incluir hojas verdes, sobre todo las que producen óxido nítrico.
- Incluir verduras crucíferas; poner atención a la preparación para maximizar la aportación saludable.
- Cumple el reto de llevar a casa una verdura nueva (o una nueva variedad de alguna verdura que te sea familiar) cada vez que vayas de compras para expandir tu repertorio.
- Incluye hierbas frescas, especias y tés.

· ·

Precauciones

Interferencia con la warfarina (nombre comercial Coumadin/Jantoven). Si tomas warfarina, tu médico debe aprobar y monitorear cualquier cambio en el consumo de alimentos ricos en vitamina K, como ciertas verduras y otras de hoja verde (al igual que algunas frutas). La warfarina funciona como anticoagulante al interferir con la vitamina K, por lo que incrementar esta vitamina puede mermar su eficacia.

Pesticidas/herbicidas. El glifosato y otros herbicidas y pesticidas de uso generalizado se detallan en el capítulo 19. Además, otros pesticidas conocidos por su impacto dañino a la salud humana y que ya se prohibieron en otros países se siguen utilizando en Estados Unidos, incluido el Paraquat (vinculado con la enfermedad de Parkinson y problemas renales y pulmonares), el 1-3-dicloropropeno (clasificado como un probable carcinógeno humano por la Agencia de Protección Medioambiental) y la atrazina (un alterador hormonal, desregulador del sistema inmunológico, posible carcinógeno, que afecta la reproducción y el desarrollo).[33]

La lista anual de la docena sucia y la quincena limpia del Environmental Working Group (EWG) te puede ayudar a priorizar las frutas y verduras permitidas que debes comprar orgánicas. Elegir lo orgánico puede ser de particular importancia para los portadores de ApoE4. Las investigaciones muestran que este grupo tiene un incremento significativo en el riesgo de deterioro cognitivo con altos niveles de pesticidas tóxicos en la sangre.[34] Aunque el DDT y el DDE llevan años prohibidos en Estados Unidos y Canadá, aún queda cierta contaminación residual. Las pruebas muestran que la tierra puede seguir siendo tóxica hasta por 15 años, mientras que los ambientes acuáticos presentan contaminación hasta por 150 años.[35]

Los niveles pueden ser mucho más elevados en frutas y verduras de otros países donde todavía se utilizan hoy en día o se prohibieron hace poco. Los pesticidas tóxicos se acumulan en la grasa corporal, y 80% de los estadounidenses sanos presenta aún niveles demostrables en la sangre.[36] Comprar orgánico es la mejor medida para asegurar que tengas la menor exposición posible.

OGM. Los organismos genéticamente modificados ya se infiltraron en nuestra oferta alimentaria. La justificación detrás de su creación fue generar plantas que pudieran tolerar más herbicidas y pudieran producir sus propios pesticidas. Crear estas características ofrecía beneficios económicos, pero también ha llevado a una exposición incremental del herbicida glifosato (comercialmente conocido como Roundup) y una horda de repercusiones en la salud.[37] Evita los alimentos OGM (y a los animales que los coman), entre los que se encuentran la mayoría de la soya, el maíz, la canola, los lácteos, el azúcar, el trigo y las calabacitas. La etiqueta de *certificado orgánico* significa que la fruta o la verdura no debería ser OGM. La etiqueta *No-OGM proyecto verificado* ofrece pruebas de residuos de hasta 0.9% en múltiples etapas de la producción.

BPA/BPS. El bisfenol A y el bisfenol S son primos químicos por lo general encontrados en plásticos, alimentos, el recubrimiento de latas de bebidas, receptáculos térmicos y otros productos de consumo. Se sabe que el BPA daña el cerebro, y ambos químicos son alteradores hormonales. Busca etiquetas que digan libre de BPA en plásticos y productos enlatados. Si no está presente, voltéalo y busca el número de reciclaje. Evita el #7. Considera que aun sin tener BPA, puede contener BPS. Para evitar ambos, busca contenedores de Tetra Pak (hechos con 75% de cartón). Están etiquetados con la designación FSC, Forest Stewardship Council. Es relevante sobre todo para los jitomates enlatados, pues su acidez puede provocar una filtración adicional de químicos tóxicos. Otro motivo para evitar la comida empaquetada por completo y cocinar desde cero cuando sea posible.

Metales pesados. Son un problema en las verduras provenientes de países en desarrollo y de países industrializados donde existe una contaminación muy alta, como China e India. En muchas ocasiones, las aguas residuales que utilizan para la irrigación o subproductos de minería o fundición contribuyen a la contaminación de los suelos con metales pesados en estas regiones.[38] Dado que un tercio de todas las verduras y la mitad de todas las frutas se importan, no tenemos manera de saber si un producto orgánico importado es seguro.[39] Están sujetos a "inspecciones puntuales" y "pruebas *in situ*", pero no tenemos manera de saber qué tan seguido lo hacen.[40] La recomendación es comprar aquello con certificado orgánico.

Lectinas. Son proteínas que se adhieren a los azúcares y pueden provocar inflamación en el sistema digestivo, comprometiendo la integridad intestinal (intestino permeable), y pueden llevar a condiciones leves (dolores y malestares) o autoinmunes generalizadas, a nivel sistémico. Entre los alimentos altos en lectinas se encuentran los granos, seudogranos, leguminosas, algunas verduras (en especial las solanáceas, como jitomates, papas, berenjena, moras goji, pimientos morrones y chiles), nueces (en particular las nueces de la India) y semillas. Remojar las leguminosas y cocerlas a presión, remojar o germinar nueces o semillas, o quitar la cáscara y eliminar las semillas de las verduras altas en lectinas, sobre todo de las solanáceas, puede disminuir el contenido de lectinas. Sin embargo, dichos métodos quizá no sean suficientes para los que son muy susceptibles a sus efectos inflamatorios. Es posible que esas personas necesiten un programa para ayudarles a identificar y eliminar la causa de su inflamación, y sanar subsecuentemente su intestino antes de reintroducir alimentos (consulta el capítulo 9). El libro *La paradoja vegetal*, escrito por el doctor Steven Gundry, puede ser útil para quienes deseen explorar más este tema.

FODMAP. En particular cuando se incrementan los allium (cebolla y ajo, principalmente), otras verduras crucíferas o las leguminosas, todas las personas son vulnerables a inflamarse y tener gases. Consulta la sección FODMAP en el capítulo 9 para más información sobre cómo tratar este problema. Muchas veces, sólo minimizar la cantidad de estos alimentos hasta que el intestino tenga oportunidad de optimizarse puede ser toda la intervención necesaria.

Bocígenos. Históricamente, el bocio (una tiroides agrandada) ocurría en respuesta a la falta de yodo en los suelos (antes de la introducción de la sal yodada). Grandes cantidades de verduras crucíferas crudas (así como muchos otros alimentos, medicamentos y químicos) inhiben la absorción de yodo de la glándula tiroides, disminuyendo la producción de hormona tiroidea. Las verduras crucíferas se deben comer por lo menos ligeramente cocidas, pues la cocción mitiga el efecto bocígeno. Con mayor frecuencia, una respuesta autoinmune es la causa de la enfermedad de Hashimoto. Pero si la deficiencia de yodo es un problema, entonces deberías considerar fuentes alimentarias para reemplazar ese yodo (sal de mar, algas y otras verduras marinas, pescado y huevos) y evitar grandes cantidades (más de 450 gramos) de crucíferas crudas hasta que tus niveles de yodo sean adecuados. Paradójicamente, el exceso de yodo también puede provocar enfermedad de Hashimoto, una cuestión importante si consumes alimentos procesados o en restaurantes, los cuales pueden contener copiosas cantidades de sal yodada.

Oxalatos. Los alimentos que contienen muchos *oxalatos*, compuestos que promueven la inflamación y la formación de piedras en los riñones cuando personas genéticamente sensibles (y cualquiera con una salud intestinal deteriorada) los consumen en grandes cantidades, tales como nueces pecanas, almendras, espinacas, ruibarbo, betabel, hojas de betabel y chocolate. Dado que las hojas verdes se reducen dramáticamente en la cocción, es muy fácil consumirlas en exceso. Ten cuidado si tu orina es olorosa, si tienes infecciones frecuentes en la vejiga, piedras en los riñones o incluso dolor parecido al de la fibromialgia y síntomas neurológicos. Tu médico puede confirmarlo revisando tus niveles de oxalatos en orina. Minimizar los alimentos altos en oxalatos suele rectificar el problema. Cocinar, fermentar y germinar disminuye los oxalatos presentes. Conforme sane tu intestino te darás cuenta de que puedes incrementar poco a poco tu consumo.

Intolerancia a la histamina. Algunas personas, sobre todo quienes tienen intestino permeable o toman ciertos medicamentos (por ejemplo, Metformina), son sensibles a la histamina, un neurotransmisor que normalmente protege nuestros sistemas inmunológico, digestivo y nervioso. Si es tu caso, podrías desarrollar síntomas de alergia o migrañas después de ingerir alimentos altos en histamina, como espinacas, aguacate, solanáceas, alimentos fermentados, caldo de huesos o té. Consulta el capítulo 9 para más información.

Grasas saludables

Puedes disfrutar con libertad de grasas saludables en el contexto del estilo de vida KetoFLEX 12/3. La grasa sacia tanto y es tan densa calóricamente, que es difícil comer en exceso. Comprendemos que, al inicio, muchas personas tienen miedo de incrementar la grasa debido a las décadas de recomendaciones bajas en grasa en los lineamientos gubernamentales y que muchos profesionales médicos todavía promueven. Esa forma de pensar se está modificando despacio a partir de una reexaminación de la evidencia que dio pie a las recomendaciones infundadas.[41]

Lo más importante, las grasas saludables ayudan a promover la creación de cuerpos cetónicos para compensar el déficit de combustible neural que precede y acompaña el Alzheimer. Al combinar grasas saludables con una dieta rica en antioxidantes, baja en carbohidratos y de base vegetal con el ayuno y el ejercicio, puedes crear cetonas con mayor facilidad que si fuera sólo con dieta.

Una dieta alta en grasas saludables optimiza los marcadores de glucosa con mayor efectividad que una dieta alta en carbohidratos. Un metaanálisis reciente (una revisión de múltiples estudios) de más de 100 artículos encontró que reemplazar los carbohidratos con grasa insaturada mejora los marcadores de glucosa significativamente. Nada más disminuir los carbohidratos y la grasa saturada no era suficiente. Sólo si se reemplazaban con alimentos altos en grasa insaturada —aceites vegetales saludables, como aceite de oliva, aguacate, pescados grasos, nueces y semillas— se demostraba un progreso considerable en la glucosa. Por cada 5% de energía liberada en la grasa monoinsaturada o poliinsaturada, el A1c mejoraba 0.1%. Quizá no parezca mucho, pero los autores estiman que la reducción de 0.1% de A1c puede bajar la incidencia de diabetes tipo 2 hasta en 22% y de cardiopatía en casi 7 por ciento.[42]

Diversos estudios han demostrado que, en la dieta mediterránea, las grasas son el componente responsable de este mejoramiento en la cognición, incluso en portadores de ApoE4. Un estudio sobre la dieta mediterránea que comparó una versión alta en grasa (aceite de oliva y nueces) con otra baja en grasa indicó una mayor cognición con la dieta de más grasa.[43] Esta pauta continuó incluso para los portadores de ApoE4.[44] En otro estudio reciente, 180 adultos mayores participaron en una prueba donde todos consumieron una dieta mediterránea durante un año. La mitad también recibió un suplemento de 30 gramos (dos cucharadas) de aceite de oliva extra virgen. El grupo que recibió la mayor cantidad de grasa alimentaria demostró un incremento significativo en su cognición.[45]

El cerebro es alrededor de 60 o 70% grasa. La grasa sirve como sustento a las neuronas, las membranas mitocondriales, la vaina de mielina (aislamiento para la conducción nerviosa) y otras estructuras. La calidad de la grasa que consumimos contribuye a la funcionalidad de dichas estructuras.[46]

Existen cuatro tipos principales de grasa. (La mayoría de los alimentos contiene una mezcla, pero suele predominar una de ellas.)

1. Ácidos grasos monoinsaturados: aguacate, aceitunas, aceite de oliva, nueces y semillas
2. Ácidos grasos poliinsaturados
   - Omega-3:
     - Ácido eicosapentaenoico (EPA) y ácido docosahexaenoico (DHA): algas, krill y pescados grasos de agua fría
     - Ácido alfa-linolénico (ALA): nueces, linaza, semillas de chía, aceite de perilla, cáñamo y frijoles de soya
   - Omega-6: nueces, semillas y aceites que provienen de nueces y semillas
3. Ácidos grasos saturados: grasas animales, incluida la carne y lácteos; coco, y aceite de TCM
4. Grasas trans:* margarina, manteca vegetal, otros productos no perecederos (galletas dulces, pastelillos, galletas saladas, papas

---

* Los fabricantes de alimentos pueden indicar 0 grasas trans en la etiqueta, aun cuando pueden incluir hasta 0.5 gramos por porción. ¡Se va sumando con varias raciones!

fritas, palomitas para microondas, leches en polvo) y alimentos fritos (papas a la francesa, donas y la mayoría de las frituras de los restaurantes)

Las grasas trans y los aceites vegetales y de semillas, industrializados e hidrogenados, son los únicos demonios inequívocos aquí. Intenta priorizar el uso de grasas monoinsaturadas vegetales, omega-3 y grasas saturadas. En las circunstancias correctas (dependiendo del procesamiento, la fuente, la presencia de pocos carbohidratos, un consumo alto en fibra y un buen índice de omega-6 a omega-3), pueden representar una porción sustancial (en términos calóricos) de tu dieta, que te encamine hacia un perfil metabólico sano.

Entre más saturada sea la grasa, será más estable y menos propensa a la oxidación y la rancidez. No obstante, sugerimos una cantidad limitada de grasa animal, en parte porque las toxinas se guardan y se acumulan en la grasa.[47] Por tal motivo, *siempre* es preferible comprar productos de animales silvestres o de libre pastoreo.[48] Los portadores de ApoE4 tienden a ser hiperabsorbentes de grasas alimentarias, por lo que se les eleva el colesterol. Para mayor precaución, recomendamos limitar los ácidos grasos saturados y priorizar los monoinsaturados y poliinsaturados, como aceite de oliva, nueces, semillas, aguacate y pescados grasos. (Para más información al respecto, consulta el capítulo 8.)

Los omega-3 y 6 son poliinsaturados esenciales, es decir, que debemos obtenerlos a través de nuestra dieta, pues no podemos sintetizarlos en el cuerpo. Al ser poliinsaturados, son más propensos a la oxidación y la rancidez, lo que promueve la inflamación, en particular en estructuras con mucha grasa, como nuestro cerebro.[49] El omega-3 es antiinflamatorio y el omega-6 es proinflamatorio. Nuestra alimentación industrializada, con aceites vegetales no saludables, granos y animales alimentados con granos, ha desviado nuestro consumo hacia los omega-6. Nuestro índice ancestral de omega-6 a omega-3 era cerca de 1:1, pero en quienes consumen la dieta común hoy en día tienen un índice de hasta 25:1.[50] Alcanzar el índice ancestral de 1:1 es casi imposible en nuestra era moderna, así que no te agobies demasiado por intentar lograrlo cuando comas una dieta de alimentos enteros. Sugerimos una meta de 4:1 o menos, sin que sea menor a 0.5:1, porque los índices tan bajos se asocian con hemorragias por adelgazamiento excesivo de la sangre. Si tienes una tendencia al sangrado o antecedentes familiares de infarto (en especial hombres ApoE4 homocigóticos), por favor consulta la advertencia en la página 222, del capítulo 12.

Para fomentar un perfil más antiinflamatorio, sugerimos eliminar todos los aceites vegetales omega-6 no saludables y aumentar las grasas omega-3 saludables.

Evita las grasas procesadas en calor o a través de extracciones químicas. Siempre busca aceites de extracción en frío. Compra grasas guardadas en frascos de vidrio, pues el aceite puede hacer que el plástico se adhiera, provocando una exposición tóxica acumulativa.[51] Para cualquier aceite insaturado, como el aceite de oliva extra virgen, el aceite de alga o el aceite de aguacate, es preferible un contenedor de vidrio oscuro.

Grasas saludables

Aceite de oliva extra virgen (alto en polifenoles, fecha de cultivo conocida, de extracción en frío)	Coco y aceite de coco♦♥ (sin refinar, de extracción en frío, virgen o extra virgen, sin procesos químicos)
Aguacate y su aceite	Aceite de TCM
Nueces	Aceite de palma roja♥ (sin refinar, virgen, certificado sustentable)
Semillas	Mantequilla de cacao
Aceite de nuez de Castilla	Pescados grasos♥
Aceite de macadamia	Yema de huevo♥ (de gallinas de libre pastoreo)
Aceite de ajonjolí	Ghee♥ (de lácteos de libre pastoreo)

Aceite de perilla	Mantequilla (L)♥
Algas y su aceite	Manteca♥ (de animales de libre pastoreo)

Clave
Orgánico ◆
Lácteos inflamatorios (L)
Alto en ácidos grasos saturados ♥

Aceite de oliva extra virgen (AOEV): la opción principal para la salud del cerebro

Cuando tomes decisiones sobre la grasa en tu alimentación, dale prioridad al AOEV alto en polifenoles. Se cree que los polifenoles son un componente clave del AOEV que contribuye a sus propiedades cardioprotectoras y neuroprotectoras. El AOEV confiere beneficios para la salud a partir de múltiples mecanismos: promueve la autofagia, mejora los marcadores metabólicos, atenúa la neuroinflamación, aumenta la integridad sináptica, reduce el beta-amiloide y el tau, y aumenta el FNDC.[52] El AOEV también refuerza los perfiles de lípidos, promoviendo el eflujo (remoción) de colesterol y disminuyendo la oxidación de LDL (colesterol "malo"). Nuestra meta es promover la salud tanto cerebral como cardiaca.[53]

Es mejor que consumas el AOEV más fresco, con el conteo más elevado de polifenoles que puedas tolerar. Más polifenoles confieren un sabor amargo al que tendrás que acostumbrarte, pero es un gusto que bien vale la pena adquirir. Busca el AOEV más fresco y de mejor calidad, con una fecha conocida de extracción y química detallada, dado que las variedades comerciales suelen estar mezcladas con aceites más baratos.[54] Es mejor utilizar el AOEV para dar un toque final (servido a temperatura ambiente). Es maravilloso junto con vinagres o cítricos de bajo índice glucémico para preparar aderezos para ensalada. También se puede sazonar con hierbas frescas y especias para crear un condimento o un dip para tus verduras. Cocinar con AOEV hará que se degrade un poco el contenido de polifenoles y vitamina E.[55] Si eliges hacerlo, asegúrate de usar una variedad con más polifenoles y mantener baja la temperatura con la idea de minimizar el efecto dañino del calor.

Cocinar con grasas

Para cocinar con aceites, elige los que tengan un punto de quema alto, lo que quiere decir que no produzca humo (asociado con aceites dañados) a temperaturas elevadas. La temperatura para cocinar en estufa a fuego medio es alrededor de 175 °C. Entre las opciones buenas para cocinar se encuentran el aceite de aguacate (punto de quema de 270 °C), el ghee (250 °C), el aceite de ajonjolí (210 °C), el aceite de coco (175 °C) y la mantequilla (175 °C). El punto de quema del AOEV se encuentra entre 160 y 210 °C, y la cifra mayor refleja el contenido más elevado de polifenoles. Puedes mejorar las cualidades nutritivas del aceite añadiendo hierbas, como el romero.[56]

Nueces y semillas: fuentes inagotables de nutrición

La gente que come nueces vive más tiempo.[57] Las nueces son cardioprotectoras y neuroprotectoras, apoyan la cetosis y son una fuente excelente de grasa saludable, proteína, vitaminas, minerales y fibra.[58] Es mejor comer nueces y semillas frescas, orgánicas y crudas, remojadas y germinadas cuando sea posible, ya que estos métodos bajan las lectinas, los fitatos y los inhibidores enzimáticos, los cuales interfieren con la digestión y la absorción de nutrientes.[59] Las nueces y las semillas se pueden disfrutar crudas, como sustituto de lácteos, ligeramente salteadas o tostadas. Si prefieres el sabor tostado de las nueces y las semillas, es mejor deshidratarlas o rostizarlas a bajas temperaturas, 75-105 °C; el tiempo y la temperatura dependerá del tipo de nuez o semilla. Cuando las tuestes en el horno, asegúrate de voltearlas periódicamente para obtener una cocción uniforme. Todas las nueces y las semillas tienen distintos índices de varios tipos de grasa: ácidos grasos monoinsaturados, ácidos grasos poliinsaturados y ácidos grasos saturados. Los poliinsaturados son en particular susceptibles a la oxidación y la rancidez cuando se exponen a temperaturas tan elevadas como para tostar. Puedes experimentar y revolver tus nueces y semillas con varias especias —la paprika, el comino, el curry en polvo y la sal de mar son buenos— antes de tostarlas. También puedes saltear almendras fileteadas con sal de mar, ajo y romero a fuego bajo, como un complemento crujiente para tu ensalada, o revolver nueces de Castilla crudas con una pequeña cantidad de stevia y canela para dar un toque dulce a tu yogurt o kéfir. (Las leches de nueces son un sustituto excelente para los productos lácteos; consulta el capítulo 11.)

Cuando no puedas preparar tus propias nueces y semillas, elige tostadas en seco (sin aceites añadidos) como la siguiente mejor opción (aunque estén cocidas a temperaturas muy altas, lo que degradará algunas —no todas— de sus propiedades saludables).[60] No se recomiendan las nueces tostadas con aceites no saludables (listados en la página 147). Guardar grandes cantidades de nueces y semillas en el congelador, y pequeñas porciones en el refrigerador, ayuda a conservar su frescura.

Algunas opciones excelentes son nueces de Castilla, nueces de macadamia, pistaches, nueces pecanas, castañas, almendras, avellanas, piñones, ajonjolí blanco o negro, semillas de comino negro, linaza o cáñamo. Las nueces de la India, las pepitas de calabaza, las semillas de girasol y la chía, aunque son buenas opciones, pueden ser problemáticas para personas con una sensibilidad a las lectinas. (Remojar y germinar puede ser útil.) Las nueces de Brasil son una fuente maravillosa de selenio, pero debes limitarlas a unas cuantas al día, pues el contenido de selenio por nuez es de 68-91 mcg; sólo si comes cinco, puedes exceder el límite máximo de los niveles recomendados para adultos (400 mcg) y desarrollar efectos tóxicos.[61]

- Las nueces de Castilla están asociadas con la salud cerebral y cognitiva por su alto contenido de ácidos grasos omega-3 pero deben consumirse crudas y protegerse del calor, debido a que sus ácidos grasos poliinsaturados se oxidan con facilidad.[62]
- Se ha visto que las avellanas ejercen un efecto neuroprotector y son particularmente útiles contra la atrofia cerebral.[63] Además, gracias a su composición rica en ácidos grasos monoinsaturados, se ha visto que bajan el colesterol LDL y total.[64] Tienen un contenido alto de fitatos (antinutrientes) y, por ende, se debe limitar su cantidad.
- Las macadamias tienen un efecto positivo en los perfiles de lípidos. Tienen el mayor contenido de ácidos grasos monoinsaturados de todas las nueces, además de un índice bajo de carbohidratos y lectinas.[65]
- Las nueces pecanas, excelentes por su alto índice de grasa saludable a carbohidrato y proteína, mejoran el HOMA-IR (evaluación del modelo homeostático de la resistencia a la insulina) y reducen el riesgo de enfermedad cardiometabólica.[66]
- Las almendras —altas en proteína, ácidos grasos monoinsaturados y antioxidantes— han demostrado ser neuroprotectoras, mejorar el control glucémico y los perfiles de lípidos, y mitigan el estrés oxidativo.[67] Los antioxidantes se encuentran en mayor concentración en la cáscara café, que también es alta en lectinas.[68] (Quienes sean sensibles es posible que necesiten adquirir almendras blanqueadas.) En Estados Unidos las almendras están pasteurizadas por ley, aun cuando se etiqueten crudas. Los vendedores que ofrezcan pequeñas cantidades pueden proveer almendras verdaderamente crudas.
- La linaza, también alta en ácidos grasos omega-3, tiene aportaciones para la salud cardiaca y total.[69] El omega-3 de la linaza es vegetal y se llama ácido alfa-linolénico (ALA). La linaza es la fuente más rica de lignanos, un tipo de polifenol que ayuda a equilibrar las hormonas. También es una fuente excelente de

antioxidantes y fibra. Se debe comer cruda, ya sea recién molida, remojada durante la noche o germinada para volver más biodisponible y digerible su amplio contenido de nutrientes.[70] La linaza se rancia fácilmente, así que muele pequeñas cantidades a la vez y guárdalas en el refrigerador, mientras conservas el resto de las semillas enteras en el congelador.

Las nueces y las semillas ofrecen una forma sana de incrementar la grasa alimentaria y promover la cetosis. Son densas en calorías, lo que puede ser útil si intentas ganar peso. De la misma manera, si ves que comienzas a subir de peso con la dieta KetoFLEX 12/3, disminuye su consumo.

AMANTES DEL CAFÉ, ¡REGOCÍJENSE!

El grano de café es la semilla del fruto del café, de donde se obtiene una bebida robusta, oscura y aromática, originaria de Etiopía, la cual hemos disfrutado desde el siglo xv. Múltiples estudios han descubierto que nuestro querido café de la mañana tiene fuertes vínculos con la buena salud y la longevidad.[71] También se ha visto que el café provee beneficios neuroprotectores y está asociado con una reducción del riesgo de deterioro cognitivo. Su efecto estimulante aumenta la atención y el desempeño cognitivo, y desacelera la decadencia de la memoria en el cerebro de las personas de edad y que padecen Alzheimer.[72] Los polifenoles y los compuestos bioactivos que se encuentran en el café ofrecen estos efectos saludables con casi cualquier método de preparación, ofreciendo sus ventajas aun cuando sea descafeinado. Las consecuencias beneficiosas del café incluyen su capacidad para aumentar el AMP cíclico (un mensajero celular esencial para la memoria), crear sensibilidad a la insulina y estimular una respuesta antioxidante. El café regula el sistema Nrf2, activando los mecanismos protectores dentro de cada célula.[73] Los compuestos bioactivos del café tienen un efecto antiinflamatorio y antibacteriano, mientras protegen contra la diabetes y algunos tipos de cáncer.[74] También se ha visto que los fenilindanos, compuestos que se forman durante el proceso de percolado, inhiben el beta-amiloide y los ovillos neurofibrilares.[75]

Para quienes estén preocupados de que su cafecito mañanero interfiera con la cetosis, ¡ya no se preocupen! Las investigaciones demuestran que beber café en realidad incrementa las cetonas en plasma.[76] Cuando ayunes, disfruta del café negro con endulzantes aprobados en pequeñas cantidades. Quienes tengan resistencia a la insulina y se les dificulte el ayuno, podrían considerar añadir una ligera cantidad de TCM a su café hasta que puedan sanar y empezar a crear sus propias cetonas endógenas. Asimismo, es mejor buscar café orgánico, libre de moho, particularmente si estás lidiando con Alzheimer tipo 3 (tóxico).

Si bien el café tiene múltiples aportaciones para la salud, necesitamos tener ciertas precauciones. Se ha demostrado que beber más de un litro (ligeramente más de cuatro tazas de 240 mililitros) al día eleva 20% los niveles de homocisteína,[77] lo cual se asocia con la atrofia cerebral y una cognición mermada.[78] Modera tu consumo y no lo tomes después del mediodía, sobre todo si metabolizas despacio la cafeína. El consumo en exceso y tarde en el día puede afectar los ritmos circadianos y la calidad del sueño. Considera que la acidez del café puede exacerbar las agruras (enfermedad de reflujo gastroesofágico, o ERGE). Aunado a ello, es posible que cualquiera que esté lidiando con estrés crónico acompañado de cortisol elevado deba evitar la cafeína hasta que se atiendan las causas subyacentes.

Ejemplos de grasas no saludables

- Aceite de soya
- Aceite de maíz
- Aceite de canola
- Aceite de cacahuate
- Aceite de girasol
- Aceite de cártamo
- Aceite de semilla de algodón
- Aceite de palmiste
- Grasas trans

Esta lista no es exhaustiva. Como regla, evita semillas, granos, legumi-nosas o cualquier aceite vegetal que sea poliinsaturado, omega-6, de extracción química o con calor, OGM o aceites refinados.

PLAN DE ACCIÓN

- Incrementa el consumo de grasa saludable (con una ingesta mayor de verduras) para curar la resistencia a la insulina mientras creas cetonas que alimenten tu cerebro.
- Da prioridad a los polifenoles del AOEV, los aguacates, las nueces y las semillas.
- Recuerda no mezclar alimentos inflamatorios, de alto índice glucémico, con grasas alimentarias.
- Sé consciente de que, conforme sanas, tu necesidad de grasa alimentaria puede disminuir con el tiempo.

Precauciones

Malestares gastrointestinales. Puede ser de ayuda ajustar tu consumo de grasa o, en el caso de nueces y semillas, tu ingesta de grasa y lecti-nas, aumentándola poco a poco. El ajuste puede ser muy difícil para los que tienen comprometido el funcionamiento de su vesícula biliar. Si incrementar la grasa alimentaria te causa dolor en la parte superior derecha del abdomen, consulta a tu médico para descartar un proble-ma en la vesícula. Se trata del depósito de la bilis, la cual descompone la grasa. Quienes no tengan vesícula, por lo general toleran una dieta alta en grasa sin problemas, pero algunos pueden necesitar aumentar lentamente la cantidad. Las personas con problemas gastrointestinales (incluso diarrea) podrían considerar el uso de enzimas digestivas, como lipasa, bilis de buey o hierbas amargas. Consulta el capítulo 9 para más información.

Pérdida de peso. Muchos experimentan pérdida de peso cuando aumentan su ingesta de grasa alimentaria porque sacia mucho e inadvertidamente consumen menos calorías. (Consulta la precaución en el capítulo 7.)

Aumento de peso. Algunas personas van a subir de peso al aumentar la grasa alimentaria. Quizá necesiten extender su periodo de ayuno y hacer más ejercicio. Es posible que estén consumiendo más carbohidratos de los que creen, contribuyendo a una resistencia insulínica persistente. Usar un registro de alimentos como Cronometer puede revelar las fuentes de energía escondidas, como azúcares y granos. Las sensibilidades alimentarias sin diagnosticar pueden contribuir de igual manera al aumento de peso por medio de la inflamación. (Consulta el capítulo 9 para saber cómo seguir una dieta de eliminación.)

Moho en nueces y semillas. Es importante asegurarte de que cualquier nuez o semilla no tenga un olor rancio o mohoso. Las nueces de Brasil, altas en selenio, muchas veces tienen moho.[79] Evita los cacahuates (en particular la crema de cacahuate), leguminosas asociadas con la contaminación por moho y su inflamación resultante.[80]

Los ataques cardiacos son comunes en niveles normales de colesterol

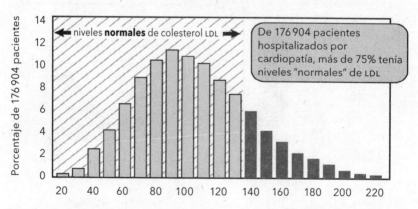

La mayoría de los infartos de miocardio (ataque cardiaco) ocurrió a pesar de tener niveles normales de colesterol LDL. El índice de triglicéridos a colesterol HDL (TG/HDL) es un mejor indicador.

Lípidos elevados. Algunas personas que aumentan su consumo de grasa alimentaria (sobre todo de grasa saturada) pueden ver totales mayores de colesterol y colesterol de lipoproteína de baja densidad (LDL-C) en su panel de lípidos. Es particularmente cierto para los portadores de ApoE4, bien documentados en la hiperabsorción de grasa alimentaria.[81] ¿Debería ser motivo de preocupación? Depende de muchos otros factores corroborantes que examinaremos. Nuestras recomendaciones alimentarias también pueden provocar cambios favorables, como un descenso en los marcadores de glucosa, incluyendo la insulina en ayunas y la hemoglobina A1c (HgbA1c), un aumento en el colesterol de lipoproteína de alta densidad (HDL-C) y menos triglicéridos (TG), contribuyendo juntos a una disminución generalizada del riesgo de cardiopatía.

Se ha reexaminado la hipótesis de lípidos —la noción de que bajar tus niveles de colesterol hará que se reduzca el riesgo de sufrir un nuevo evento de cardiopatía arterial coronaria— durante los últimos años y sigue sin demostrarse, a pesar de ser una fuerza motriz en el gobierno

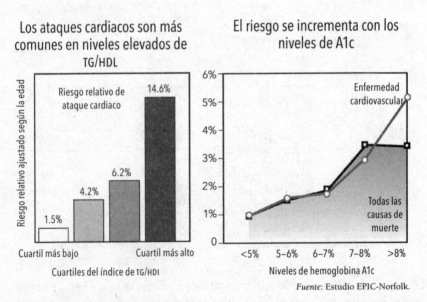

Conforme aumenta tu hemoglobina A1c, también lo hace tu riesgo de enfermedad cardiovascular.

para establecer lineamientos alimentarios.[82] De hecho, cuando examinas el colesterol de los pacientes hospitalizados por cardiopatía arterial coronaria, ves que la mayoría tiene niveles normales de colesterol.[83]

Examinar el colesterol nada más es indudablemente inútil, pero observar los índices que conforman el colesterol total ofrece mucha más información y nos ayuda a determinar el riesgo real.[84] El colesterol total se deriva de sumar el LDL-C, el HDL-C y 20% de triglicéridos (TG). Cuando consideras el índice de TG a HDL-C, el patrón de riesgo se aclara mucho más.[85] Es preferible no tener un índice mayor a 2:1 de TG a HDL-C. Menos de 1.1 es ideal.

Al examinar los marcadores de glucosa usando los niveles de hemoglobina A1c, verás que, conforme se eleva la A1c, también aumenta la probabilidad de un evento coronario en una relación lineal.[86] La hemoglobina A1c es la abreviatura de hemoglobina glucosilada (la cual contiene una molécula de azúcar añadida), y refleja tu glucosa en ayunas por un tiempo aproximado de tres meses. Quienes tengan los niveles más bajos de A1c presentan el menor riesgo de cardiopatía. Comprender el "colesterol" elevado dentro de este contexto tan amplio puede ayudarte a monitorear con mayor efectividad tu propio riesgo.

Hay algunos marcadores adicionales que puedes observar para dar seguimiento a tu riesgo con todavía más precisión. Incluyen el LDL oxidado (LDL-Ox, meta <60 U/l) y otros análisis avanzados que miden el tamaño de las partículas de lípidos, como el tamaño de la partícula LDL (LDL-P, meta <1200 nmol/l) y el de la LDL pequeña y densa (sdLDL, meta <28 mg/dl), los cuales se correlacionan de manera cercana con la hemoglobina A1c. Asimismo, si tienes fuertes antecedentes familiares u otros factores de riesgo, podrías considerar una tomografía del corazón con poca radiación, que examina una calcificación de las arterias coronarias. Los hombres mayores de 40 y las mujeres mayores de 50 podrían considerar un escaneo básico. Si resulta que sí tienes cardiopatía arterial coronaria activa, intenta encontrar un cardiólogo o lipidólogo que utilice un método bajo en carbohidratos para impulsar tu deseo de proteger tu cerebro.

Cuando tu colesterol total se eleva por encima de los 200 mg/dl, muchos médicos se apuran a prescribir estatinas sin recabar esta información adicional que puede ayudarles a determinar el riesgo real. Las estatinas pueden aumentar la probabilidad de deterioro cognitivo.[87] Por tal motivo, cuando sea necesario tomarlas, como en el caso de hipercolesterolemia familiar, es importante trabajar a la par con tu cardiólogo. Una estrategia puede ser identificar la dosis más baja de una estatina hidrofílica (contraria a una lipofílica), combinada con una ezetimiba para llegar a tu meta de LDL-P a la vez que proteges la síntesis de colesterol en el cerebro. Si experimentas deterioro cognitivo como tal con una estatina, puedes observar un biomarcador esterol llamado desmosterol. Un nivel bajo es indicador de una reducción de colesterol en el cerebro, correlacionado con el deterioro cognitivo.[88]

Hablemos de la grasa saturada, dado que se encuentra en nuestra lista de grasas saludables. Su consumo es controversial y probablemente denostado sin razón como factor de riesgo de cardiopatía, pues el ámbito en el que se consume rara vez se toma en cuenta. Una tríada de alimentos en particular dañina —el "Triángulo de las Bercomidas"— incluye la grasa saturada, los carbohidratos simples y una carencia de fibra, como señaló el doctor Mark Hyman, en *Come grasa y adelgaza*. Sin embargo, comer una hamburguesa, papas fritas y un refresco es muy distinto de comer una porción pequeña de carne de res de libre pastoreo, con una ensalada grande cargada de verduras densas en nutrientes. A la gran mayoría de los estudios que han implicado la grasa saturada en la cardiopatía y el Alzheimer les faltó tomar en cuenta la calidad de la grasa saturada y el contexto en que se consumió.

Dicho lo cual, las grasas saturadas elevan el colesterol en algunas personas, entre ellas en las portadoras de ApoE4.[89] Por precaución, entonces, recomendamos que esta población minimice las grasas saturadas y dé prioridad a las monoinsaturadas y poliinsaturadas —AOEV alto en polifenoles, aguacate, pescados grasos, nueces y semillas—, pues se ha demostrado que *atenúan* la cardiopatía.

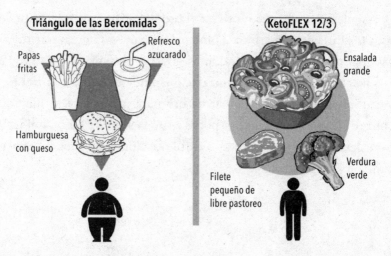

El "Triángulo de las Bercomidas". La combinación de grasa saturada, carbohidratos simples y falta de fibra es peligrosa.

El papel del colesterol en la enfermedad de Alzheimer todavía no se comprende mucho. Existe evidencia contradictoria que demuestra que el colesterol alto (sin examinar los índices) a mediana edad puede estar asociado con el Alzheimer, pero cantidades mayores parecen ser neuroprotectoras conforme envejecemos.[90] Nuestra recomendación es enfatizar en la reducción de los marcadores inflamatorios y glucémicos mientras se conserva un perfil sano de lípidos.

Demencia vascular o cardiopatía. Los pacientes con demencia vascular o cardiopatía conocida deben enfocarse en sanar su resistencia subyacente a la insulina antes de considerar la cetosis nutricional. Quizá podrían tomar en cuenta el uso de sales o esteres de cetonas durante este periodo para ayudar a alimentar su cerebro. *Es muy importante eliminar los azúcares y los carbohidratos refinados mientras incrementan las grasas saludables, en particular en la forma de* AOEV *alto en polifenoles, aguacate, pescados grasos, nueces y semillas.* La gente en este grupo definitivamente debe proceder con la ayuda de un médico, de preferencia un cardiólogo, especializado en la aplicación de métodos bajos en carbohidratos.

Asimismo, podrías considerar el uso del aparato iHeart en tu dedo para medir la dureza arterial como medio para garantizar que tu salud vascular mejore conforme adoptas el estilo de vida KetoFLEX 12/3. Los resultados de iHeart se correlacionan de forma cercana con el sistema SphygmoCor, el estándar de oro para medir la velocidad de la onda del pulso (VOP). Una VOP pobre es un factor de riesgo significativo para demencia y enfermedades cardiovasculares futuras.[91] (Consulta también el capítulo 18.)

Capítulo 9

Nivel 3 de la pirámide

Mejora tu intestino

*Ese presentimiento en tu vientre muchas
veces parte de la sabiduría universal.*

—Debasish Mridha

El bienestar intestinal es el fundamento de cualquier programa de salud, y representa una oportunidad importante de intervención terapéutica en el deterioro cognitivo. El cerebro y el intestino están conectados estrecha y bidireccionalmente. Hay una explosión de literatura científica que explora la manipulación del microbioma intestinal para la neuroprotección.[1] El microbioma intestinal ofrece la base para el funcionamiento sano de nuestros sistemas nutricional, inmunológico, hormonal y neurológico. Como hemos mencionado varias veces, la falta de concordancia entre los límites de nuestro diseño genético y los estresores del mundo moderno surge como un precursor crítico de muchas de nuestras enfermedades crónicas. La vida estresante, sedentaria y excesivamente higiénica, y la dieta repleta de azúcar y desprovista de nutrientes o fibra, junto con los antibióticos, herbicidas, pesticidas y otras exposiciones químicas, han devastado la integridad del intestino y su microbioma. La detonación de padecimientos crónicos, como obesidad, diabetes y las enfermedades autoinmunes y neurológi-

cas tal vez tengan raíces en común a partir de la disfunción del microbioma intestinal.[2]

Si tienes cualquier problema subyacente, como intestino permeable
(una pared intestinal exageradamente permeable), disbiosis (desequilibrio microbiano dentro del tracto gastrointestinal), un sobrecrecimiento bacteriano en el intestino delgado (SBID, una condición que ocurre
cuando las bacterias que normalmente crecen en otras partes del intestino comienzan a proliferar en el intestino delgado), síndrome de intestino irritable (SII, el cual se manifiesta como dolor abdominal
acompañado de diarrea, constipación o ambas) o *H. pylori* (una infección común asociada con úlceras pépticas), es posible que necesites
intervenciones adicionales para ayudarte a optimizar tu programa nutricional y de salud. No podemos recalcar lo suficiente qué tan comunes son los desequilibrios intestinales y cuántas personas siguen sin
tener diagnóstico ni tratamiento.

La buena noticia es que tenemos el poder de sanar tu intestino al
poner atención a los síntomas que desarrollamos como resultado de
cómo y qué comemos. Al observar con atención los primeros síntomas, tendremos la capacidad de corregir y sanar el intestino. De hecho, optimizar la digestión puede permitirte evitar por completo (y
curar) alergias alimentarias y sensibilidades. Para muchos, explorar la
causa original de sus problemas gastrointestinales subyacentes es vital.
Algunos puntos a considerar:

Alergias y sensibilidades alimentarias (intolerancias)

- Cualquier alergia alimentaria real debería revelarse en un análisis
  formal con un alergólogo. Las alergias alimentarias pueden ser
  severas y mortales, y por lo general ocurren poco después del
  momento de ingesta. Los síntomas incluyen hormigueo o comezón en la boca; comezón en la piel, con ronchas o eczema;
  inflamación de labios, rostro, lengua o garganta, o dificultad para

respirar; dolor abdominal, náuseas, diarrea o vómito; mareo, vértigo o desmayo.

- Las sensibilidades alimentarias suelen surgir después de la ingesta y son menos severas, limitándose a veces a síntomas gastrointestinales, como gases, inflamación y constipación o diarrea, pero pueden incluir salpullido, acné, artritis, dolor generalizado en el cuerpo, dolor de cabeza, fatiga, cambios de humor, irritabilidad y "niebla mental".

- Las alergias y sensibilidades alimentarias comunes, además de granos (en particular el trigo) y lácteos, son huevo (sobre todo la clara, no la yema), cacahuates, soya, nueces, mariscos, solanáceas (como berenjena, jitomate, pimientos dulces, chiles y papas) y múltiples ingredientes y químicos utilizados en alimentos procesados.

- La mejor manera de identificar una sensibilidad alimentaria es realizar una prueba de eliminación. Quitar todos los precursores más comunes: todos los granos (sobre todo el trigo), los lácteos, el maíz, la soya, los huevos, las solanáceas, el azúcar y todos los alimentos procesados durante tres semanas. El azúcar se incluye en esta lista porque muchas veces suele ser culpable de inflamación. Si te sientes mejor después de una dieta de eliminación, reintroduce un alimento a la vez, empezando por huevos; solanáceas aprobadas; soya, de preferencia fermentada y orgánica, y sólo pequeñas cantidades de lácteos A2 (opcional). Come ese alimento dos veces al día durante dos días y evítalo en el tercero. Al cuarto día reintroduce el siguiente alimento. Escribe una bitácora de tus reacciones. Identificar una sensibilidad alimentaria puede ser muy gratificante conforme empiezas a sanar. Después de que el intestino se cura, algunas personas incluso han visto que pueden tolerar pequeñas dosis del alimento culpable ocasionalmente.

Causas comunes (a veces acumulativas) de disfunción gastrointestinal

Además de identificar alergias y sensibilidades alimentarias para eliminarlas, existen otros factores que pueden afectar la salud gastrointestinal y provocar inflamación de la pared intestinal, desequilibrios y retrasos en el vaciamiento gástrico. Entre ellos:

- Antibióticos
- Antiinflamatorios: aspirina, ibuprofeno (por ejemplo, Motrin), naproxeno sódico (por ejemplo, Aleve)
- Inhibidores de la bomba de protones, o IBP (por ejemplo, Prilosec, Nexium, Prevacid)
- Antagonistas del receptor H2 (por ejemplo, ranitidina, Pepcid)
- Hidróxido de aluminio en antiácidos (por ejemplo, Tums, Rolaids)
- Medicamentos anticolinérgicos: antihistamínicos (por ejemplo, Benadryl, Zyrtec), antidepresivos tricíclicos (por ejemplo, amital sódico, Seconal), relajantes musculares (por ejemplo, Flexeril, Robaxin) y benzodiazepinas (por ejemplo, Xanax, Rivotril)
- Alcohol
- Exceso de azúcar, en especial jarabe de maíz de alta fructosa como el que se utiliza en refrescos y especialidades de café
- Endulzantes artificiales
- Glifosato
- Estrés
- Ácido estomacal inadecuado

Uno de los principales factores contribuyentes para muchos problemas gastrointestinales es la falta de ácido estomacal adecuado. La mayoría de los adultos experimenta una disminución del ácido clorhídrico conforme envejece, y otros pueden desarrollarlo como consecuencia de estrés crónico o hipotiroidismo. Esto se exacerba por el uso tan generalizado de IBP y otros antiácidos para lidiar con la acidez o la enfermedad de reflujo gastroesofágico (ERGE), una condición en que el ácido del estómago sube hacia el esófago. Paradójicamente, muy poco ácido estomacal puede contribuir a la ERGE, puesto que sólo se cuenta con una cantidad insuficiente para digerir la comida. Las estrategias alimentarias y de estilo de vida dentro del protocolo KetoFLEX 12/3 en definitiva ayudan a tratar la ERGE, aunque también podrías considerar las medidas adicionales descritas a continuación.

Estrategias de estilo de vida para atender la ERGE

- Reducir la grasa abdominal y evitar la ropa apretada en la cintura.
- Evitar precursores, como cafeína, alcohol, nicotina, chocolate, cítricos, alimentos con base de jitomate, alimentos picantes, alimentos fritos, gluten, lácteos y alimentos procesados.
- Tener comidas más pequeñas y más frecuentes durante este periodo de curación.
- Asegurarte de tener ácido estomacal adecuado para digerir la comida.
- Evitar el estrés al momento de comer.
- Masticar los alimentos lenta y adecuadamente.
- Comer tres horas antes de acostarte.
- Elevar la parte superior de tu cama unos 15-20 centímetros.

Dejar poco a poco los medicamentos para la acidez (IBP)

Es importante mencionar que el uso prolongado de IBP se asocia con un riesgo incremental de demencia, depresión, cáncer colorrectal, neumonía y fracturas de cadera; con deficiencias de vitamina B_{12} y C, hierro, calcio, magnesio y zinc, y con desequilibrios del microbioma intestinal.[3] La producción adecuada de ácido en el estómago es importante para el trabajo de muchas enzimas digestivas esenciales, sobre todo la pepsina, para digerir proteínas. El ácido estomacal también es crucial para matar bacterias, virus, parásitos y levaduras a los que nos exponemos a través de la alimentación.

Suele ser difícil desintoxicarse de los IBP. Entre las medidas que los pacientes han utilizado con éxito se encuentran: bajar la dosis poco a poco mientras se incrementa temporalmente el uso de Pepcid; también es útil tomar enzimas digestivas, DGL (del regaliz) sin azúcar, aloe, L-glutamina, carnosina de zinc, magnesio y probióticos. Te ayudaría la supervisión de un practicante de medicina funcional, sobre todo si el tratamiento para *H. pylori* o sobrecrecimiento bacteriano o de levadura está contribuyendo a tu ERGE.

Estrategias para optimizar la digestión

Existen estrategias específicas que puedes aplicar como ayuda a la digestión conforme se da la transición a tu nueva dieta con más verduras, grasas, almidones resistentes, fibra prebiótica y alimentos ricos en probióticos:

- La digestión comienza en la preparación de los alimentos. Intenta involucrar a todos los que van a comer en la dinámica de cocina. Oler los alimentos mientras cocinas libera enzimas pancreáticas que ayudan a la digestión.[4]
- En la historia del hombre, comer siempre se ha asociado con la conexión social. Cuando comes con las personas que quieres, tu sistema nervioso parasimpático se enciende para relajarte, permitiendo que tu cuerpo digiera los alimentos de forma óptima y se maximice la nutrición.[5] Si comes solo, considera apagar el televisor o tu computadora, y dejar el trabajo de lado. Es un tiempo sagrado para relajarte y nutrirte.
- Toma el tiempo necesario para masticar. El primer paso de la digestión es masticar adecuadamente, lo que libera diversas enzi-

mas, entre ellas amilasa, para descomponer carbohidratos y lipasa para las grasas.[6] Intenta minimizar los líquidos con tu comida para no diluir tus enzimas digestivas naturales. Evita las bebidas con hielo para mantener tu cuerpo a temperatura ambiente y optimizar tu digestión.

- Considera un sustituto de ácido como auxiliar en la digestión (a menos de que sufras úlceras o esofagitis). Algunos métodos útiles son probar una cucharada de vinagre de manzana orgánico en un vaso pequeño de agua antes o después de una comida, o tomar un suplemento de betaína HCl con pepsina. (Para la betaína HCl, comienza con 500 o 600 mg en una comida que incluya 15 o 20 g de proteína, y aumenta la dosis una pastilla más cada dos días, hasta que sientas molestia. Usa el máximo de pastillas que no te afecte, pero no más de cinco.) Si el reemplazo de ácido empeora los síntomas, considera probar ½ cucharadita de bicarbonato en un vaso pequeño de agua.

- Puedes estimular la digestión añadiendo hierbas amargas (manzanilla, cardo mariano, diente de león, *hidrastis canadensis*, bardana, genciana), verduras amargas o especias (jengibre, canela, cardamomo), o consumiendo frutas que tengan enzimas digestivas naturales, como limones, aguacates, papayas verdes, mangos verdes o kiwis poco maduros. El caldo de huesos, los almidones resistentes y los alimentos prebióticos y probióticos que incluyas en tu dieta mejorarán la salud gastrointestinal y la absorción, además de equilibrar favorablemente el microbioma. De igual manera te puede ayudar tomar suplementos específicos, como bromelina (hecho a partir de la piña), papaína (hecho a partir de la papaya) o DGL (del regaliz).

- La eliminación o "defecación", puede ser el aspecto más importante de una digestión adecuada. Incrementar el consumo de los alimentos que le encantan a tu intestino hará que tus heces sean más grandes, promoviendo facilidad para eliminar y desechar toxinas. La eliminación ayuda a tu microbioma, mejora el control de glucosa (con la fibra) y tu perfil de lípidos, mitiga el riesgo de cáncer colorrectal, ayuda a disminuir tus niveles de estrógeno, así como evitar el cáncer de mama y uterino, y promueve un sentido de bienestar generalizado.[7]

• Estás constipado si tienes menos de tres movimientos intestinales a la semana o dificultad para sacar las heces. En óptimas condiciones tendrás una evacuación grande al menos una vez al día. Una dieta alta en alimentos procesados, azúcar, gluten, lácteos y carne puede provocar constipación. El ejercicio, la hidratación y un incremento en la cantidad de verduras (en especial fibra prebiótica y almidones resistentes) te ayudarán. Podrías considerar suplementos: fibra orgánica de plantago, linaza molida, fibra de acacia, raíz konjac en polvo, probióticos y citrato de magnesio.

EL CALDO DE HUESOS TE AYUDARÁ A CURAR TU INTESTINO PERMEABLE

El caldo de huesos es un alimento ancestral que contiene *glutamina*, un aminoácido que puede ayudar a sellar el intestino permeable o incrementar la permeabilidad intestinal. La glutamina, entre varios aminoácidos en el caldo de huesos, y el más abundante en el cuerpo, es el combustible preferido de las células que se encuentran en la pared de tu sistema digestivo. Dichas células, llamadas enterocitos, forman una barrera de grosor unicelular y son jugadores dinámicos, activamente involucrados en moldear el intestino a partir de la modulación del sistema inmunológico. Muchos factores, entre ellos antígenos alimentarios, estrés y toxinas, pueden afectar la integridad de esta barrera vital. La glutamina en el caldo de huesos nutre los enterocitos y sustenta las apretadas uniones entre ellos, disminuyendo la permeabilidad intestinal.[8]

A pesar de las cualidades saludables del caldo de huesos, recomendamos minimizar su consumo a varias porciones a la semana por múltiples razones. En primer lugar, sobre todo si el animal pastó en un área con contaminantes industriales, los huesos pueden transferir metales pesados al caldo. En segundo, el caldo de huesos es una proteína y está sujeta a las restricciones de proteína animal comentadas en el capítulo 10. Asimismo, algunos han expresado sus inquietudes por que la glutamina del caldo de huesos escape la barrera intestinal y penetre en una barrera hematoencefálica comprometida. Es mucho más probable que ocurra por el exceso de glutamina en alimentos procesados, como el glutamato monosódico, y ante la carga acumulativa presente.

De hecho, la glutamina es el componente principal del glutamato, que tiene un papel excitador en el cerebro, y del GABA, que tiene un efecto relajante. En un cerebro sano, ambos neurotransmisores trabajan de manera homeostática, equilibrándose el uno al otro. Sin embargo, puede ocurrir un desequilibrio, como un exceso de glutamato. Los síntomas incluyen ansiedad, depresión, intranquilidad, una incapacidad para concentrarse, dolor de cabeza, insomnio, fatiga y sensibilidad incremental al dolor. Si experimentas cualquiera de estos síntomas después de tomar caldo de huesos, descontinúa su consumo y enfócate en las demás formas de sanar tu intestino que comentamos en esta sección. Lo más importante es minimizar los alimentos procesados altos en glutamato, como salsa de soya, proteína de soya, salsa de pescado, vino, cerveza, carnes curadas y cualquier alimento con glutamato monosódico. Los lácteos y el trigo, cuyo consumo se evita o se minimiza en nuestra pirámide nutricional del cerebro, también son altos en glutamina. Retoma el caldo de huesos sólo después de que se haya dado una curación significativa.

Otro problema potencial con el caldo de huesos involucra su contenido de histamina, un neurotransmisor que protege nuestros sistemas inmunológico, digestivo y nervioso, alertando la respuesta del cuerpo ante posibles amenazas. Los síntomas de una reacción a la histamina incluyen dolor de cabeza, comezón, inflamación, ansiedad, molestias intestinales y salpullido. La intolerancia a la histamina suele ocurrir con el intestino permeable, creando una trampa 22 con esta estrategia.[9] Dedícate a identificar y eliminar otros alimentos altos en histamina mientras usas simultáneamente las estrategias detalladas en esta sección para sanar tu intestino. Los alimentos altos en histaminas (por lo general por añejamiento) incluyen carnes y pescados ahumados, alimentos fermentados, vinagre, alcohol, alimentos ácidos, frutos secos y sobras de comida. Las espinacas, los aguacates, los cítricos, las solanáceas, las nueces, el chocolate, el té negro y el té verde también son naturalmente altos en histaminas. Prueba con una pequeña cantidad de caldo de huesos una vez que hayas sanado de manera significativa. A algunas personas les parece útil suplementar con DAO, una enzima presente por naturaleza en el intestino que metaboliza la histamina.

Es muy sencillo preparar este caldo para nutrir tu intestino. Junta 1.5 o dos kilogramos de huesos de animales 100% de libre pastoreo. Los huesos que sobren de la comida están bien, o puedes comprarlos. Cúbrelos con 3.5 litros de agua en una olla, olla de cocción lenta u olla exprés. Asegúrate de que los huesos estén sumergidos. Añade dos cucharadas de vinagre, sal al gusto, cebolla, perejil y ajo, y permite que hierva. Luego baja la flama y déjalo cociendo todo el día a fuego lento sobre la estufa, en una olla de cocción lenta o alrededor de 90 minutos en una olla exprés. Mantén la flama tan baja como se pueda para evitar que el caldo hierva durante la cocción, lo que descompondría el colágeno y desnaturalizaría (alteraría la estructura de) la proteína. Un buen caldo se cuajará cuando esté frío, debido a que es rico en colágeno y proteína. Quienes estén preocupados por las grasas saturadas pueden quitar la capa grasosa de encima. De lo contrario, cuela y disfruta. El caldo de huesos se puede congelar para usarse como base en sopas o guisados, para sazonar verduras o tomarse solo. Si no tienes mucho tiempo, la marca Kettle & Fire ofrece caldo de huesos 100% de libre pastoreo.

Si tienes problemas gastrointestinales subyacentes, sigue lentamente el protocolo, dando prioridad a tu salud intestinal. Es posible que requieras la ayuda de un practicante de medicina funcional para identificar estos problemas y ayudarte a atenderlos (consulta el capítulo 18). Muchos pacientes con disfunción gastrointestinal crónica entran en ciclos interminables de análisis y prescripciones sin llegar a atender las causas de raíz.

A la par que mejora tu salud gastrointestinal, habrá un avance en tu respuesta a los cambios significativos que implementes. Las bacterias beneficiosas de tu microbioma celebrarán con tu progreso en la digestión, la absorción de nutrientes y la desintoxicación, lo que a su vez fortalecerá tus sistemas inmunológico y neurológico. Quienes deseen explorar aún más el papel de la salud intestinal en la cognición podrían leer *Alimenta tu cerebro: El sorprendente poder de la flora intestinal para sanar y proteger tu cerebro... de por vida*, del doctor David Perlmutter.

Alimentos que apoyan al intestino

Una combinación de *fibras prebióticas*, algunas consumidas en la forma de almidones resistentes, y *alimentos probióticos* ofrece la fórmula ancestral necesaria para una digestión óptima. Una amplia variedad de alimentos vegetales ricos en fibra, en especial cuando cambia por temporada, aporta los componentes básicos para esta fórmula ganadora. Los carbohidratos vegetales son una mezcla de almidón, azúcar y fibra, de tipo y contenido variable, ya sea en la cáscara, la pulpa o las semillas de cada planta. Los humanos no tenemos las enzimas para digerir la fibra. Ésta se llama prebiótico cuando el microbioma intestinal la digiere (fermenta). Existen muchos tipos de fibras prebióticas, entre ellas un tipo de almidón llamado almidón resistente: resiste la digestión y actúa más como una fibra. Los humanos y los microbios intestinales no digieren algunas fibras, pero éstas ayudan al intestino a facilitar la eliminación, estimular la desintoxicación, bajar la glucosa, mejorar el perfil de lípidos y aportar masa a nuestras heces.

Prebióticos

Son vitales para nuestra salud intestinal. Ofrecen apoyo nutricional a las bacterias que queremos cultivar en un intestino sano. Los humanos no pueden digerir la fibra prebiótica. En cambio, se digiere en el colon gracias a las bacterias beneficiosas que buscan promover su crecimiento. A su vez, sus subproductos ayudan a la salud del intestino. La fibra prebiótica no se descompone en su totalidad ni se absorbe en el intestino delgado, sino que las bacterias del intestino grueso la convierten en ácidos grasos de cadena corta, como el butirato. Los ácidos grasos resultantes pueden contribuir a la producción de cetonas para atender el déficit de combustible neuronal y estimular la creación de una pared intestinal y un microbioma sanos.[10]

Los alimentos ricos en fibra prebiótica incluyen las plantas fibrosas, las raíces y los tubérculos, muchos de los cuales son almidones resistentes. Si bien la cocción hace que tengan mejor sabor, también destruye parte de sus fibras prebióticas, así que deja su preparación al mínimo para que tengan el mayor impacto. Casi todos los alimentos altos en fibra prebiótica que se listan abajo tienen un efecto glucémico menor.

Fibra prebiótica

Ajo*	Jícama*
Alcachofas de Jerusalén* (tupinambo)	Linaza*
Algas*	Nísperos***
Cebollas*	Plátano verde*
Corazones de alcachofa*	Poro*
Espárragos*	Raíz de achicoria*
Hojas de diente de león*	Raíz de bardana*
Hongos*	Raíz de konjac*

Clave
Índice glucémico: Bajo*   Intermedio**   Alto***

Los **hongos** se encuentran entre los alimentos prebióticos que destacan en lo relativo a nuestra salud cerebral. Un estudio reciente ha demostrado que comer más de dos porciones (300 g) de hongos cocidos a la semana podría llevar a una disminución de 50% del riesgo de deterioro cognitivo leve, el predecesor común del Alzheimer.[11] Estos humildes hongos contienen glutatión y otros antioxidantes poderosos llamados ergotioneínas. Los hongos porcini, que puedes encontrar en casi todos los supermercados, tienen la mayor cantidad de estos compuestos.[12] Los hongos también son ricos en vitamina B y beta-D-glucano, importante para el sistema inmunológico innato (la parte antigua de nuestro sistema inmunológico, el cual funciona como primera respuesta), y se cree que tiene un papel en la reversión del deterioro cognitivo.[13] Los efectos inmunoestimulantes están presentes en casi todos los hongos, como champiñones, cremini, portobello, shiitake, pipa, rebozuelo, almeja y muchos más. Disfrútalos crudos en ensaladas, o ligeramente salteados. Los hongos son deliciosos cuando los cocinas con ajo y cebolla, o los agregas a otras verduras.

También contienen compuestos bioactivos que ayudan a proteger contra la enfermedad de Alzheimer. Un estudio de 11 clases de hongos, algunos ya utilizados en propósitos médicos, descubrió que incrementaron la materia gris al elevar la producción del factor de crecimiento nervioso (FCN). Los hongos que se estudiaron incluían melena de león y *Cordyceps*. Dependerá de dónde vivas, pero los hongos melena de león y *Cordyceps* pueden ser difíciles de conseguir; sin embargo, se encuentran dentro de la mezcla de café de sabor decente de la marca Four Sigmatic y están disponibles como suplementos.

Los *allium* son otra clase importante de prebióticos, que se encuentran en cebollas, ajo, poro, chalote, cebollín y más. Al igual que los hongos y las verduras crucíferas, contribuyen a la regulación favorable del glutatión, que a veces se considera, junto con sus propiedades antioxidantes, el maestro desintoxicante del cuerpo.[14]

También existen formas suplementarias de prebióticos, entre ellas cáscara de plantago, fibra de acacia, inulina, fructooligosacáridos (FOS) y galactooligosacáridos (GOS). Recomendamos empezar poco a poco con alimentos ricos en fibra prebiótica para evitar molestias gastrointestinales. Es particularmente pertinente con los suplementos, pues están muy concentrados.

Almidones resistentes

¿Estás listo para un cambio en la trama? Después de eliminar los carbohidratos almidonados, te vamos a *recomendar* una categoría especial de ellos: los almidones resistentes. Se comportan distinto a otros carbohidratos almidonados y tienen muchas características provechosas para la salud. Los almidones resistentes apoyan la digestión, por lo que actúan más como fibra. Su digestión tardía también implica que no absorbes totalmente las calorías como azúcar, como sucedería con muchos otros carbohidratos y granos.[15] Al ser una clase de fibra prebiótica, los almidones resistentes también contribuyen a la producción de butirato en el intestino grueso, lo que puede a su vez ayudar al intestino y abastecer de combustible al cerebro.[16]

A lo largo de gran parte de la historia nuestros ancestros comieron grandes cantidades de almidones resistentes porque sus alimentos no estaban procesados por una máquina ni descompuestos por el calor; en cambio, los comían enteros.[17] Cuando los alimentos se vuelven altamente digeribles, por medio del procesamiento, se tiene un mal control de glucosa, mala salud intestinal y aumento de peso. Las culturas que aún consumen alimentos enteros, ricos en almidones resistentes, permanecen delgadas.[18] Un ejemplo excelente proviene de los residentes de Kitava, una isla de Papúa Nueva Guinea, con una alta prevalencia de portadores de ApoE4. Esta población come tradicionalmente una porción mayoritaria de sus calorías en la forma de almidones resistentes, como ñame, camote y taro (además de coco y pescado), y hay pruebas de que es sana y se encuentra libre de las enfermedades crónicas que asolan a la civilización occidental.[19]

Se cree que los almidones resistentes confieren varias ventajas en salud:

- Mayor saciedad[20]
- Mejor sensibilidad a la insulina[21]
- Equilibrio de lípidos[22]
- Estimulación de la quema de grasa[23]
- Mejor digestión[24]

PROCEDE CON PRECAUCIÓN

A pesar de afirmar lo contrario, los almidones resistentes pueden llegar a tener un efecto negativo en tus niveles de glucosa en la sangre. Empieza con pequeñas cantidades y realiza revisiones de tu glucosa posprandial una y dos horas después para ver qué efecto tienen en ti. (Consulta las páginas 299 a 301, en el capítulo 18.) Considera que el efecto glucémico es altamente individualizado y puede incluso cambiar de un día para otro a partir de tu nivel de estrés, sueño, ambiente hormonal, salud intestinal y muchos otros factores. Procura no sabotear tu capacidad de sanar la resistencia a la insulina, restaurar la flexibilidad metabólica y crear cetonas… *todo por un camote*. El equilibrio es la clave con los almidones resistentes. La idea es consumir suficientes por sus beneficios para la salud, pero no demasiados que entorpezcan tu bienestar metabólico.

Quienes estén lidiando con Alzheimer tipo 3 (tóxico) ocasionado por la exposición a micotoxinas (moho) u otras toxinas podrían necesitar alejarse de los almidones resistentes hasta que lleguen a cierto nivel de progreso. Las dietas bajas en amilosa son muy efectivas para estas condiciones, lo que requiere evitar estrictamente todos los tubérculos, las leguminosas, los granos y los seudogranos.

Al igual que siempre, pon atención a tu intestino. Quienes tengan problemas gastrointestinales subyacentes quizá no puedan tolerar los almidones resistentes al principio (o los alimentos prebióticos y probióticos), en especial los que sean altos en lectinas. Se comen mejor como alimentos enteros con otros carbohidratos vegetales, proteínas y grasas. Una razón más para comenzar despacio, experimentar con distintos tipos y estar preparado para retrasar este paso hasta que el intestino esté más sano.

Hemos codificado los distintos almidones resistentes para alertarte sobre el hecho de que éstos, a pesar de que se afirme lo contrario, pueden tener un efecto negativo en tus niveles de glucosa en la sangre. Recomendamos incrementar el contenido de almidones resistentes y disminuir el efecto en la glucosa al cocinar los que se deben cocer (papas, otros tubérculos, leguminosas, arroz) y enfriarlos antes de comer. Considera que algunas personas quizá no toleran los alimentos de alto índice glucémico, incluso si se cocinaron y enfriaron previamente.

Puedes medir con facilidad tu glucosa posprandial para ver el efecto que tiene un alimento particular en ti. (Consulta las páginas 299 a 301 del capítulo 18.) También considera que los niveles elevados de lectinas pueden ser un problema con algunos de los almidones resistentes, como leguminosas, nueces (en especial nueces de la India) y semillas.

Almidones resistentes

Camote***	Ñame***
Castañas**	Papa*** x (con color)
Chirivía***	Papaya verde**
Colinabo***	Pistaches*
Horchata**	Plátano macho verde* (crudo)
Jícama*	Plátano verde* (crudo)
Leguminosas** (frijoles y lentejas)	Raíz de taro***
Mango verde** (crudo)	Sorgo***
Mijo**	Tapioca**
Nabo**	Teff*** x
Nísperos***	Trigo sarraceno** x
Nueces de la India* x	Yuca**

Clave
Índice glucémico: Bajo* Intermedio** Alto***
Alto en lectinas x

Las *leguminosas*, aunque no son un alimento ancestral, son fuentes excelentes de almidones resistentes y son particularmente útiles para que los vegetarianos y veganos puedan cubrir sus necesidades de proteínas y minerales. Aún más, ya que su contenido de fibra y almidones resistentes es mayor que el de la mayoría de los granos, no contribuyen tanto a los niveles elevados de glucosa.

Las leguminosas, sin embargo, pueden ser problemáticas porque contienen lectinas, fitatos e inhibidores enzimáticos que pueden contribuir a inflamación, mala digestión y poca absorción de nutrientes. Éstos son algunos métodos de preparación y cocción para *mitigar* tales efectos:

- Remoja las leguminosas toda la noche (48 horas es mejor).
- Añade $\frac{1}{6}$ de cucharadita de bicarbonato de sodio por cada litro de agua durante el remojo.
- Cambia el agua hasta tres veces al día durante el remojo. (Asegúrate de reemplazar el bicarbonato con cada cambio.)
- Enjuágalas muy bien antes de cocerlas.
- Cocínalas a fuego lento (todo el día es mejor).
- Retira la espuma durante la cocción.
- Está bien cocerlas a presión con una olla exprés moderna (como la Instant Pot).
- Durante la cocción, añade una tira de 10 centímetros de kombu, un tipo de alga.
- Agrega especias durante la cocción, como hinojo, ajo, comino, cúrcuma, jengibre, clavo de olor y canela.

Todas estas técnicas harán que las leguminosas se digieran mejor, sean menos propensas a provocar gases y ayuden a incrementar la absorción de nutrientes. Si tienes poco tiempo, las leguminosas enlatadas son una opción decente, pues se cuecen a presión y son bajas en lectinas. Asegúrate de encontrar latas libres de BPA/BPS, como los productos orgánicos de Eden Foods.

Tubérculos. Las papas, los camotes, ñames y otros tubérculos son raíces o tallos agrandados formados en su mayoría por almidones, algunos resistentes a la digestión. Nuestros ancestros los han consumido durante milenios, en particular después de que el fuego ayudó a que se digirieran mejor. Esto dio pie a la absorción de más nutrientes, pero mermó la cantidad de almidones resistentes. El enfriamiento ayuda a recuperar parcialmente esos almidones resistentes. Las verduras muy pigmentadas, como papas rosadas, púrpuras, naranjas y amarillas, así como los camotes, los ñames y el taro, poseen ventajas por su valor nutricional más elevado. Por ejemplo, el camote es alto en betacaroteno (un precursor de la vitamina A), pero tiene cuatro veces el contenido de azúcar que las papas al horno. Añadir aceites saludables puede ayudar a parar el efecto glucémico.

Quienes tengan una sensibilidad a las solanáceas quizá deban evitar las papas. (Los camotes y ñames no son parte de la familia de las solanáceas.) Evita la piel verdosa en cualquier papa. Es un hongo y se puede cortar. Sería mejor que las personas sensibles a las solanáceas eligieran opciones más saludables de la pirámide nutricional del cerebro dentro del programa KetoFLEX 12/3, pero pueden considerarlas ocasionalmente.

¡NO SON PARA TODOS!

En esencia son alimentos con los que pueden hacer "trampa" quienes tengan sensibilidad a la insulina y flexibilidad metabólica, sean físicamente activos y necesiten calorías extra.

Los granos y seudogranos sin gluten, como teff, trigo sarraceno, sorgo y mijo, aparecen en la lista de almidones resistentes en la página 170. El arroz, la avena y las palomitas de maíz son opciones adicionales. Lo más importante a considerar es el potencial glucémico y la necesidad de monitorear las respuestas a estos carbohidratos. Además, el contenido de lectinas puede ser demasiado alto como para considerar cualquiera grano, sobre todo si existe algún problema autoinmune o gastrointestinal. A diferencia de las leguminosas, es difícil reducir el nivel de lectinas de los granos. Si bien no son ancestrales, los granos tienen beneficios modestos por sus nutrientes y almidones resistentes.

- El arroz es un alimento básico para más de la mitad de la población del mundo, y 90% de su consumo se da en Asia. El arroz integral, negro y salvaje tienen más fibra y valores nutricionales más elevados que el arroz blanco. Este último, sin embargo, tiene un contenido bajo de lectinas, dado que se eliminó la cáscara, pero a su vez produce un efecto glucémico mayor. El arroz para sushi se cuece y enfría de forma natural. Cocer y enfriar aumenta el valor de almidones resistentes en el arroz. Puedes añadir aceites saludables para ayudar a atenuar el efecto glucémico. El arroz también concentra arsénico inorgánico de los suelos, pero la toxicidad sólo es potencialmente problemática con el consumo crónico.La avena, cortada (menos procesada) o entera, en hojuelas y cruda, tiene grandes cantidades de beta-glucanos, un tipo de fibra soluble y almidones resistentes. La avena contiene compuestos antiinflamatorios únicos y un contenido nutricional alto. El efecto glucémico de incluso la avena menos procesada puede ser demasiado alto en carbohidratos netos. Puedes remojar, cocer e incluso enfriar la avena cortada para aumentar los almidones resistentes. La avena entera, cruda o tostada, orgánica, como el muesli, se puede consumir con coco, moras, canela y leches y endulzantes aprobados. Cuida comprar avena *certificada* como libre de gluten para prevenir la contaminación cruzada.

- ¡Las palomitas son adictivas! Sólo esto podría ser razón suficiente para no mencionar esta botana, ¡porque sí es muy fácil comer demasiado! Sin embargo, existen algunas cualidades redentoras en este grano. Contiene nutrientes, antioxidantes y bastante fibra, incluso almidones resistentes; cuatro tazas de palomitas de maíz infladas, libres de gluten, orgánicas y sin OGM tienen alrededor de 11 gramos de fibra (cuatro gramos son almidones resistentes) y proveen 16 gramos de carbohidratos netos. Ínflalas, rocíalas con aceite de oliva y añade sal de mar, romero u otras hierbas, especias, levadura nutricional o trozos de alga. *Limita* la cantidad. Las palomitas que venden en los cines no son una buena opción: una bolsa pequeña contiene siete tazas, una mediana 16 tazas y la grande 20, y toda palomita en las salas de cine está llena de ingredientes tóxicos. Las palomitas para microondas son todavía más tóxicas. Revisa tu respuesta al efecto glucémico antes de volverlo un hábito. Asimismo, considera que el maíz es un grano tan potencialmente alergénico como el trigo, por lo que muchos deberían evitar consumirlo.

El consumo actual de almidones resistentes entre quienes comen una dieta moderna común es menos de cinco gramos al día.[25] La cantidad que nosotros recomendamos se encuentra entre 20 y 40 gramos al día. Incrementa tu consumo poco a poco, poniendo mucha atención al efecto que tenga en tu digestión y tu glucosa en la sangre. Asegúrate de comer almidones resistentes con otros alimentos, como parte de una comida. Añadir grasa extra (como AOEV) también puede servir para atenuar el pico de glucosa.

Probióticos

Los alimentos probióticos contienen bacterias beneficiosas, las cuales convierten los carbohidratos en ácido láctico (fermentación) y compiten contra las bacterias patógenas. Antes de poder refrigerar los alimentos, todas las culturas desarrollaron métodos para hacer que la comida durara más y fuera más asimilable por medio de la fermentación, lo cual crea microbiomas saludables. Los alimentos disponibles localmente y con sabores únicos han llevado a la creación de una gran variedad de probióticos en la forma de alimentos y bebidas, asociados con diversas culturas. El vinagre, el calor y la pasteurización matan todas las bacterias. Evita cualquier alimento probiótico con vinagre o azúcar añadida. Si eliges alimentos que se hayan calentado o pasteurizado, asegúrate de que la etiqueta indique que se añadieron cultivos vivos activos. A continuación encontrarás una lista de alimentos probióticos recomendados:

Probióticos

Chucrut* Col finamente picada, fermentada (Bubbies es una marca recomendada)	Tempeh* ◆ Tortita de frijoles de soya fermentados, de origen indonesio
Kvas** Jugo de betabel fermentado, originario de Europa del Este (Busca el más bajo en azúcar)	Natto** ◆
Pepinillos* Pepinos fermentados (Bubbies es una marca recomendada)	Kombucha** Té fermentado, originario de Manchuria (Busca el más bajo en azúcar)

Mezcla de verduras fermentadas* Encurtidas en salmuera, pasteurizadas	Yogurt sin lácteos o kéfir* De coco o almendra
Kimchi* Col picante fermentada y otras verduras de origen coreano	Suero de leche (L)** De lácteos A2 de libre pastoreo
Aceitunas encurtidas* Sin vinagre	Yogurt con lácteos o kéfir (L)** ♥ De lácteos A2 de libre pastoreo (Busca entero, sin azúcares añadidos, con cultivos vivos y activos)
Miso** ♦ Pasta japonesa preparada con frijoles de soya, arroz, garbanzos, cebada o centeno fermentados	

Clave
Índice glucémico: Bajo* Intermedio** Alto***
Orgánico ♦
Lácteos inflamatorios (L) *Aunque la lactosa disminuye con la fermentación, la proteína todavía puede ser inflamatoria*
Alto en ácidos grasos saturados ♥

Es una buena idea incorporar alimentos probióticos en tus comidas diarias. Si tienes acceso a tu propio jardín orgánico, ¡come sin tener que "lavar tres veces"! Nuestros ancestros no esterilizaban sus alimentos, lo que probablemente fue beneficioso para su intestino. Un suelo sano es la clave para la salud.

Las investigaciones emergentes sobre el microbioma están aportando información valiosa sobre qué cepas se pueden relacionar con etapas patológicas específicas. La mayoría de los alimentos probióticos provee cepas *Lactobacillus* y *Bifidobacterias* (a excepción del natto, que tiene *Bacillus subtilis*). Los suplementos probióticos, por otra parte, pueden ser útiles para repoblar el intestino, sobre todo después de tomar antibióticos. No obstante, los suplementos probióticos parecen influir en el microbioma intestinal a corto plazo, en lugar de poblarlo a largo plazo.

PLAN DE ACCIÓN

- Si tienes cualquier problema gastrointestinal crónico: haz lo necesario para atender las causas de raíz, incorpora estrategias para optimizar la digestión y considera una dieta de eliminación de tres semanas (que incluya FODMAP si es necesario) para identificar las sensibilidades alimentarias ocultas.
- Incorpora lentamente alimentos con fibra prebiótica en cada comida.
- Si los almidones resistentes son adecuados para ti, aprovecha las oportunidades de incorporar pequeñas cantidades en tu dieta, valiéndote de las grasas saludables para mitigar el efecto glucémico si es necesario.
- Una vez que se hayan remediado tu sensibilidad a la insulina y tu salud intestinal, una meta a largo plazo es incorporar más almidones resistentes.
- Experimenta agregando una variedad de alimentos probióticos a tu dieta.

Precauciones

Molestias gastrointestinales. Comer demasiados almidones resistentes, fibras prebióticas o alimentos probióticos muy rápido puede generar molestias gastrointestinales, como dolor abdominal leve, calambres, diarrea, gases e inflamación. Recomendamos empezar con pequeñas cantidades e incrementarlo de forma gradual. Dado que los efectos secundarios están íntimamente relacionados con el intestino permeable, la disbiosis, el SBID y el SII, la gente que padece dichas condiciones puede tener una mayor propensión a ellos.[26]

FODMAPS. Si ya hiciste una dieta general de eliminación para determinar tus sensibilidades alimentarias subyacentes y los síntomas gastrointestinales aún persisten, podrías considerar una prueba adicional eliminando los alimentos altos en FODMAP. Se trata de un acrónimo en inglés para una colección de carbohidratos de cadena corta y alcoholes de azúcar que, al absorberse mal, provocan molestias gastrointestinales. FODMAP hace referencia a oligosacáridos fermentables, disacáridos, monosacáridos y polioles. Muchos alimentos altos en FODMAP en realidad son muy saludables y nosotros recomendamos incluirlos en tu dieta. Simplemente, algunas personas no los digieren, así que comerlos en grandes cantidades puede crear problemas. La meta es sanar nuestro intestino hasta el punto en que podamos digerirlos sin problema.

Las dietas bajas en FODMAP se utilizan sobre una base temporal para tratar condiciones de la clase del sii, sbid y otros trastornos del funcionamiento del tracto gastrointestinal, como la motilidad alterada. Las dietas bajas en FODMAP también se prescriben para aplacar síntomas de otras condiciones, como la enfermedad de Hashimoto, la esclerosis múltiple, el eczema, la artritis reumatoide y la fibromialgia. Asimismo, esta dieta puede ser útil para quienes les cuesta trabajo tolerar alimentos altos en histaminas, como alimentos fermentados, caldo de huesos, sobras de comida, alcohol y muchos otros. Abstente de consumir alimentos fermentados y probióticos durante tu programa bajo en FODMAP.

Cuando la gente con sii consume FODMAP, las bacterias que habitan en los intestinos los fermentan rápido y esto produce gases. Provoca como consecuencia inflamación y afecta la capacidad del intestino de contraerse de modo adecuado, lo que resulta en heces blandas o constipación. El sbid ocurre cuando las bacterias que normalmente viven en el intestino grueso llegan hasta el intestino delgado. El sobrecrecimiento bacteriano en el intestino delgado puede provocar permeabilidad intestinal, reflujo, inflamación y síntomas de sii que muchas veces suceden de inmediato después de comer alimentos fibrosos (incluidos prebióticos y almidones resistentes) y fermentados. Eliminar los FODMAP reduce el suministro de alimento para las bacterias patógenas en el intestino delgado. Una dieta baja en FODMAP por sí sola no es suficiente para tratar el sbid, pero es un buen primer paso. A veces se requieren antibióticos especializados y tratamientos antimicrobianos. Un especialista en medicina funcional te puede guiar en el análisis y tratamiento del SBID.

Entre los síntomas que pueden indicar si tienes sensibilidad a los FODMAP se incluyen:

- Gases
- Inflamación
- Distención abdominal
- Dolor abdominal
- Diarrea
- Constipación
- Una sensación temprana de saciedad

Como sucede con cualquier dieta de eliminación, bajarás tu consumo de FODMAP durante tres a seis semanas para ver si ayuda a mejorar tus síntomas, permitiendo que tu intestino sane antes de reintroducir poco a poco un alimento a la vez para identificar cuáles están provocando esos síntomas. Considera que muchas veces es la *cantidad* de FODMAP lo que causa el problema, y tan sólo reducir la cantidad en una comida puede prevenirlo. Sabemos que las dietas de eliminación son difíciles, pero ofrecen información poderosa que puedes usar para el resto de tu vida para personalizar una dieta sustentable que nutra tu cuerpo y optimice tu salud.

Intolerancia a la histamina. Como mencioné en el capítulo anterior, algunas personas, en particular las que padecen intestino permeable, son sensibles a la histamina, un neurotransmisor que normalmente protege nuestros sistemas inmunológico, digestivo y nervioso. Por lo general se presenta con síntomas similares a una alergia después de ingerir alimentos altos en histaminas, por ejemplo, vinagre, alimentos fermentados y caldo de huesos. Consulta el cuadro sobre caldo de huesos en la página 162 para más información.

ERGE de rebote por intentar dejar los IBP. (Consulta la página 159.)

Lecturas elevadas de glucosa. (Consulta la página 169.)

Capítulo 10

Nivel 4 de la pirámide

Elige sabiamente

Somos lo que elegimos.
—Jean-Paul Sartre

Proteína animal

Ancestralmente, los animales salvajes rumiaban la tierra y comían sus dietas naturales, de ahí que nuestros ancestros pudieran proveerse una proteína animal limpia y saludable que era intrínsecamente magra, rica en grasas omega-3 y ácido linoleico conjugado (ALC), asociado con un mejor funcionamiento inmunológico y menos inflamación. En un esfuerzo por incrementar la eficiencia y la ganancia, las grandes empresas agrícolas de la era moderna emplean operaciones concentradas de alimentación animal (CAFO, por sus siglas en inglés) para abastecer la carne disponible en los supermercados de hoy. Estas instalaciones albergan animales en espacios hacinados y muchas veces insalubres, administran antibióticos para combatir enfermedades y utilizan hormonas de crecimiento para incrementar su tamaño rápidamente. Los antibióticos y las hormonas pasan a nosotros, poniendo en peligro nuestra salud con resistencia a los antibióticos y desequilibrios en el perfil hormonal, lo que provoca pubertad temprana y resistencia a la insulina.[1] Los animales CAFO también reciben dietas antinaturales, por lo general granos baratos contaminados con glifosato, y la inflamación resultante llega a nosotros.[2] Incluso si evitamos los granos para favorecer la salud, podemos sufrir sus efectos nocivos tan sólo al consumir la carne de animales CAFO alimentados con granos.

Múltiples sociedades tradicionales, sanas y longevas, como los okinawa, comían cantidades limitadas de animales salvajes o de libre pastoreo.[3] Nada del animal se desperdiciaba. Compara esto con nuestra práctica moderna de comer grandes cantidades de músculo principalmente (como pechuga de pollo o carne de res molida), rico en el aminoácido esencial metionina, mientras que la glicina, otro aminoácido encontrado en el colágeno, el hueso, la piel y las vísceras, rara vez se consume. La restricción de metionina se asocia con un cuadro metabólico más favorable (mayor sensibilidad a la insulina y quema de grasa) y con la longevidad, mientras que el exceso de metionina puede contribuir a la elevación de homocisteína si no se recicla de manera adecuada.[4] En una salud óptima, la metionina se debe equilibrar con glicina y otros aminoácidos. Incluir en tu dieta caldo de huesos y vísceras de libre pastoreo es una forma sencilla de lograr este equilibrio.[5] El hígado en pequeñas cantidades es increíblemente saludable, pues aporta altos niveles de retinol, vitamina B_{12} y colina.

Con el fin de revertir el deterioro cognitivo, recomendamos la proteína animal magra en la cantidad adecuada, lo que se determina a partir de las necesidades individuales. Esto implica buscar animales que hayan vivido y comido lo más parecido posible a como lo habrían hecho en su ambiente natural.

Calcular los requerimientos de proteína

La dieta KetoFLEX 12/3, inherente en su nombre (FLEX = flexible), ofrece la oportunidad de incluir o no proteína animal. Si decides incorporarla, piensa en ella como un condimento o una guarnición, no el platillo principal.

El hombre primitivo comía lo que tuviera disponible, lo que probablemente incluía insectos, cortezas, raíces, tubérculos, plantas, pescados, huevos y el festín ocasional de una cacería exitosa.[6] La proteína animal seguro era un gusto raro, no la parte central de cada comida. Si bien necesitamos proteína para ciertas funciones corporales esenciales, la persona común consume demasiado. El trabajo del doctor Valter Longo revela que un consumo menor de proteína a mediana edad, con cantidades mayores conforme envejecemos, está correlacionado con la longevidad.[7] Muchas personas sanas pueden limitar el consumo de proteína animal a 0.8 o un gramo de proteína por cada kilogramo de masa magra al día, con el entendido de que la proteína necesaria para cada persona es un estándar individual. (Las instrucciones para determinar tus necesidades de proteína se encuentran en el capítulo 12.) La cantidad de proteína dependerá del punto donde comiences: consumirás más al principio o mientras trabajas para sanar el daño subyacente, e irás consumiendo menos conforme vas sanando. Es importante identificar tus necesidades personalizadas de proteína estando consciente de que grupos específicos de personas pueden necesitar cantidades más elevadas:

- Las personas con problemas gastrointestinales crónicos, como ERGE (en particular quienes usen IBP y otros antiácidos), SBID, SII, etcétera.
- Las personas diagnosticadas con Alzheimer tipo 3 (tóxico).
- Las personas con enfermedades subyacentes, infecciones latentes y que se estén recuperando de una cirugía.
- Los mayores de 65, en especial los que tengan una marcada pérdida muscular.
- Las personas con un IMC subóptimo (menos de 18.5 para las mujeres y menos de 19.0 para los hombres).
- Las personas que realizan deportes rigurosos o trabajo físico demandante.

Toma en cuenta que no todos los que caigan dentro de estas categorías *automáticamente* requieren más proteína alimentaria. Es cierto sobre todo para los que están sanos, tienen una digestión óptima (ácido estomacal adecuado) y estimulan de forma activa el crecimiento muscular por medio de retos motrices diarios. Si caes en una o más de las categorías mencionadas arriba, incrementa tu proteína entre 10 y 20% por encima de nuestras recomendaciones, hasta 1.1 o 1.2 gramos de proteína por cada kilogramo de masa corporal magra, hasta que puedas atender la causa de raíz específica que esté provocando en ti una necesidad incremental de proteína o un metabolismo insuficiente de la misma, con la meta final de llegar a la cantidad que recomendamos.

Para evitar la pérdida de masa muscular conforme reduces la proteína, es de vital importancia incorporar entrenamiento de fuerza a tu estilo de vida. Busca oportunidades de añadir peso a tus movimientos a lo largo del día (consulta el capítulo 13). Mientras limitas la proteína, pon particular atención a cómo te sientes en términos de fuerza. Quienes pierdan músculo o un peso excesivo quizá necesiten reconsiderar su consumo de proteína o una posible disfunción gastrointestinal que resulte en una absorción menor de proteínas.

Las personas sanas, fuertes y que mejoran con nuestras recomendaciones de proteína podrían considerar restringirla aún más, entre 15 y 25 gramos al día, varias veces a la semana, para estimular la autofagia, tu programa de limpieza celular, para promover la curación. Podrías incluso considerar abstenerte de comer proteína animal uno o más días a la semana.

Todas las plantas tienen cierta proteína. *No hay necesidad* de limitar tu proteína de las plantas cuando las comes como alimentos enteros. De hecho, recomendamos usar una variedad de plantas para tener proteína (¡y más!), tantas como sea posible. Los vegetarianos y veganos alcanzan un consumo adecuado de proteína gracias a leguminosas, nueces, semillas y verduras. Por ejemplo, la proteína en 30 gramos de pistaches es equivalente a un huevo de libre pastoreo; sin embargo, la proteína vegetal suele estar incompleta y menos biodisponible. Quienes dependan exclusivamente de proteínas vegetales deben considerar, por ende, deficiencias en omega-3, vitamina B_{12}, retinol, vitamina D, zinc y colina, todas vitales para la salud cerebral. Consulta el capítulo 12 para más información específica para veganos y vegetarianos.

Pescados, mariscos y huevos para la salud de cerebro

Quizá te preguntes qué alimentos animales son los más importantes para una cognición óptima. ¡Los pescados salvajes y los huevos de libre pastoreo son los claros vencedores! Aunque comentamos sobre pescados, mariscos y huevos en esta sección sobre proteína animal, es más probable que la importancia de pescados grasos (ácidos grasos omega-3, sobre todo DHA) y yemas de huevo (colina) radique en su grasa única. Ambos son vitales para el apoyo sináptico.[8]

DHA. Nuestro cerebro es más de 60% grasa, y el ácido docosahexaenoico (DHA) comprende 90% de los ácidos grasos omega-3 en el cerebro. Éste es incapaz de fabricar DHA de manera local y conserva sus niveles elevados de DHA sobre todo al absorberlo de los lípidos que circulan en la sangre y cruzan la barrera hematoencefálica.[9] Es importante conservar la concentración de DHA a lo largo del ciclo vital, empezando en el embarazo, la lactancia y la infancia, para tener un desarrollo ocular y cerebral adecuado, lo que tiene implicaciones más adelante en la vida. El DHA sigue siendo importante en los cerebros jóvenes, ya que no terminan su mielinización hasta la tercera década. Se trata del proceso de formar una capa (o aislamiento) de mielina alrededor de los cables celulares del cerebro.[10] El DHA se incorpora a las membranas celulares, incrementando la fluidez, relevante para el transporte y la comunicación de las células. De hecho, el DHA es una de las grasas más importantes para la estructura sináptica. También incrementa el FNDC, un factor de crecimiento con un efecto anti-Alzheimer, promoviendo la supervivencia de nuevas neuronas y protegiendo las que ya existen.[11] El papel del DHA puede ser particularmente crítico en

EL FIN DEL ALZHEIMER

los cerebros de personas mayores, pues tienden a encogerse y mostrar mayor oxidación y cambios en la composición lipídica de la membrana.[12] Una vasta evidencia sugiere que mantener un nivel adecuado de ácidos grasos omega-3 (tanto EPA como DHA) provee una poderosa neuroprotección cuando se explican con cuidado los factores potenciales de confusión, descritos a continuación:

Maximizar la neuroprotección de los ácidos grasos omega-3

1. Asegúrate de consumir los suficientes. Debido a múltiples interacciones genéticas y alimentarias, la única manera de lograrlo es medir los niveles de sangre, por medio de un análisis sencillo llamado el índice de omega-3. Esta prueba mide el nivel de glóbulos rojos tanto de EPA como de DHA. Los no portadores de ApoE4 deberían apuntar hacia una meta entre 8 y 10%, mientras que los portadores de ApoE4 deberían intentar alcanzar ≥10%.[13] Tu índice de omega-6 a omega-3 debería estar entre 1:1 y 4:1. Si tienes una tendencia hemorrágica o un antecedente familiar de infarto hemorrágico (sobre todo los hombres ApoE4 monocigóticos), por favor considera que índices de <0.5-1 podrían estar asociados con una tendencia al sangrado.
2. Asegúrate de alcanzar tu meta de homocisteína ≤7 µmol/l. Nueva evidencia, la cual resuelve parcialmente los resultados inconsistentes de la investigación, sugiere que los ácidos grasos omega-3 no benefician la cognición a menos de que se atienda la elevación de homocisteína.[14]

Colina. La yema de huevo, el pescado y el hígado son algunas de las mejores fuentes alimentarias de colina, un micronutriente vital para el cerebro. La colina estimula la producción de acetilcolina, un neurotransmisor responsable de conexiones sinápticas esenciales para la memoria. La fosfatidilcolina, un fosfolípido (una clase de lípidos que representa un elemento principal en todas las membranas celulares) del que es componente la colina, se reduce en el cerebro de pacientes de Alzheimer. Niveles más elevados se asocian con el desempeño mnemónico y la resistencia al deterioro cognitivo.[15] La colina también ayuda a bajar la homocisteína, implicada en la demencia y la cardiopatía, como dijimos con anterioridad. Un estudio reciente demostró que la colina no sólo mejoró la memoria espacial en ratonas embarazadas, sino que lo hizo durante varias generaciones sin necesitar suplementación posterior, lo que resalta su importancia neuroprotectora.[16]

Buscar proteína animal

Pescado. Busca pescados salvajes, altos en omega-3, de agua fría y con bajo nivel de mercurio. Al elegir pescados, piensa en salmón, jurel, anchoas, sardinas y arenque. Fresco o ultracongelado es lo mejor. En frasco es preferible a latas libres de BPA. Los océanos, lagos y toda vía fluvial son ecosistemas dinámicos expuestos continuamente a diversos grados de toxinas. Los pescados y mariscos que adquieras lejos de la industrialización serán más seguros por lo general, excluyendo desastres medioambientales. Los pescados altos en mercurio son por lo general los que tienen mayor vida (por ende, mayor bioacumulación) y bocas más grandes (niveles superiores de la cadena alimenticia), como el atún, el pez espada y el tiburón, y deberías evitarlos. En general, es más seguro consumir pescados más pequeños y en niveles inferiores de la cadena alimenticia. También evita los pescados ahumados porque contienen nitratos y se asocian con el cáncer estomacal.

El salmón es alto en omega-3 y está menos contaminado. La mejor fuente es salvaje del Pacífico, en especial de Alaska. El salmón rojo, real, plata, keta y rosado son buenas opciones. El salmón recién pescado suele estar disponible de mayo a septiembre, pero el salmón ultracongelado por lo general está disponible todo el año en distribuidores como Costco y Sam's Club. Ten cuidado con el salmón de granja, que representa la mayoría del salmón en el mercado. Muchos restaurantes incluso presentan el salmón de granja como salvaje. El salmón salvaje tiene un tono naranja más profundo, y un sabor más fuerte, mientras que el salmón de granja es de sabor más suave, de color más pálido y está lleno de marmoleado de grasa por la falta de ejercicio en cautiverio. La mayoría del salmón de granja es extremadamente tóxico por los pesticidas, contaminantes orgánicos persistentes (POP), bifenilos policlorados (BPC), mercurio, cadmio, dioxinas y antibióticos. Dadas las condiciones hacinadas, sucias y estresantes, además de una alimentación OGM antinatural, los pescados están enfermos, muchas veces atestados de piojos de mar, y su consumo es perjudicial. La calidad nutricional, incluidas las grasas omega-3, también se ve comprometida.[17]

Con la excepción del salmón, el resto de las recomendaciones (jurel, anchoas, sardinas y arenque) siempre son pescados salvajes. El jurel atka de Alaska es una buena opción, lo mismo que el arenque y el jurel capturados en cerco en el Atlántico Norte. Evita el jurel real y el español porque son altos en mercurio. Los huesos suaves de las anchoas y las sardinas son excepcionalmente saludables por su calcio, colágeno y otros nutrientes. Los arenques del Atlántico y del Pacífico son buenas opciones. Si te gusta el arenque escandinavo encurtido, busca una variedad baja en azúcar o considera encurtirlo tú mismo. Otras opciones buenas de pescados bajos en mercurio incluyen el bacalao, el abadejo y el lenguado (rodaballo), todos salvajes.

Mariscos, crustáceos y moluscos. Deben ser salvajes cuando estén disponibles. Los camarones (y los langostinos) siempre deben ser salvajes. La mayoría de los camarones que se comercializan son de granja, importados, y deberías evitarlos. Los callos de hacha, las almejas, los mejillones y los ostiones de granja se consideran seguros en su mayoría. Los cangrejos son salvajes y se deben considerar seguros, aunque algunos tienen niveles más elevados de *dioxina*. La dioxina es un contaminante medioambiental que puede ser dañino para la salud humana. Evita el surimi, que tiene altos niveles de transglutaminasa inflamatoria, la cual puede penetrar la barrera hematoencefálica y afectar los neurotransmisores.

Los programas Seafood Selector del Fondo para la Defensa del Medioambiente, Seafood Watch del Acuario de Monterrey Bay y Seafood Calculator del Environmental Working Group son herramientas que te pueden ayudar cuando intentes adquirir los pescados y mariscos menos tóxicos. Asimismo, buscar etiquetas como *Fishwise*, *Seafood Safe* y *Marine Stewardship* puede ser útil para encontrar los pescados menos tóxicos y de crianza más sustentable.

Huevos. No es de extrañar que los huevos más saludables provengan de las gallinas más sanas, que son las que han tenido la mayor exposición a pasturas abiertas no tóxicas. Los huevos de gallinas de libre pastoreo también son una fuente excelente de ácidos grasos omega-3 (hasta 13 veces más que los huevos de gallinas estándares, no de libre pastoreo), vitamina B_{12} (70% más), folato (50% más) y vitaminas solubles en grasa, en especial E, A y beta-caroteno, con lo cual su aporte es de al menos el doble que los huevos convencionales.[18] El profundo color naranja de las yemas de las gallinas de libre pastoreo es el reflejo de su capacidad para consumir su dieta omnívora natural, la cual incluye pasto, hierbas, semillas, insectos y gusanos. A pesar de que el etiquetado está regulado, seguimos recomendando comprar huevos con una etiqueta de libre pastoreo.

Carne de libre pastoreo. Tu meta es comprar carne 100% de libre pastoreo, de animales que pastan en campos sanos, sin exposición a antibióticos ni hormonas de crecimiento. La carne de libre pastoreo es más magra, con un perfil nutricional más saludable. Algunas personas la describen con un sabor más fuerte porque estaban acostumbradas al sabor grasoso de la carne de reses CAFO, alimentadas con granos. La carne de libre pastoreo se debe cocinar a fuego lento para sellarla ligeramente, permitiendo que sus azúcares naturales se caramelicen en la superficie, mientras evitan que las fibras musculares se contraigan demasiado rápido y se endurezcan.

Ésta es una excepción en la que lo orgánico tal vez *no* sea tu mejor opción, pues dichos animales reciben granos como alimentación suplementaria, aunque se trate de granos *orgánicos*. De igual manera, considera que el retroceso en el etiquetado de país de origen hace que sea difícil encontrar carne 100% de libre pastoreo. El cordero de Nueva Zelanda, ampliamente disponible, siempre es de libre pastoreo. Dado que la carne roja (res, cordero, búfalo, cerdo) contiene grandes cantidades de la molécula de azúcar Neu5Gc (ácido N-glicolilneuramínico), recomendamos limitar su consumo. Tampoco recomendamos consumir ninguna clase de venado (ciervo, alce) por su enfermedad debilitante crónica, que se extiende por todas las manadas de Norteamérica, y que afecta también a Noruega y Corea del Sur. (Consulta las precauciones en la siguiente página.)

Aves. Tu meta es encontrar casi lo imposible: pollo, pato, ganso o pavo 100% de libre pastoreo. Existen muchas etiquetas sin regulación —sin hacinamiento, de libre pastoreo, dieta natural— que pueden llevarte a creer que el ave crece en libertad y no ha recibido granos como suplemento, pero rara vez es el caso. Aunque estas aves pueden tener la limitada oportunidad de andar en exteriores, por lo general las siguen alimentando con granos principalmente, lo que es inflamatorio para ti de la misma manera que si comieras esos granos. El etiquetado de orgánico es un poco mejor, pues están libres de antibióticos y hormonas de crecimiento. Su alimento es orgánico, y si bien sigue incluyendo granos, son versiones más seguras, sin pesticidas ni contaminantes.

Cuando sea posible, habla directamente con el granjero y pregúntale qué les ha dado de comer a las aves. Quieres aves que hayan tenido la oportunidad de andar en libertad, comer pasto, hierba, larvas e insectos, en un suelo libre de pesticidas, herbicidas y otros contaminantes. Las aves realmente de libre pastoreo tienen niveles más altos de omega-3. Son mucho más pequeñas que las aves criadas de forma convencional y por lo general su carne es más dura, aunque puedes ablandarla cociéndola lentamente en líquido. Existe cierto debate sobre si las aves pueden recibir una nutrición adecuada sólo de pastar, y es imposible criar aves que sean 100% de libre pastoreo en los meses invernales en climas nórdicos, debido a que su alimento natural está por lo general cubierto de nieve. (Si vives en un clima nórdico, te recomendamos comprar aves ultracongeladas que hayan pastado antes del invierno.)

PLAN DE ACCIÓN

- Las personas sanas deben limitar su consumo de proteína animal diaria a 0.8 o un gramo por cada kilogramo de masa corporal magra, con algunas excepciones.
- Considera que la meta de proteína se puede acortar conforme progresa tu curación, para incrementar la autofagia.
- Todas las plantas contienen un poco de proteína. No hay necesidad de limitar tu proteína si proviene de plantas enteras.
- Da prioridad a los pescados y mariscos salvajes, y los huevos de libre pastoreo.

Precauciones

Salmón de granja. (Consulta las páginas 185 y 186.)

Camarones de granja. (Consulta la página 186.)

Exposición a antibióticos y hormonas. Procura conseguir carnes de libre pastoreo que no hayan estado expuestas a antibióticos ni hormonas, como indicamos anteriormente. Las aves orgánicas siempre están libres de antibióticos y hormonas, pero siguen recibiendo granos orgánicos como suplemento.

Metales pesados y otros contaminantes medioambientales. Dado que las toxinas —mercurio, plomo, cadmio e incontables otros— se han vuelto omnipresentes en el agua y los suelos donde viven los animales, *es imposible evitarlas.* La bioacumulación y el almacenamiento de toxinas en la grasa y los huesos de los animales, incluidos los tuyos, continúa desviando nuestro esfuerzo por reducir la carga tóxica. Además de los metales pesados, nuestros océanos están llenos de miles de toneladas de residuos plásticos (microplásticos), que incluso los animales más pequeños se comen. Estas toxinas se acumulan en la grasa del animal que nosotros comemos y así pasan a nosotros. Muchas de ellas tienen efectos acumulativos en nuestra salud. Si bien nuestros lineamientos te ofrecen instrucciones sobre cómo buscar las proteínas animales más limpias posible, la contaminación tóxica es otra razón para limitar la proteína animal.

Exposición a granos. (Consulta la página 180.)

Marcadores de glucosa elevados. Muchas de las personas que comienzan a disminuir su consumo de carbohidratos aumentan el de proteína porque no se sienten cómodas añadiendo grasa a su dieta. El exceso de proteína, lo mismo que el exceso de carbohidratos, puede provocar un pico de glucosa. Limitar tu proteína al comer grasa con verduras no almidonadas puede ayudar a que te sientas saciado y permanezcas en cetosis, manteniendo bajo tu nivel de glucosa.

Homocisteína elevada. (Consulta las páginas 180 y 184.)

TMAO (trimetilamina N-óxido). Algunos estudios han sugerido que comer carne roja eleva la TMAO, que a su vez incrementa el riesgo de cardiopatía, cáncer y mortandad por cualquier causa. Sin embargo, la evidencia epidemiológica es inconsistente y prácticamente desaparece cuando se consideran la enfermedad renal y la resistencia a la insulina como factores contribuyentes.[19] Además, ningún estudio toma en cuenta la salud del microbioma (donde se origina la TMAO) y puede subestimar el prejuicio del consumidor saludable: el concepto de que las personas que rehúyen la carne roja tienen hábitos más sanos. Sospechamos que la pequeña cantidad de proteína animal magra, sin procesar, que recomendamos en el contexto de una dieta ampliamente basada en plantas y un estilo de vida saludable minimizará el potencial efecto negativo de la TMAO.

Huevo y cáncer de próstata. Se ha descubierto una correlación inconsistente entre el consumo de huevo y el cáncer de próstata, que es válida sólo en Norteamérica. En países donde existe un alto consumo de huevo y bastante consumo de verduras, esta correlación desaparece. Las últimas investigaciones sugieren que el prejuicio del consumidor saludable asociado por tradición con el consumo de huevo puede estar mediando en este riesgo.[20] Sospechamos que los hombres que sigan nuestros lineamientos sin azúcar, con un amplio consumo de verduras, minimizarán el riesgo potencial. Los hombres en mayor peligro por hiperplasia prostática benigna o a quienes se haya diagnosticado con cáncer de próstata deben procurar cumplir, mas no exceder, sus necesidades de colina.

Elevación de FCI-1. El exceso de proteína, en particular cuando se suma a un estilo de vida sedentario y la dieta occidental común, puede elevar el factor de crecimiento semejante a la insulina tipo 1 (FCI-1), una proteína que tiene una estructura molecular similar a la de la insulina. Los niveles excesivos de FCI-1 están correlacionados con ciertos cánceres, entre ellos de colon, páncreas, endometrio, mama y próstata.[21]

Productos finales de glicación avanzada (AGE, por sus siglas en inglés). Son compuestos dañinos resultantes de la glicación de proteínas y lípidos. Se encuentran presentes de forma natural en la proteína animal cruda y otros alimentos. Cocinar la proteína animal, en particular a fuego alto o con azúcares añadidos, incrementa dramáticamente los AGE, ejemplificado en lo dorado y quemado. Los AGE también se forman de manera endógena al consumir proteínas y lípidos en combinación con azúcar en el torrente sanguíneo. Los AGE endógenos y exógenos provocan envejecimiento prematuro y el desarrollo y agravamiento de muchas enfermedades crónicas, entre ellas Alzheimer, arterosclerosis, diabetes y enfermedad renal.[22] Cuando cocines tu proteína animal, utiliza un calor húmedo (hierve, cuece, pocha) en lugar de calor seco (asar, dorar, freír, asar en parrilla). Las temperaturas bajas en un periodo de cocción más largo, con marinadas preparadas a partir de ingredientes ácidos, como vinagre, cítricos o vino, con romero u otras hierbas, ayuda a mitigar los efectos. Para muchos es útil una olla de cocción lenta.[23]

Neu5Gc (ácido N-glicolilneuramínico). Es una molécula de azúcar que se encuentra en la mayoría de los mamíferos, pero no en los humanos. La evidencia preliminar sugiere que después de que los humanos ingieren Neu5Gc (habitual en la carne roja), quizá no reconozcan la molécula y provoquen anticuerpos inflamatorios en cambio. Se descubrió que las personas con el cuartil más elevado de anticuerpos Neu-5Gc tienen tres veces más riesgo de cáncer colorrectal, que los de un cuartil más bajo.[24]

Enfermedad debilitante crónica. Es una enfermedad fatal causada por priones, la cual afecta a venados, alces y ciervos en Norteamérica, Noruega y Corea del Sur. Los CDC advirtieron en contra de la carne de venado de animales infectados. Dado que existe un periodo de incubación extenso antes de que aparezcan los síntomas, recomendamos evitar cualquier tipo de carne de venado.[25]

Frutas

Algunos llaman a la fruta "los dulces de Dios". En su forma ancestral, las frutas eran ricas en fitonutrientes y fibra saludable. Tristemente, pocas frutas modernas se parecen a sus predecesoras. Las frutas que están disponibles en los supermercados de hoy por lo general se cultivaron de forma selectiva para ser más dulces, más grandes, fáciles de comer y más duraderas para su transportación, lo que resulta en variedades antinaturales bajas en fibra y altas en azúcar, que dañan la salud metabólica. Ancestralmente, las frutas se consumían al final del verano para engordar para el invierno. Algunos describen nuestra epidemia actual de obesidad como derivada "del invierno que nunca llega". Se ejemplifica de maravilla con la amplia disponibilidad de todas las frutas imaginables, sin importar la temporada.

Elegidas con cuidado, una pequeña porción de fruta, en particular mezclada con nueces, puede ser el postre perfecto para disfrutar al final de una comida.[26] Elige frutas orgánicas, locales y de temporada, con un bajo índice glucémico o de carbohidratos netos. Un buen ejemplo sería una manzana silvestre ácida, mezclada con unas cuantas nueces de Castilla, degustadas hacia el final del verano o principios del otoño. Se encuentra a continuación una lista de todas las frutas recomendadas, junto con su advertencia glucémica.

Frutas

Arándano*	Manzana silvestre** (de temporada)
Cereza* (amarga)	Mirtilo**
Coco* ♥	Mora azul**
Frambuesa**	Mora Boysen**
Fresa** ♦	Morera**
Granada***	Níspero***
Grosella negra*	Papaya verde**
Kiwi* (no maduro)	Plátano macho verde*
Limón amarillo*	Plátano verde*
Limón verde*	Toronja*
Mango verde**	Zarzamora**

Clave
Índice glucémico: Bajo* Intermedio** Alto***
Orgánico ♦
Alto en ácidos grasos saturados ♥

Algunas frutas, como las moras silvestres, se pueden comer fuera de temporada para tomar ventaja de sus poderosas propiedades neuroprotectoras. Las moras silvestres sin endulzar, como moras azules, fresas, frambuesas, moreras, mirtilos, grosella negra, zarzamoras, moras Boysen, arándanos y granadas, deben ser una prioridad porque sus compuestos de polifenoles ejercen un efecto terapéutico tanto para prevenir como para remediar el deterioro cognitivo. Sus pigmentos oscuros, llamados antocianinas, y otros flavonoles contribuyen a sus propiedades neuroprotectoras.[27]

Las moras azules se han estudiado mucho en particular para el incremento de la memoria. En dos estudios separados, al azar y controlados, las moras mejoraron aspectos de la cognición, entre ellos la memoria verbal, memoria funcional y cambio de tareas, un componente importante de la función ejecutiva.[28] Además, resonancias magnéticas funcionales demostraron niveles más elevados de imágenes dependientes del nivel de oxígeno en la sangre en el cerebro de pacientes con deterioro cognitivo leve después de consumir moras azules.[29] Las cerezas amargas, que técnicamente son drupas, no moras, también han demostrado mejorar la salud cardiometabólica, el estrés oxidativo y la inflamación. Una pequeña prueba controlada al azar demostró que las personas que consumieron cerezas como suplemento presentaban un avance en la fluidez verbal y la memoria a corto y largo plazos.[30] Los nísperos, una fuente excelente de fibra prebiótica, han demostrado tener propiedades neuroprotectoras, pero tienen un índice glucémico un tanto alto, así que debes disfrutarlos con precaución.[31]

Es preferible comer moras y cerezas silvestres, frescas y sin endulzar, pero las congeladas están bien. (Curiosamente, hasta las frutas secas retienen altos niveles de nutrientes, sólo que en paquetes condensados.) Procura adquirir versiones *sin endulzar*. Siempre come la fruta entera, en lugar del jugo, para conservar la fibra y reducir el índice glucémico. Ciertas moras, como los arándanos y la grosella negra, son muy amargos y desagradables para algunos. Explora diversas formas de utilizar pequeñas cantidades de endulzantes aprobados para darles un mejor sabor.

Otras frutas que se pueden disfrutar con libertad fuera de temporada son los limones. Son excelentes fuentes de vitamina C y naturalmente bajos en glucosa. Estas brillantes fuentes cítricas de sabor les dan un toque refrescante a las ensaladas, las proteínas animales, los postres y más. Incluso rallar su dura cáscara es una forma sencilla y nutritiva de agregar un poco más de sabor a los alimentos. (Nota: los alimentos ácidos ablandan el esmalte de los dientes. Es mejor esperar media hora después de comer cualquier alimento ácido para cepillarte los dientes.)

Recomendamos no comer la mayoría de las frutas tropicales maduras, pues tienden hacia un índice glucémico alto. Algunas excepciones son el coco sin endulzar (técnicamente una drupa) y todos los almidones resistentes que mencionamos antes, incluidos los plátanos machos verdes, los plátanos, los mangos y las papayas. Procura no cocinar los plátanos ni los plátanos machos, ya que eso degrada el almidón resistente. Como se dijo antes, el kiwi tiene enzimas digestivas naturales y también se ha visto que mejora los perfiles de lípidos y aminora la oxidación de éstos.[32]

Betabel. Si las frutas son "los dulces de Dios", entonces el betabel es su *joya*. El betabel es un tubérculo rojo oscuro, *azucarado* y no almidonado que ofrece grandes ventajas para el corazón y el cerebro por medio de diversos mecanismos. Son reconocidos como fuentes ricas de nitratos, los cuales se convierten en óxido nítrico en el endotelio vascular. El óxido nítrico actúa como vasodilatador, lo que ayuda a disminuir la presión y mejorar el flujo de sangre, aportando a la salud cerebral y vascular, algo particularmente apropiado para el deterioro cognitivo vascular. Otra forma en que el betabel puede ayudar al cerebro es combinando su contenido de uridina con ácidos grasos omega-3 y colina, para ayudar al crecimiento sináptico.[33] Un estudio reciente de laboratorio demostró que la betanina, un compuesto en el betabel responsable por su distintivo color rojo, puede ayudar a desacelerar la acumulación de beta-amiloide en el cerebro.[34] El betabel también tiene potentes propiedades antioxidantes, desintoxicantes y antiinflamatorias.[35] El tubérculo y sus hojas verdes son ricas en carotenoides, los cuales aportan a la salud ocular.[36]

El betabel crudo, delicioso en ensaladas, tiene el impacto glucémico más bajo. El betabel cocido tiene un peculiar sabor a tierra, a diferencia de las papas. Se puede cocer al vapor o al horno, conservando su firmeza. Es importante no cocerlo de más, pues mermará sus nutrientes y aumentará su contenido de azúcar. Servirlo con AOEV o mantequilla también ayuda a atenuar el efecto glucémico. Puedes conservar la cáscara, sobre todo de los betabeles jóvenes (que es suave y menos amarga), si vas a hornearlos o preparar kvas, un jugo de betabel lacto-fermentado de Europa del Este. La piel del betabel es rica en microbios, lo que confiere al kvas una microbiota saludable. Es mejor no encurtir el betabel en vinagre, ya que destruye las bacterias intestinales saludables. Como sucede con todos los alimentos con un alto índice glucémico y propiedades saludables, *la clave es el equilibrio*. Come pequeñas cantidades como parte de una comida y revisa tu glucosa posprandial una y dos horas después para ver cómo te afecta.

PLAN DE ACCIÓN

- Come frutas nativas de temporada. Depende de en qué parte del mundo te encuentres, pero puede haber muchas otras opciones disponibles de manera local. Siempre equilibra el valor nutricional y la cuestión glucémica.
- Disfruta pequeñas porciones de moras silvestres todo el año.
- La fruta tropical verde (plátano macho, plátano, mango, papaya y kiwi no maduros) se puede comer en pequeñas cantidades como almidones resistentes y por sus enzimas digestivas naturales.
- Los limones son una gran fuente de vitamina C y se pueden disfrutar con libertad.

Precauciones

Glucosa elevada. Ya se comentó antes. Asegúrate de hacer dos revisiones de tu glucosa posprandial, una y dos horas después de comer, para ver qué efecto tiene una cierta fruta en ti. Consulta el capítulo 18, página 299, para encontrar metas precisas. Mezclar fruta y nueces puede mitigar el efecto glucémico, lo mismo que comer fruta al final de una comida.

Oxalatos. El betabel y varias de las frutas recomendadas, entre ellas frambuesas, arándanos, moras azules, papayas y kiwis, son altos en oxalatos. Se trata de compuestos vegetales que pueden promover inflamación o piedras en los riñones cuando las comen en grandes cantidades personas genéticamente susceptibles o que tienen comprometida su salud intestinal.

Capítulo 11

Nivel 5 de la pirámide

Negocios riesgosos

La tierra provee lo suficiente para satisfacer la necesidad
de todos los hombres, pero no la ambición de todos los hombres.

—MAHATMA GANDHI

Endulzantes

Te sorprenderá lo rápido que pierdes el gusto por los alimentos dulces
después de adoptar una dieta de alimentos enteros y bajo índice glucémico. Incluso ¡es posible que de pronto estés comiendo rebanadas
de limón como antes lo hacías con una naranja! Este reentrenamiento de tus papilas gustativas es una buena señal de que ya dejaste los
alimentos falsos recargados de sabor y llenos de azúcares añadidos. Saborea esta dulce victoria y no sabotees tu progreso con endulzantes. Lo
último que queremos hacer es reaclimatar tus papilas gustativas a los
alimentos dulces que te hemos incitado a abandonar. La evidencia
también sugiere que el sabor dulce de endulzantes aun no calóricos
engaña a tu cuerpo a producir insulina y otras hormonas involucradas en la regulación de la glucosa, lo que puede entorpecer tu curación
metabólica.[1] Existen varios endulzantes naturales que puedes considerar bajo un uso limitado.

Stevia. Cantidades muy pequeñas de stevia en formas puras son aceptables. La planta de stevia es extraordinariamente dulce y crece en muchas partes del mundo, entre ellas Japón, China, Brasil y Paraguay. Es hasta 200 o 300 veces más intensa que el azúcar de mesa común y, por ende, se necesita muy poca. La stevia contiene cero calorías y suele combinarse con otros endulzantes. Debes evitar las mezclas y conseguir una fuente pura, con los menos ingredientes posibles. La marca SweetLeaf es aceptable. Algunas personas se quejan de que la stevia tiene un regusto desagradable, pero otras no lo notan.

Fruto del monje. Pequeñas cantidades de fruto del monje puro también son aceptables. *Luo han guo*, o fruto del monje, es un pequeño fruto redondo que crece en el sureste asiático. Se dice que recibe su nombre por los monjes budistas que lo cultivaron hace ocho siglos. El fruto del monje es entre 100 y 250 veces más dulce que el azúcar de mesa, pero tiene cero calorías. Al igual que la stevia, muchas veces se combina con otros endulzantes. Evita las mezclas y encuentra una marca con la menor cantidad de ingredientes posible. Pure Monk es una marca aceptable.

Miel de abeja. Enfocados en los alimentos ancestrales, sería un descuido no incluir la miel de abeja por sus múltiples aportes a la salud. Desafortunadamente, también tiene un alto índice glucémico y sólo es apropiada en cantidades muy pequeñas para quienes *no* son resistentes a la insulina, y junto con una comida alta en fibra y grasa para atenuar su efecto. La miel de abeja cruda (sin pasteurizar), local, está formada de ácidos orgánicos y compuestos de fenoles que se unen para aportar antioxidantes poderosos.[2] También es un prebiótico, con enzimas digestivas naturales que pueden contribuir a la salud intestinal.[3] Tiene propiedades antimicrobianas y antifúngicas, y evidencia en extremo preliminar sugiere que, si se adquiere localmente, puede ayudar a insensibilizar contra las alergias.[4] Asegúrate de revisar tu glucosa posprandial para ver qué efecto tiene la miel en ti. No agregues miel a tu café mientras ayunas porque impedirá tu capacidad de entrar en cetosis. Busca marcas que también aborden el problema que es el colapso de las colonias de abejas, que amenaza nuestro abastecimiento de comida a nivel mundial.

Alcoholes de azúcares. Si bien pueden ocurrir de forma natural por la fruta podrida y la comida fermentada, la gran mayoría de los productos disponibles comercialmente (eritritol, sorbitol y manitol) es diseñada y proviene de la glucosa del almidón de maíz ogm. El xilitol es la excepción, y proviene de la glucosa en la madera. Los alcoholes de azúcares son famosos por provocar efectos gastrointestinales secundarios y, a veces, dolores de cabeza. Pueden exacerbar el sii y el sbid subyacentes. Incluso pequeñas cantidades pueden tener un efecto laxante.[5] Además, los alcoholes de azúcares alteran desfavorablemente el microbioma intestinal, alimentando las cepas de bacterias dañinas, como *E. coli*, *Shigella*, salmonela y estreptococo.[6]

. . . .

PLAN DE ACCIÓN

- Si es necesario, usa cantidades limitadas de los endulzantes aprobados.

. . . .

Precauciones

Aumento de glucosa. La miel de abeja puede subir la glucosa y se recomienda que sólo la consuman personas metabólicamente sanas (consulta la información anterior) en pequeñas cantidades.

Alergias. Cualquiera con alergia a la picadura de abeja debería tener cuidado con la miel.

Flavanoles del cacao

Todavía podemos disfrutar nuestro delicioso y amado chocolate, rico en flavanoles del cacao, pero en cantidades pequeñas. Mientras que los flavanoles derivados del grano de cacao proveen beneficios significativos para la salud, también incluyen problemas significativos de toxicidad, razón por la cual debe quedarse en la categoría de indulgencia. Los flavanoles del cacao son una mezcla única de fitonutrientes que sólo se encuentran en el grano de cacao, el cual no debe confundirse con el grano de café. Para sumar a la confusión, los términos *cacao* y *cocoa* muchas veces se utilizan indistintamente, lo que es un error. *Cacao* hace referencia al frijol crudo que se encuentra dentro de la gran vaina del árbol del cacao, mientras que *cocoa* se refiere al producto procesado una vez que los granos se cultivaron, fermentaron, secaron y rostizaron a altas temperaturas. Los flavanoles del cacao se disfrutan comúnmente troceados, en polvo, en la cocoa en polvo y en el chocolate.

Existen pruebas sólidas que sugieren que los flavanoles del cacao aportan neuroprotección. Varios estudios han demostrado que no sólo mejoran el funcionamiento cognitivo, sino que muestran avances en la circulación de zonas específicas del cerebro involucradas con el deterioro de la memoria relacionado con la edad, medido en imagenología.[7] Los flavanoles del cacao mejoran el funcionamiento de los vasos sanguíneos, ello suma a la distribución de oxígeno y nutrientes por todo el cuerpo, lo que resulta en una mejoría en presión y salud metabólica en general.[8]

Desafortunadamente, necesitamos sopesar la aportación de los flavonoles del cacao contra su potencial tóxico. El cadmio y el plomo, si bien están presentes de forma natural en la corteza terrestre, afectan muchos productos de cacao, sobre todo por medio de la contaminación provocada por el hombre. Ambos son metales pesados que se acumulan en el cuerpo y se les ha implicado en efectos nocivos para la salud humana. El cadmio afecta el sistema nervioso central, provocando menos atención, falta de capacidad olfativa y déficit de memoria. Asimismo, se considera una toxina que afecta diversos órganos y ya se clasificó como carcinógeno.[9] La Organización Mundial de la Salud (OMS) recomienda limitar el consumo de cadmio a no más de 0.3 microgramos (mcg) máximo por cada gramo (g) de materiales vegetales secos.[10] Estados Unidos no ha sentado un estándar nacional, pero California, por ejemplo, requiere etiquetas de advertencia en cualquier alimento que contenga más de 4.1 mcg de cadmio por porción diaria.

El plomo también afecta muchos órganos y se distribuye hacia el cerebro, donde en muchas ocasiones puede provocar daños cerebrales irreversibles que afectan la cognición y el intelecto. Los niños y las mujeres embarazadas son particularmente vulnerables.[11] De acuerdo con la OMS, no existe un límite seguro de plomo en los alimentos.[12] La Administración de Alimentos y Medicamentos de Estados Unidos (FDA, por sus siglas en inglés) limita la cantidad máxima permisible a 3.0 microgramos en alimentos al día para niños y 12.5 para adultos.[13] California limita la exposición de plomo al día a sólo 5.0 microgramos para todos, de cualquier fuente.[14]

Cuando elijas una fuente alimentaria de flavanoles de cacao, debes tomar en cuenta múltiples variables. Tu meta es encontrar cacao:

- **Alto en flavanoles.** Entre más elevada sea la cantidad de cacao, mayor será su nivel de flavanoles.[15]
- **Bajo en azúcar.** Aplica la misma regla. Entre mayor sea la cantidad de cacao, menor será la de azúcar.
- **Bajo en cadmio.** Al pensar en los límites anteriores, busca el menor contenido de cadmio.
- **Bajo en plomo.** Al pensar en los límites anteriores, busca el menor contenido de plomo.

Tenemos algunos consejos y recursos para ayudarte a evaluar todos los elementos. En primer lugar, siempre busca el porcentaje más alto de cacao que puedas tolerar. El 100% de cacao siempre tendrá el nivel más alto de flavanoles y el nivel más bajo de azúcar, pero es bastante amargo y en definitiva es un gusto adquirido. Intenta conseguir chocolate con 85% de cacao o más. ConsumerLab.com es un recurso al que puedes suscribirte, el cual evalúa muchos productos saludables y ofrece evaluaciones detalladas sobre los flavanoles (y algunas toxinas) en muchos productos de chocolate, cacao y cocoa. Para determinar los niveles de azúcar, simplemente lee la información nutricional en la parte de atrás del paquete y siempre intenta elegir la opción con menor contenido de azúcar. As You Sow es un recurso gratis en línea, excelente para evaluar los niveles tanto de cadmio como de plomo, usando los límites que mencionamos. Su buscador entre chocolates tóxicos también te permite filtrar tu nivel deseado de cacao. (No te confíes del sello orgánico para protegerte de la contaminación con metales pesados.) El buscador de Food Scores del EWG también puede ser útil, pero sólo ofrece una calificación, en lugar de listar los niveles reales de toxinas específicas, y no te permite filtrar a partir del porcentaje de cacao. Existen muchísimos productos de flavanoles de cacao disponibles. Algunos son muy comunes, como el chocolate y la cocoa, mientras que otros son más exóticos, como el cacao en trozo y el cacao en polvo. Muchos productos que dicen ser extraordinariamente saludables no mencionan las toxinas inherentes.

Cacao en trozos. Estos deleites crujientes y de gran sabor en el mundo de los alimentos saludables son la forma más pura de los granos de cacao; ligeramente tostados y molidos, se venden en versiones fermentadas y no fermentadas. Las variedades no fermentadas son un poco menos amargas. Además de aportar los beneficios de los fitonutrientes antes descritos, son una fuente decente de fibra prebiótica. Tristemente, también tienden a ser muy altos en cadmio, y sólo unos cuantos se acercan o cumplen la restricción de la OMS de 0.3 mcg por gramo. Advertimos a nuestro lector no consumir más de una porción ocasional, correspondiente a una cucharada, con la toxicidad más baja que pueda encontrar.

Cocoa en polvo. Se utiliza para crear bebidas de cocoa y chocolate. Se tuesta a temperaturas mucho más elevadas y se muele finamente. En su forma pura, no está endulzada y todavía retiene cantidades significativas, aunque reducidas, de los flavanoles saludables que describimos antes. Los niveles de cadmio y plomo son todavía más concentrados en la cocoa en polvo, y *ninguna* cumple las limitaciones de la OMS. Por tal motivo, recomendamos que te *abstengas* de consumir cocoa en polvo.

Cacao en polvo. Es distinto de la cocoa en polvo. Se hace con trozos de cacao prensados en frío para formar una pasta, la cual se deja secar hasta formar un polvo. Ya que se trata de la fuente más concentrada de cacao, también tiene la mayor toxicidad, tanto de cadmio como de plomo. No podemos recomendar ningún producto comercialmente disponible.

Chocolate. Por suerte, en general, los niveles de cadmio y plomo se encuentran en menor concentración en el chocolate, aunque éste puede venir con una impresionante cantidad de azúcar y cantidades insignificantes de flavanoles saludables. Los porcentajes de cacao en las barras de chocolate en realidad hacen referencia a qué tanto de la barra, en peso, está formada por granos puros de cacao y sus subproductos. Por definición, porcentajes mayores de cacao contienen menos azúcar y más flavanoles. Unos cuantos cuadritos al día de un chocolate elegido con cuidado pueden ser un postre seguro (y exquisitamente delicioso) después de una comida saludable.

· ·

PLAN DE ACCIÓN

- Para extraer el beneficio de los flavonoles, disfruta pequeñas cantidades de chocolate alto en cacao y bajo en azúcar, cadmio y plomo.
- Dado el problema de su toxicidad, limita el cacao en trozo y evita el cacao y la cocoa en polvo.
- Considera un suplemento de flavanoles.

· ·

Precauciones

Elevación de glucosa. (Consulta la página 196)

Toxicidad por metales pesados. (Consulta la página 201)

Lácteos

Dado que los productos lácteos causan inflamación en tantas personas, y dado que la inflamación es uno de los precursores clave de la enfermedad de Alzheimer, no aconsejamos su consumo. Si estás acostumbrado a verter cucharadas generosas de crema a tu café, nuestra recomendación puede doler. Lo entendemos, y te sugeriremos algunas soluciones útiles.

Los lácteos son inflamatorios por varios motivos. Casi 70% de la población mundial es intolerante a la lactosa y muchos ni siquiera están conscientes de ello. La intolerancia a la lactosa se define por una capacidad limitada de digerirla después de la infancia. Es particularmente cierto para los no europeos, y hasta 90% de la población del este de Asia se ve afectada.[16] Entre los síntomas comunes de la intolerancia a la lactosa se encuentran dolor estomacal, inflamación, gases y diarrea. Los síntomas menos conocidos son motilidad gastrointestinal reducida, náuseas, vómito, constipación, eczema, sinusitis, artritis, dolor muscular y articulatorio, cansancio, arritmia, pérdida de la memoria a corto plazo, dolor de cabeza, úlceras bucales y otros, lo que sugiere cómo la inflamación generalizada afecta múltiples sistemas corporales.[17]

Los lácteos también pueden ser inflamatorios para cualquiera con sensibilidad al gluten, por mimetismo molecular. La caseína, la proteína en los lácteos, es lo suficientemente parecida a la gliadina en el gluten, al punto de confundir al sistema inmunológico. Cuando somos sensibles a un alimento, nuestro sistema inmunológico adaptativo crea anticuerpos para "el enemigo", que en este caso es el *gluten*. Cada vez que ingerimos gluten, suenan las alarmas y nuestros anticuerpos van al ataque. Sin embargo, nuestro sistema inmunológico no es perfecto, y puede confundir a las proteínas similares molecularmente, como la caseína y la gliadina, con el antígeno original, provocando un aumento de citocinas inflamatorias y un estado crónico de inflamación si el o los alimentos ofensivos no se eliminan.[18]

Incluso quienes no tienen sensibilidad al gluten o intolerancia a la lactosa pueden ser sensibles a los lácteos por la naturaleza evolutiva de nuestro suministro de leche. La naturaleza ha dotado maravillosamente a todos los mamíferos con el alimento perfecto para nutrir a sus crías: *la leche materna*. Durante milenios, cada especie de mamíferos ha usado su leche materna sólo para sus propias crías. La leche de vaca claramente no es un alimento ancestral. No fue sino hasta el advenimiento de la agricultura y la domesticación de los animales hace alrededor de 10 000 años que los humanos comenzaron a utilizar la leche de rumiantes para su propia nutrición.[19]

En un principio, todos los mamíferos, incluidos los humanos, producían un tipo de leche llamada A2. Más o menos hace 8 000 años se dio una mutación en Europa, lo que creó un nuevo tipo de leche de vaca llamada A1. Nadie sabe con seguridad cómo o por qué ocurrió. Algunos tienen la teoría de que tal vez las razas A1 eran mejores productoras de leche y los granjeros gravitaron de forma natural hacia ellas para criarlas e incrementar su producción. Con el tiempo, la gran mayoría de la leche de vaca en el mundo occidental cambió a una mezcla, compuesta sobre todo de leche A1.[20]

Hace unos 25 años los científicos hicieron un descubrimiento interesante cuando descubrieron una pequeña variación molecular entre los dos tipos de leche. La beta-caseína, la proteína más abundante en la leche, se compone de 209 aminoácidos. Resulta que en la posición 67, la leche A2 ancestral tenía el aminoácido *prolina* mientras que la nueva caseína A1 tenía *histidina*. Tal vez no parezca un gran cambio si se trata de un solo aminoácido entre 209, pero incluso algo tan minúsculo puede alterar la estructura (por ejemplo, la causa de la enfermedad de células falciformes es el cambio en un solo aminoácido en la hemoglobina), y nuestro sistema inmunológico es capaz de reconocerlo.[21] De hecho, se ha acumulado evidencia de que la nueva leche A1 podría estar vinculada con enfermedades inflamatorias, como diabetes tipo 1 y cardiopatía.[22] Otras investigaciones han revelado que la digestión de la leche A1 produce compuestos inflamatorios en el tracto gastrointestinal capaces de provocar problemas digestivos e incluso déficit neurológico.[23] No es de extrañar que esta hipótesis haya encontrado resistencia de parte de los granjeros en el sector lechero, quienes cuestionan los motivos económicos detrás de esta investigación, parte de la cual ha recibido fondos de la industria de A2. No obstante, investigaciones independientes sugieren que sí hay suficiente "humo" como para estar preocupados.[24] Dada la relación cercana entre la salud intestinal y cerebral y el componente inflamatorio del Alzheimer, recomendamos que cambies de los productos lácteos A1 a los A2 si planeas incluir lácteos en tu dieta y minimizar tu exposición total.

Leche. Se está volviendo cada vez más fácil encontrar leche A2 en la mayoría de los supermercados. Por supuesto, la idea es elegir leche entera A2 de libre pastoreo, que podría ser un poco más difícil de conseguir. Es importante comprender que la grasa en la leche entera atenúa los efectos del azúcar natural en la leche. La leche de cabra, oveja, búfala, camella o yak siempre es de libre pastoreo y A2 por naturaleza. Los sustitutos decentes incluyen versiones sin endulzar de leche de almendras (de almendras blanqueadas si eres sensible a las lectinas), coco, linaza, avellana, cáñamo, macadamia y soya orgánica. (Es posible que la leche de nuez de la India sea demasiado inflamatoria, y es alta en lectinas. El contenido de carbohidratos en la leche de arroz es demasiado elevado.) Utiliza el informe y las tablas de puntuación del Instituto Cornucopia para encontrar las opciones más saludables. Puedes usar cualquiera de las anteriores como sustituto de crema para el café. Algunas personas también disfrutan de un poco de aceite de coco o ghee con vainilla en su café.

Recuerda, los lácteos y los sustitutos de lácteos en tu café pondrán fin a tu ayuno. Si tomas café durante tu ayuno, que sea negro y sólo con una minúscula cantidad de alguno de los endulzantes aprobados. Quienes son resistentes a la insulina y estén extendiendo su ayuno podrían añadir un poco de aceite de coco para ayudar a promover la cetosis. Lee más al respecto en el capítulo 7, en "Consejos para tu transición hacia un ayuno prolongado".

Yogurt. Ocasionalmente puedes disfrutar una pequeña cantidad de yogurt de la leche de cualquiera de los animales aprobados que mencionamos arriba. Intenta adquirir orgánico y de libre pastoreo, con cultivos vivos y activos. Siempre compra yogurt sin endulzar. Puedes mezclarlo con unas cuantas nueces y moras silvestres para darle un toque dulce. Si es necesario, siéntete libre de agregar una pequeña cantidad de algún endulzante aprobado. También puedes buscar yogurt de coco o de soya orgánico, sin endulzar. Puede ser difícil encontrar yogurts sin una gran cantidad de azúcares añadidos y otros ingredientes, así que muchas personas hacen el suyo.

Kéfir. Es una bebida fermentada de sabor agrio, muy saludable por sus probióticos vivos y activos. El kéfir por lo general tiene mayor cantidad y variedad de bacterias beneficiosas que el yogurt. Las mismas condiciones para el yogurt aplican para el kéfir.

Queso. Son aceptables los quesos de cualquier animal que anteriormente aprobamos, pero en cantidades pequeñas. Los quesos de cabra, oveja y ciertas clases de búfala se encuentran ampliamente disponibles.

. . . .

PLAN DE ACCIÓN

- Evita todos los lácteos animales convencionales.
- Si lo deseas y los toleras, puedes consumir pequeñas cantidades de lácteos A2.

. . . .

Precauciones

Malestares gastrointestinales. (Consulta la página 176)

Inflamación. (Consulta la página 176)

Lípidos elevados. La mayoría de los productos lácteos enteros son altos en grasa saturada y pueden contribuir a un aumento de LDL-C en algunas personas, sobre todo los portadores de ApoE4. No implica que debas evitarlos por completo, pero sí que lo tengas presente. (Consulta la página 150, en el capítulo 18.)

Potencial de cáncer. Las vacas lecheras se ordeñan durante su embarazo, y esto nos expone a niveles reproductivos de hormonas en su leche. Puede ser un problema la estimulación de cánceres sensibles a hormonas, como los de seno, útero y próstata, por la presencia de hormonas y factores de crecimiento en los productos lácteos.[25] La correlación es particularmente fuerte en el riesgo de cáncer de próstata.[26]

Alcohol

¡Salud... a la *vida*! Tal vez te sea duro escucharlo, pero te lo vamos a decir directamente. Está muy claro que el consumo excesivo de alcohol se asocia con un riesgo mayor de desarrollar demencia.[27] No está tan clara la cantidad de alcohol que constituye beber en exceso, lo que vuelve más confuso el problema; la completa abstinencia también parece incrementar el riesgo.[28] La calidad de la evidencia, sin embargo, es insuficiente para sugerir que las personas que se abstienen ahora, deben empezar a beber alcohol. Investigaciones enfocadas han demostrado que a los portadores de ApoE4 les va mal con cualquier cantidad de alcohol.[29]

El alcohol nos hace daño de muchas formas. Actúa como una neurotoxina que daña múltiples estructuras en el cerebro, provocando ataques (por lo general después de la abstinencia), atrofia cerebral, pérdida de memoria, interferencia en el sueño y daño cerebelar (lo que ocasiona inquietud, dificultad para articular las palabras e incapacidad para caminar). También interfiere con la cetosis.[30] Es una carga para la secuencia de desintoxicación del hígado, algo vital para la salud integral.[31] El alcohol bloquea nuestra capacidad de lograr el sueño REM, fragmentando el descanso e interrumpiendo la formación de recuerdos y la cognición en sí. (REM quiere decir *rapid eye movement*, movimiento rápido ocular, y es una de las diversas etapas del sueño cuyo ciclo se repite a lo largo de la noche.)[32] Asimismo, el alcohol es una de las causas de cáncer en el hígado, recto, garganta y mama en mujeres.[33]

Por precaución, recomendamos que los grupos de alto riesgo, incluido cualquiera que en la actualidad exhiba síntomas de deterioro cognitivo, portadores del gen ApoE4 y cualquiera con una historia pasada o presente de abuso de alcohol, no beban. Para estas personas, y *quizá para otras*, cualquier cantidad de alcohol puede incrementar su riesgo de desarrollar deterioro cognitivo. El consumo excesivo de alcohol es perjudicial para la salud en sí. Cualquiera que considere tener un problema debería buscar ayuda. Las mujeres embarazadas o lactando deberían abstenerse de consumir cualquier bebida alcohólica.

Si eliges permitirte tomar ocasionalmente, sugerimos sólo tomar vino tinto en pequeñas cantidades. Cierta evidencia sugiere que el vino tinto confiere ciertas ventajas para la salud que no se encuentran en otras bebidas alcohólicas.[34] Te aconsejamos limitar tu consumo a una o dos copas de vino. La medida estándar de una sola copa de vino tinto es de 150 mililitros, aunque muchos restaurantes sirven sustancialmente más. Es de mucha ayuda utilizar tu báscula de alimentos o una taza medidora con mililitros para ver ilustrado en qué consisten una o dos copas.

Como muchos sabemos, tomar vino también limita tu inhibición y te anima a seguir bebiendo y atascarte de alimentos no saludables. El contenido de azúcar en el vino tinto también puede sacarte de la cetosis. Es también mejor beber vino después de una comida saludable. Puede ser muy ilustrativo hacerte una revisión de glucosa posprandial una y dos horas después de tomarte una copa de vino.

No hay mejor sensación en el mundo que despertarte fresco, lúcido y emocionado de comenzar tu día. Si decides beber alcohol algunas ocasiones, registra el efecto que tiene en tu glucosa, la calidad de tu sueño y tu cognición.

PLAN DE ACCIÓN

- El alcohol es una neurotoxina y, por ende, es mejor que lo evite cualquier persona que padezca un deterioro cognitivo o esté en riesgo de desarrollarlo.
- Si decides beber en ocasiones, considera pequeñas cantidades de vino tinto orgánico, sin azúcar y pocos grados de alcohol.

Precauciones

(Lee el capítulo anterior.)

Capítulo 12

Pequeños grandes detalles

Pensamos en generalidades, pero vivimos a detalle.
—Alfred North Whitehead

Veganos y vegetarianos

Ya sea que prefieras ser vegetariano, vegano u omnívoro, la meta es simplemente generar la neuroquímica que previene y revierte el deterioro cognitivo. Puedes lograrlo con o sin carne, mientras estés consciente de los ajustes necesarios en cada caso.

El plan alimenticio KetoFLEX 12/3 es rico en verduras para *todos*. La proteína animal es opcional. Los vegetarianos y veganos pueden obtener suficiente proteína de nueces, semillas, leguminosas y verduras preparadas de forma adecuada. Muchas proteínas vegetales, sin embargo, están incompletas por su insuficiencia de algunos aminoácidos esenciales. Al consumir una variedad de proteínas vegetales en grandes cantidades, puedes lograr una exposición a los nueve aminoácidos esenciales.

Alimentos vegetales altos en proteína

Almendras* x (30 g = 6 g)	Frijoles** x (promedio, 1 taza = 15 g)
Amaranto*** x (1 taza = 9.4 g)	Germen de alfalfa* (1 taza = 1.3 g)
Arroz salvaje*** x (½ taza = 3.5 g)	Hojas de mostaza* (1 taza = 1.5 g)
Berros* (1 taza = 0.8 g)	Lentejas** x (1 taza = 18 g)
Bok choy* (1 taza = 1 g)	Crema de almendra* (1 cucharadita = 3.3 g)
Brócoli* (1 taza = 2.6 g)	Miso (PC)** ♦ (100 g = 12 g)
Chícharos* x (1 taza = 9 g)	Natto (PC)** ♦ (100 g = 18 g)
Col berza* (1 taza = 0.9 g)	Nueces de Castilla* (30 g = 4.3 g)
Coles de Bruselas* x (1 taza = 3.3 g)	Pistaches* (30 g = 6 g)
Coliflor* (1 taza = 2 g)	Quinoa (PC)*** x (1 taza = 8.1 g)
Corazones de cáñamo (PC)* (30 g = 10 g)	Semillas de chía (PC)* x (30 g = 4.7 g)
Edamame (PC)* ♦ x (1 taza = 22 g)	Teff*** x (1 taza = 9.1 g)
Espárragos* (1 taza = 2.9 g)	Tempeh (PC)* ♦ (100 g = 19 g)
Espinacas* ♦ (1 taza = 1 g)	Tofu (PC)** ♦* (100 g = 9.2 g)

Clave
Proteínas completas (PC)
Índice glucémico: Bajo* Intermedio ** Alto***
Orgánico ♦
Alto en lectinas x

No todas las proteínas vegetales están incompletas. El cáñamo, la chía, la quinoa y la soya son ejemplos de proteínas vegetales completas. Los corazones de cáñamo, el interior de la semilla, son deliciosos en ensaladas. La leche de cáñamo sin endulzar es un gran sustituto de la leche de vaca. Las semillas de chía se pueden remojar para restar fitatos, y es fácil incorporarlas a licuados y budines. Después de examinar toda la evidencia, sentimos que la soya, dentro del contexto de la dieta KetoFLEX 12/3, puede ser una opción saludable cuando es orgánica (sin OMG), de preferencia fermentada, y se pone atención al potencial mínimo de efectos bocígenos. (Consulta la página 136, en el capítulo 8.) El tempeh, el miso y el natto también son buenas opciones, ya que su proceso de fermentación destruye algunos de sus antinutrientes. El tofu y el edamame orgánicos están bien, pero su consumo debe ser limitado por los fitatos, los cuales pueden interferir con la absorción de nutrientes, en especial si eres intolerante a la soya. La quinoa también debe limitarse por su alto contenido de carbohidratos. (Permite que tu glucosa te guíe.) No recomendamos ningún suplemento de proteína (polvos), ya sea animal o vegetal, con las excepciones de la espirulina y la levadura nutricional.

Cronometer, un diario alimentario en línea, te puede ayudar a registrar la cantidad de cada aminoácido para asegurarte de cubrir tus necesidades. (Consulta "Registra los índices de macronutrientes" en la página 225 para más detalles.) En general, las proteínas vegetales están menos biodisponibles que las animales, sobre todo debido a sus antinutrientes (lectinas, fitatos y oxalatos). Recordarás que estos compuestos vegetales reducen la absorción de nutrientes en tu sistema digestivo. Preparar las proteínas vegetales adecuadamente —utilizando técnicas como remojar, germinar, fermentar y cocer— puede ayudar a contrarrestar este problema. Optimizar la salud gastrointestinal también es vital para mejorar la absorción de nutrientes. (Consulta el capítulo 9 para más detalles.)

Tanto los veganos como los vegetarianos, dentro de un esquema de alimentos enteros, pueden implementar esta dieta con seguridad si ponen en práctica ciertas precauciones importantes. Por favor considera que el veganismo estricto puede provocar deficiencias nutricionales muy similares a las que se observan en pacientes con Alzheimer: bajos niveles de grasas omega-3, colina, vitamina B_{12}, vitamina D, retinol y zinc. Todos estos nutrientes son vitales para la salud cerebral, en especial la formación, el apoyo y el mantenimiento de la sinapsis, al igual que muchas otras funciones corporales. También es importante asegurar un consumo adecuado de vitamina K_2 para permitir la eficacia de la vitamina D y el retinol, a la vez que proteges tus huesos y arterias. Tu genética contribuye asimismo a la capacidad de tu cuerpo de utilizar dichos nutrientes, de lo que hablaremos en la siguiente sección. Si estás atento y eliges con cuidado tus fuentes de alimento, o utilizas suplementos cuando sea necesario para superar los déficits, una dieta libre de productos animales puede ser muy saludable. ¡Los omnívoros no son la excepción! *Todos*, a partir de su susceptibilidad genética y su dieta única, son vulnerables ante la deficiencia de cualquiera de estos nutrientes vitales para la optimización cognitiva y la salud en sí.

Omega-3. El ácido alfa-linolénico (ALA) es una fuente vegana de grasa omega-3 y se encuentra en muchos alimentos saludables: semillas de chía, coles de Bruselas, semillas de cáñamo, nueces de Castilla, linaza, algas y aceite de perilla. El ALA, sin embargo, se debe convertir en EPA (ácido eicosapentaenoico) y DHA (ácido docosahexaenoico) de cadena larga, más biodisponibles, para aportar los beneficios necesarios para tener una salud cerebral óptima. Desafortunadamente, la capacidad del cuerpo de convertir el ALA se limita a 5% de EPA y menos de 0.5% de DHA.[1] Este índice de conversión baja todavía más por la genética específica, el género (las mujeres en edad fértil lo convierten con más efectividad), la edad y la mala salud.[2] Incrementar las fuentes alimentarias de ALA y tomar un suplemento de aceite de alga puede ayudar a quienes prefieren no comer pescado. La meta es obtener un índice de omega-3 (un análisis de sangre que tiene acceso al contenido de EPA + DHA en los glóbulos rojos) entre 8 y 10% para quienes no albergan el gen ApoE4 y ≥10% para quienes sí, y un índice de omega-6 a omega-3 de 4:1 o menos, pero no menor a 1:1, para prevenir el adelgazamiento excesivo de la sangre.

Colina. Es un nutriente esencial que provoca un efecto neuroprotector poderoso. Es uno de los componentes principales de los fosfolípidos en la membrana, como la fosfatidilcolina, y un precursor del neurotransmisor acetilcolina, crucial para la memoria. La colina es necesaria para la creación y el mantenimiento de la sinapsis neural. Apoyar el sistema colinérgico es vital para la conservación de la salud cerebral.[3] Muchas personas tienen una deficiencia de colina, pero quienes consumen una dieta por completo vegetal son particularmente vulnerables, pues las cantidades grandes se encuentran en muchos alimentos animales. Entre las fuentes vegetales de colina se encuentran el brócoli, las almendras, las nueces de Castilla, los frijoles pintos, los aguacates, las coles de Bruselas, las acelgas y la col berza, pero es difícil cubrir tus necesidades nutricionales sólo con ellas. Los ovolactovegetarianos, quienes evitan todo pescado, aves y carnes, pero consumen huevos y lácteos, también pueden valerse de los huevos para alcanzar su media diaria. La citicolina es un suplemento vegetal. La alfa-GPC (alfa-glicerilfosforilcolina) es otra alternativa que puede ser vegana. La meta es un consumo alimenticio de 550 mg al día para los hombres y 425 mg para las mujeres.

Vitamina B_{12}. Es un nutriente vital para la salud cerebral y general. El extremo inferior del índice actual de referencia en Estados Unidos (200-900 pg/ml) es demasiado bajo, pues pueden apreciarse síntomas de anemia y demencia en menos de 350 pg/ml, un nivel supuestamente "normal". La vitamina B_{12}, combinada con folato y vitamina B_6, es necesaria para la optimización de la homocisteína. La homocisteína elevada se asocia con deterioro cognitivo y un aumento en la atrofia cerebral.[4] La meta recomendada de homocisteína es 7 µmol/l o menos, difícil de lograr con folatos o vitamina B_{12} subóptimos. (Para consejos sobre cómo bajar la homocisteína, consulta "Usa tus genes para guiar tus decisiones alimentarias", más adelante en este capítulo.)

Existen unas cuantas plantas que proveen B_{12}: hongos específicos (rebozuelo, trompeta de los muertos y shiitake) y un alga comestible llamada nori verde o morada. Algunas opciones fortificadas son la levadura nutricional (muchas veces utilizada por los veganos como sustituto de queso parmesano) y ciertas variedades de leche de almendras y de coco sin endulzar. Es fácil conseguir suplementos de B_{12}. La metilcobalamina sublingual es una buena opción. La marca Vegan True Methylcobalamin no contiene ingredientes de origen animal. La meta es llegar a un nivel entre 500 y 1 500 pg/ml.

Vitamina D. También se le conoce como la vitamina del sol, pero en nuestro estilo de vida moderno, predominantemente en interiores, pocas personas tienen suficiente exposición al sol para alcanzar niveles óptimos. La vitamina D se adhiere a su receptor, entra al núcleo y enciende alrededor de 900 genes. Uno de los papeles más importantes de la vitamina D es la creación y el mantenimiento de la sinapsis cerebral. Cifras inferiores se asocian con el deterioro cognitivo.[5] La mayoría de los alimentos altos en vitamina D se encuentran en fuentes animales, pero los hongos y las leches de almendras y coco sin endulzar son una fuente vegetal decente. Los ovolactovegetarianos pueden recibir vitamina D a través de la yema de huevo, la leche A2 y el queso. La vitamina D_2 siempre es vegetal. La vitamina D_3 del liquen también es vegetal. La meta es alcanzar un nivel entre 50 y 80 ng/ml (rutinariamente medido en el análisis 25-hidroxivitamina D). Considera que cualquiera que tome más de 1 000 UI de vitamina D al día debe incluir vitamina K_2 (al menos 100 mcg). Lee más sobre vitamina K_2 en la siguiente página.

Retinol/Vitamina A. La vitamina A se compone de dos retinoides: retinol y carotenoides, entre ellos el beta-caroteno. El beta-caroteno está ampliamente disponible en muchas plantas, así como en papas, zanahorias y hojas oscuras. El retinol se encuentra sobre todo en productos animales, como aceite de hígado de bacalao, hígado, riñón, huevos y lácteos. Los veganos que presentan polimorfismos específicos y convierten mal el beta-caroteno en retinol pueden tener una deficiencia de este nutriente esencial. La vitamina A se asocia extensamente con la salud ocular y la función inmunológica. Incluso niveles en márgenes inferiores están asociados con el desarrollo de la enfermedad de Alzheimer. Un estudio reciente descubrió que los niveles bajos de retinol están vinculados con el aumento del riesgo de desarrollar deterioro cognitivo, tanto en portadores de ApoE4 como ApoE2.[6] Muchas veces es suficiente comer bastantes alimentos ricos en beta-caroteno junto con una dieta alta en grasa (como la vitamina A es soluble en grasa, se absorbe mal en la ausencia de grasa). Los veganos, sobre todo quienes tengan un riesgo genético, deben asegurarse de tener niveles adecuados. El rango de referencia del retinol en suero es de 38-98 mcg/dl. La idea es buscar un rango medio, de preferencia con tu alimentación. Si es necesario tomar suplementos, busca palmitato de retinilo.

Vitamina K_2. Las vitaminas solubles en grasa, en particular la vitamina D y la vitamina A, dependen de tener niveles adecuados de vitamina K para poder operar con eficiencia. La vitamina K es vital para una buena coagulación y para la salud ósea, cardiaca y cognitiva.[7] Ayuda a dirigir el calcio a los huesos y lejos de las arterias donde puede hacer daño. Hay dos tipos de vitamina K: K_1 y K_2. La vitamina K_1 es abundante en muchas verduras y hojas verdes, como el kale, espinacas, hojas de nabo, col berza, acelgas, hojas de mostaza, perejil, lechuga romana, lechugas de hoja verde, coles de Bruselas, brócoli, coliflor y col, pero se absorbe mal en el cuerpo. La vitamina K_2, por otro lado, se encuentra principalmente en animales, con la excepción del natto, que quizá te cueste trabajo comer por su fuerte sabor. Los veganos pueden obtener un poco de K_2 de alimentos fermentados como el chucrut, el kéfir vegetal, la kombucha sin pasteurizar y el kimchi vegano, pero las cantidades son inconsistentes. Existen suplementos veganos de vitamina K_2 hechos a partir de natto, lo que puede asegurar un consumo adecuado.

Zinc. Muy poco zinc y demasiado cobre se asocian con la demencia. Estos minerales tienen una relación antagónica interrelacionada, pues ambos compiten por la absorción. Sin una cantidad adecuada de zinc, el cobre se acumula en los tejidos del cuerpo. Dicha acumulación puede tener efectos nocivos para la salud. Es un problema común para los veganos estrictos, dado que sus dietas tienden a ser naturalmente bajas en zinc y altas en cobre. La deficiencia de zinc es también muy común (sobre todo en quienes toman inhibidores de la bomba de protones), y afecta a cerca de 1 000 millones de personas en el mundo. El zinc tiene un papel vital en el cerebro, además de disminuir la inflamación y estimular la función inmunológica. Aunque es abundante y altamente biodisponible en carne, huevo, pescados y mariscos, también se encuentra en muchas leguminosas, como frijoles verdes y negros de soya (tofu y tempeh), garbanzos, lentejas y varias nueces y semillas: nueces de Castilla, nueces de la India, almendras, nueces pecanas, pepitas de calabaza, semillas de girasol y cáñamo. Por desgracia, estas fuentes vegetales también son altas en antinutrientes. Por tal motivo, es muy importante prepararlas de forma adecuada. No olvides que muchas leguminosas, nueces y semillas además son altas en cobre, lo que se debe moderar simultáneamente para generar un equilibrio sano. Por tal motivo, sería prudente considerar una pequeña cantidad de suplementos. La levadura nutricional es una buena opción. Dos cucharadas proveen 20% de tus necesidades diarias. La meta es obtener un nivel de zinc de 100 mcg/dl, con un valor idéntico de cobre para un índice de 1:1. Si fuera necesario, es sencillo conseguir suplementos veganos de zinc, pero ten cuidado de registrar y ajustar la toma, ya que un poco hace mucho. Para quienes tengan una deficiencia de zinc, les puede servir tomar entre 20 y 50 mg de picolinato de zinc; no se deben tomar más de 50 mg al día, a menos de que sea bajo supervisión médica.

Usa tus genes para guiar tus decisiones alimentarias

La información genética nos puede ayudar a tomar decisiones más informadas y efectivas. Si has participado en pruebas genéticas dirigidas al consumidor a través de empresas como 23andMe, ya tienes acceso a ciertas partes de tu genoma. Si utilizas la herramienta Browse Raw Data, puedes consultar con facilidad los genes que comentamos más adelante, lo que te ayudará a optimizar tu nutrición para la salud cerebral. Asimismo, existen muchos servicios en línea, desde muy caros hasta otros considerablemente baratos, que ofrecen interpretar la información genética y te dan un informe personalizado para optimizar la salud. FoundMyFitness ofrece un informe genético completo que se actualiza regularmente y está disponible a cambio de una donación pequeña desde 10 dólares.

Antes de entrar de lleno, si todavía no te has hecho una prueba genética, existen algunos aspectos financieros, legales y hasta emocionales relevantes que debes considerar. Conocer tu estado respecto al ApoE4, por ejemplo, puede ser preocupante y abrumador al principio. La organización sin fines de lucro ApoE4.Info ha recabado una guía de opciones que te puede ser útil si no estás seguro de querer corroborar tu estatus. Muchas personas que se enteran de su categoría de ApoE4 se sienten agradecidas por la información y la utilizan para mejorar su salud.[8] De hecho, la información genética nos puede ayudar para tomar decisiones más saludables. ¡El conocimiento es poder!

Cada uno de los billones de células que forman el cuerpo humano tiene un núcleo que alberga su ADN (ácido desoxirribonucleico), el esquema genético responsable de los rasgos que se transmiten de generación en generación. Nuestro ADN está formado por cuatro tipos de nucleótidos diferentes, cada uno con una base única: citosina (C), adenina (A), guanina (G) y tiamina (T). La secuencia específica de nucleótidos codifica tus secuencias de proteínas, al igual que la información regulatoria. Cada persona tiene dos copias de cada gen: cada uno heredado de sus padres biológicos (aunque los hombres, por tener únicamente un cromosoma X y un cromosoma Y, sólo poseen una copia de la mayoría de los genes del cromosoma X). Se forman nuevas células cuando la célula original se divide en dos. Cada célula resultante alberga nuestro código genético entero en su núcleo. Aunque nuestros genomas son casi idénticos —la secuencia del genoma de una persona es aproximadamente 99.9% idéntica a la de otra—, cada uno de nosotros tiene más de 3 000 diferencias con cualquier otro individuo, y es lo que nos vuelve genéticamente únicos. Estas más de 3 000 diferencias son sobre todo cambios de una sola "letra" (A, C, G o T) en un solo lugar, y se llaman entonces polimorfismos de nucleótido único (SNP, por sus siglas en inglés).

Estos SNP generan variaciones biológicas entre la gente, lo que provoca diferencias en las recetas escritas en los genes para las proteínas. Dichas diferencias pueden a su vez influir en una variedad de características, entre ellas la forma como metabolizamos nuestros alimentos, nuestra propensión a deficiencias específicas de nutrientes y nuestra susceptibilidad a distintas enfermedades. Al utilizar la herramienta Browse Raw Data de 23andMe puedes buscar estos SNP y revisar tu estado genético. Este conocimiento te puede servir como punto de partida para afinar tus decisiones alimentarias y complementar tu genoma.

A continuación listamos algunos de los genes importantes que afectan nuestra nutrición. Considera que los diversos SNP a lo largo de tu genoma están etiquetados y numerados usando *rs* seguido del número de referencia (*rs* indica la información de referencia del grupo de SNP).

Omega-3

- rs1535 (G;G). Mala conversión de ALA a EPA.

Las mujeres jóvenes sanas sólo convierten 5% de su consumo total de ALA en EPA. Con este polimorfismo, el índice de conversión es todavía más bajo: 29% menor en relación con el convertidor más elevado (A;A). El (A;G) es un convertidor intermedio, con un índice de conversión 18.6% más pobre.[9] Esto puede ser particularmente relevante para los veganos estrictos que cuentan con su conversión de ALA para cubrir sus necesidades de EPA y DHA.

Omega-3/ApoE4

- rs429358 (C;T) y rs7412 (C;C). Una copia de ApoE4.
- rs429358 (C;C) y rs7412 (C;C). Dos copias de ApoE4.

Antes se creía que los portadores de ApoE4 *no* obtenían ningún aporte cognitivo de una dieta rica en omega-3, mientras que otros genotipos de ApoE disfrutaban una disminución en el riesgo de deterioro cognitivo.[10]

Un artículo reciente plantea la hipótesis de que los portadores de ApoE4 no muestran beneficios cognitivos similares a partir de grasas omega-3 porque podrían necesitar una forma diferente, el DHA de fosfolípidos, encontrado en pescados, hueva de pescados (como la hueva de salmón) y aceite de kril.[11] Aunado a ello, los portadores de ApoE4 demostraron tener niveles más bajos de ácidos grasos omega-3 en la sangre después de consumir pescado y suplementos.[12] Se está acumulando evidencia de que este grupo en realidad puede necesitar cantidades más elevadas de ácidos grasos omega-3 debido a su metabolismo de ácidos grasos perturbado. De hecho, este genotipo le da preferencia al metabolismo de DHA, mientras que otros genotipos ApoE lo conservan.[13] En una serie de datos constituida enteramente por portadores de ApoE4, quienes tienen el estatus más alto de omega-3 sacaron mejores resultados en pruebas cognitivas y demostraron tener volúmenes cerebrales mayores que los portadores de ApoE4 con niveles inferiores.[14]

Por favor considera que las personas con tendencias hemorrágicas deben minimizar sus ácidos grasos omega-3. Es de particular importancia para los que padecen angiopatía amiloide cerebral (AAC), de particular sospecha en hombres ApoE4 homocigóticos con antecedentes familiares de infarto hemorrágico. Si crees que tienes esta condición, es importante hacer una resonancia magnética con secuencia de microhemorragias (magnetización preparada, secuencia rápida de gradiente eco) para determinar si ocurrió alguna indicación de sangrado temprano no reconocido.

Colina

- rs174548 (G;G) (C;G)

Estos polimorfismos están asociados con un nivel reducido de fosfatidilcolina. G es el alelo de riesgo, y los homocigóticos muestran los niveles más bajos. Los heterocigóticos tienen niveles intermedios. La fosfatidilcolina es una clase de fosfolípido que incluye colina, un precursor del neurotransmisor acetilcolina, vital para la formación de recuerdos y limitada en el cerebro de pacientes con Alzheimer.

- rs7946 (T;T) (C;T)

Son polimorfismos correlacionados con la baja producción de fosfatidilcolina en el hígado. T es el alelo de riesgo, y los homocigóticos producen los niveles más bajos. La fosfatidilcolina baja también puede llevar a una limpieza reducida de grasa en el hígado.[15] De igual manera, el nivel inadecuado de colina puede ponerte en riesgo de tener homocisteína elevada.[16] Quienes estén en riesgo de tener niveles menores podrían aumentar su consumo alimentario o tomar suplementos.

B_{12}

- rs602662 (A;G) (G;G)
- rs601338 (A;G) (G;G)

Estos polimorfismos resultan en niveles de B_{12} más bajos de lo normal debido a una absorción deficiente. G es el alelo de riesgo, y los homocigóticos se ven afectados con más severidad. La deficiencia de B_{12} es una causa reversible de demencia.[17] La B_{12} sublingual es particularmente efectiva para contrarrestar la poca absorción. Puede ser relevante sobre todo para los veganos y cualquiera que esté luchando por alcanzar niveles adecuados.[18] La variante (A;A) de ambos polimorfismos se asocia con una mejor absorción y niveles más elevados.

MTHFR (metilentetrahidrofolato reductasa)

- rs1801133 (T;T) (C;T). Actividad de la enzima MTHFR reducida; (T;T) tiene una disminución de 65% y (C;T) tiene una disminución de 35 por ciento.

- rs1801131 (C;C) (A;C). Eficiencia de MTHFR reducida; (C;C) tiene una disminución de 40% y (A;C) tiene una disminución de 17 por ciento.

Estos alelos comunes, aislados y en combinación, afectan a 70% de la población y llevan a un metabolismo limitado de folatos y a una metilación generalizada, lo que tiene amplios efectos en la salud. Las personas con estos polimorfismos están en riesgo de tener niveles más elevados de homocisteína, fuertemente correlacionados con una cognición mermada y atrofia cerebral.[19] Tu meta es llegar a un nivel de ≤7.0 µmol/l. Quienes tienen los polimorfismos rs1801133 anteriores tal vez necesiten también poner particular atención al estatus de riboflavinas.[20] Las personas con una metilación reducida por lo común deberían tomar formas metiladas de vitamina B_{12} y folatos junto con la forma activa de B_6, P5P (piridoxal fosfato). Asimismo, ten en mente que las vitaminas B no tienen efecto ante la homocisteína baja sin un nivel adecuado de omega-3 y colina.[21] Además, un artículo reciente y revelador sugiere que el nivel inadecuado de vitamina B, que provoca la elevación de homocisteína, en realidad *evita* que las personas que consumen ácidos grasos omega-3 obtengan esas ventajas cognitivas, lo que podría ayudar a explicar informes inconsistentes previos en la literatura médica. Es impresionante ver qué tan interconectados están dichos nutrientes, lo que subraya la importancia de conocer y atender tus vulnerabilidades personales.

Vitamina D

- rs10741657 (G;G)
- rs12794714 (A;A)
- rs2060793 (A;A)

Arriba se encuentran diversas variaciones del gen CYP2R1 (vitamina D 25-hidroxilasa) que pueden provocar una disminución de los niveles de vitamina D circulante. Quienes presentan deficiencias de vitamina D son casi dos veces más propensos a experimentar demencia.[22] Si tienes cualquiera de estos polimorfismos, tomar un suplemento con vitamina D quizá no sea tan efectivo. Deberías registrar detalladamente tus niveles en suero y ajustar tu dosis de vitamina D para asegurar que mantengas un nivel óptimo.

Retinol/Vitamina A

- rs7501331 (C;T) (T;T)
- rs12934922 (A;T) (T;T)

Ambos polimorfismos, por separado y en combinación, llevan a una capacidad reducida de convertir beta-caroteno vegetal en retinol o vitamina A. Las formas animales de retinol (aceite de hígado de bacalao o hígado) son las más biodisponibles y pueden ser útiles para superar estos polimorfismos. Incluso una deficiencia marginal de vitamina A puede estar asociada con el deterioro cognitivo y una disminución de neuroplasticidad y neurogénesis.[23] Asimismo, existe una sinergia entre las vitaminas A, D, K y otras para que sean efectivas óptimamente y mitigar el riesgo cardiovascular.[24]

Registra los índices de macronutrientes

Cuando empiezas a aprender cómo entrar en cetosis, puede ser muy útil registrar los índices de macronutrientes. En unas cuantas semanas sabrás qué patrones de alimentos te llevan a la cetosis y, lo que es más importante, te familiarizarás con la sensación transformadora de la cetosis. Antes de entrar de lleno, queremos hacer énfasis en que los índices de macronutrientes tienen un gran margen para la personalización. Es importante que revises tus niveles de cetonas para saber si estás entrando en cetosis o no. (Consulta las instrucciones en "Herramientas para el éxito", en el capítulo 18.) Un BHB en ayunas de >0.5 mM es tu meta matutina, y un nivel que se eleve hacia 1.5 (o tan alto como 4.0) a lo largo del día. Algunas personas obtienen sus lecturas más altas del día justo antes de terminar su ayuno. Otros observan ese nivel más alto después de todo un día de combinar las estrategias de KetoFLEX 12/3: ayuno más ejercicio, más una dieta baja en carbohidratos. Experimenta para ver cuándo capturas tu lectura más elevada. (Considera que por lo general será más baja en la mañana por el "efecto amanecer", por el cual tu hígado envía glucosa para ayudarte a cubrir las demandas del día que comienza.) Una vez que tengas un registro de varias semanas o incluso meses, sabrás qué clase de alimentos debes comer para alcanzar tu meta, y reconocerás instintivamente cómo se *siente* la cetosis, así que ya no tendrás la necesidad de continuar el registro. Muchas personas indican una sensación tranquila y continua de energía, sin las altas y bajas de glucosa, acompañada de una sensación distintiva de claridad en la cognición.

Los macronutrientes son alimentos que tu cuerpo necesita en grandes cantidades para funcionar en óptimas condiciones. Recordarás que se descomponen en tres categorías: proteína, grasa y carbohidratos. La mayoría de los alimentos son una combinación de varios micronutrientes distintos. Cada gramo de proteína o carbohidrato aporta cuatro calorías, mientras que cada gramo de grasa aporta nueve. (Esto cobrará importancia más adelante, cuando veamos las cifras.)

1. **TGED.** Para comenzar a entender los índices de macronutrientes ideales para ti, necesitas determinar el total de tu gasto energético diario (TGED). Se trata de tu índice metabólico basal (IMB) o el índice en que utilizas las calorías en descanso, además de tu nivel de actividad o uso calórico.

TGED = IMB + nivel de actividad

Para determinar tu IMB, usa esta calculadora (https://www.calculator.net/bmr-calculator.html). Sólo registra tu edad, género, altura y peso, y tendrás una variedad de resultados a partir de tu nivel de actividad. Es tu requerimiento calórico para conservar tu peso actual. (En "Cómo registrar" en la página 232, hablaremos de cómo perder o ganar peso.) Empecemos haciendo un ejercicio juntos. Usaremos a una mujer de 65 años, 1.67 metros de altura y 59 kilogramos de peso que hace ejercicio cuatro o cinco veces a la semana. Cuando introducimos sus cifras en la calculadora mencionada, obtenemos:

TGED (1 760) = IMB (1 201) + nivel de actividad (559)

A continuación, descubramos los índices de macronutrientes ideales. Comenzaremos con la proteína.

2. **Proteína.** Recomendamos 0.8 a un gramo (g) de proteína magra por cada kilogramo (kg) de masa corporal magra (MCM) al día. Quienes sean más activos deben valerse del límite superior del rango, mientras que las personas menos activas deben quedarse con la cantidad más baja.

Puedes saber cuál es tu MCM con una calculadora sencilla de MCM en línea. Cuando registramos el género, el peso y la altura de nuestro ejemplo, sabemos que tiene un índice de MCM de 101 libras. Divide eso en 2.2 para obtener su MCM en kilogramos. Ahora tomemos ese peso en kilogramos y multipliquemos por un gramo de proteína (debido a su nivel elevado de actividad) para calcular su requerimiento diario de proteína.

101 lb MCM / 2.2 kg/lb = 45.9 (46 kg) MCM
46 kg MCM x 1 g de proteína/kg MCM = 46 g de proteína/día

Ahora que ya determinamos la cifra ideal de gramos de proteína, simplemente multiplicamos esa cifra por 4 para identificar cuántas calorías de proteína requiere al día (considerando que cada gramo de proteína = cuatro calorías). Para saber qué porcentaje de sus calorías deberían derivarse de la proteína, dividamos ese número con su TGED.

46 g de proteína/día x 4 calorías/g de proteína = 184 calorías de proteína
1 760 calorías TGED / 184 calorías de proteína/día = 9.57% (10 por ciento)

Esta mujer necesita que 10% de su total de calorías provenga de las proteínas. Para ayudarte a visualizar cómo sería esto, revisa nuestra lista de abajo.

- Dos huevos pequeños de libre pastoreo (10 g de proteína)
- 140 g de salmón salvaje (36 g de proteína)

3. **Grasa.** Pasemos a la grasa. Cuando inicialmente intentas llegar a tu meta de cetosis para atender la resistencia a la insulina y el deterioro cognitivo, recomendamos *empezar* con 75% de tus calorías en la forma de grasa. Esto variará un poco para cada quien. Los que puedan aplicar un ayuno diario largo y hacer ejercicio, quizá puedan utilizar considerablemente menos grasa alimentaria, pues el ayuno y el ejercicio también producen cetonas. Quienes todavía se encuentren trabajando para alcanzar esa meta en un inicio podrían necesitar más grasa y menos carbohidratos. Mientras que las necesidades de proteína permanecerán un tanto estables (aunque en general disminuyan con el tiempo conforme se da la curación), la grasa y los carbohidratos se pueden ajustar en una escala variable para ayudarte a entrar en cetosis. Sólo midiendo regularmente tu BHB sabrás qué cantidad es la correcta para ti.

Puede parecer mucha grasa, pero en realidad no lo es cuando consideras que la grasa es mucho más densa en calorías que la proteína o los carbohidratos. Como recordarás, mientras que las proteínas y los carbohidratos aportan cuatro calorías por gramo, la grasa aporta más del doble, nueve calorías por gramo. Una forma fácil de incluir grasa extra es rociar tus ensaladas y verduras generosamente con un delicioso y saludable aceite de oliva extra virgen (AOEV) alto en polifenoles. Su sabor es todavía más exquisito cuando se mezcla con un ácido, como tu vinagre balsámico favorito o un poco de jugo de limón recién exprimido. Quizá prefieras sazonar el aceite de oliva con tus especias y hierbas frescas preferidas en un tazón pequeño o en tu plato para que puedas sumergir cada bocado de verduras e incrementar el sabor y la biodisponibilidad de los nutrientes. Puedes agregar aguacate, nueces y semillas fácilmente a tus ensaladas, o disfrutarlos como colaciones.

Para determinar cuántas calorías de grasa se requieren en nuestro ejemplo, sólo tenemos que multiplicar el TGED por 75%. Para saber cuántos gramos de grasa, dividimos el total de calorías de grasa entre 9, pues cada gramo de grasa provee nueve calorías.

1 760 calorías (TGED) x 0.75 = 1 320 grasa/día
1 320 calorías de grasa/día / 9 calorías/g de grasa = 146.7 g (147 g)/día

Nuestro ejemplo podría alcanzar fácilmente su meta de 75% con los siguientes alimentos:

- 4 cucharadas de AOEV alto en polifenoles (53.3 g de grasa)
- 1 aguacate pequeño (21 g de grasa)
- 2 cucharadas de semillas de girasol (8 g de grasa)
- ¼ de taza de nueces de macadamia (25 g de grasa)
- ¼ de taza de nueces de Castilla (19.1 g de grasa)
- 2 huevos de libre pastoreo (9.3 g de grasa)*
- 140 g de salmón salvaje (11.5 g de grasa)

* Añadido previamente. Recordarás que la mayoría de los alimentos son una combinación de varios macronutrientes, así que algunos entran en más de una categoría.

Recuerda, la grasa que necesitarás para tener flexibilidad metabólica, sensibilidad a la insulina y claridad cognitiva cambiará con el tiempo. Muchos participantes descubrieron que necesitan menos grasa entre más tiempo practican el protocolo porque el estilo de vida KetoFLEX 12/3 (dieta más ayuno más ejercicio) lleva naturalmente a la cetosis con menos grasa alimentaria. Asimismo, una vez que sanes tu resistencia a la insulina y restaures tu flexibilidad metabólica, puedes experimentar añadiendo más almidones resistentes a la par que registras el efecto que tenga en tu cognición. Algunas personas han visto que, una vez que están más sanas, ya no necesitan niveles tan elevados de cetosis. No olvides que se trata de un programa personalizado. Permite que tus biomarcadores (glucosa, insulina y A1c en ayunas, además del desempeño cognitivo) guíen tus decisiones alimentarias.

4. **Carbohidratos.** Terminaremos con los carbohidratos. Para determinar el índice de carbohidratos de nuestro ejemplo, simplemente sumamos su porcentaje de proteína (10%) más su porcentaje de grasa (75%). Luego lo restamos de 100.

100% - (10% de proteína + 75% de grasa) = 15% de carbohidratos

La mujer en nuestro ejemplo puede disfrutar de 15% de sus necesidades calóricas en la forma de carbohidratos. Para determinar cuántas calorías debería comer la mujer en carbohidratos, multiplicamos el TGED por 15%. Para determinar cuántos gramos de carbohidratos, sólo dividimos el total entre 4, pues cada gramo de carbohidratos aporta cuatro calorías.

1 760 calorías (TGED) x 0.15 = 264 calorías/día
264 calorías/día / 4 calorías/g de carbohidrato = 66 g de carbohidratos/día

Aunque hemos hablado con anterioridad de "carbohidratos netos" (total de carbohidratos – total de fibra = carbohidratos netos) para subrayar la importancia de la fibra, para nuestros cálculos debemos utilizar el total de carbohidratos. A primera vista, 15% del total de carbohidratos (o 66 gramos) quizá no parezca mucho, pero si consideras que nuestra meta es dar prioridad a las verduras orgánicas, de temporada, locales, densas en nutrientes, no almidonadas, de todos los colores del arcoíris, ¡te sorprenderá cuántas puedes disfrutar! Abajo se encuentra un ejemplo de cómo se verían 66 gramos de carbohidratos. (Para quienes estén acostumbrados a calcular los carbohidratos netos, nuestra lista inferior suma hasta 39.3 g.)

- 1 taza de arúgula (0.7 g)
- 1 taza de espinacas (1.1 g)
- 1 taza de lechuga sangría (1.5 g)
- 1 taza de kale (1.4 g)
- ½ taza de hongos (1.6 g)
- 1 taza de brócoli cocido (11.2 g)
- 1 taza de coliflor cocida (5.21 g)
- 10 tallos medianos de espárragos cocidos (6.2 g)
- ½ taza de jícama cruda (1.6 g)
- ¼ de taza de albahaca fresca (0.3 g)
- ¼ de taza de verduras fermentadas (4 g)
- ¼ de camote mediano, cocido y frío, como almidón resistente (5.9 g)
- 2 huevos de libre pastoreo (1 g)*
- 1 aguacate pequeño (11.8 g)*
- ¼ de taza de nueces de Castilla (4 g)*
- ¼ de taza de nueces de macadamia (4.6 g)*
- 2.5 cucharadas de semillas de girasol (3.9 g)*

* Añadido con anterioridad. Recordarás que la mayoría de los alimentos son una combinación de varios macronutrientes, así que algunos entran en más de una categoría.

Cómo registrar

Ahora que comprendes la matemática y puedes calcular tus índices personalizados de macronutrientes, hablemos de cómo registrarlos. Cronometer es un recurso gratis en línea que puede ser de utilidad. Funciona como un diario de alimentos que te permite anotar los alimentos que comes en tiempo real mientras calcula por ti los índices de macronutrientes y los muestra en una gráfica de pastel. Para usar Cronometer para registrar los índices de macronutrientes, lee las instrucciones siguientes:

1. En nuestra página de Meta (Target) —que se encuentra en Configuración (Settings)— dentro de la sección "Macronutrientes" (Macronutrients), en la parte de "Registrar carbohidratos como" (Tracking Carbohydrates As), asegúrate de especificar los carbohidratos "totales" en lugar de los carbohidratos "netos".
2. También en la sección "Macronutrientes", elige "Índices de macros" (Macro Ratios) en lugar de "Valores fijos" (Fixed Values) o "Calculador cetogénico" (Ketogenic Calculator). (Nosotros no recomendamos su calculadora porque los usuarios de Keto-FLEX 12/3 suelen tener la capacidad de comer más carbohidratos gracias a que mezclan la dieta con el ayuno y el ejercicio.)
3. En la sección "Macronutrientes", introduce tu "Proteína", "Carbohidrato" y "Grasa" acostumbrados.
4. Para ver tus índices de macronutrientes en una gráfica de pastel, ve a "Visualización" (Display) (en Configuración) y enciende tu botón para "Mostrar resultado de calorías en diario" (Show Calories Summary in Diary). Tus índices de macronutrientes aparecerán en una gráfica circular etiquetada "Consumido" (Consumed), justo abajo del diario de alimentos.

Cronometer tiene múltiples características útiles y algunas limitaciones. Lee lo siguiente para mayor información.

- **Peso.** Cronometer es útil si tienes que subir o bajar de peso. Empiezas registrando tu peso y estatura actual en la página de tu perfil (en Configuración), y luego anotas tu meta de peso en la página Meta. Puedes determinar el paso en que quieres perder o ganar peso. Recomendamos que no sea más de ½ o un kilogramo a la semana para obtener resultados constantes y saludables. Cronometer calculará en automático tu TGED para ayudarte a llegar a esta meta.

- **Grasa saturada.** Quienes hiperabsorban la grasa alimentaria (comúnmente los portadores de ApoE4) deberían registrar su consumo de grasa saturada. Con la opción "Diario de alimentos" (Food Diary), busca las gráficas de "Lípidos" (Lipids). Ahí verás un desglose de todas tus grasas alimentarias y podrás observar la cantidad de grasa saturada en tu dieta.

- **Índice de omega-3 a omega-6.** En la opción "Diario de alimentos", en "Lípidos", puedes anotar este índice y ajustarlo con la intención de acercarte al patrón antiinflamatorio de nuestros ancestros comiendo más alimentos ricos en ALA, EPA y DHA, mientras moderas simultáneamente los omega-6, sobre todo de fuentes alimentarias no enteras.

- **Proteína completa e incompleta.** Considera que el total de proteínas en Cronometer no distingue entre las proteínas completas e incompletas, lo que puede hacerte pensar que te estás excediendo en relación con tu meta de proteína por las proteínas incompletas (como verduras de hoja verde), cuando no es así. Para efectos del registro, no necesitas incluir proteínas vegetales incompletas en tu total de proteína. ¡Lo último que queremos es que limites tu consumo de verduras! Puedes usar la opción "Añadir nota" (Add Note) en el "Diario de alimentos" para calcular y registrar tu proteína completa por separado.

- **Aminoácidos esenciales.** Los veganos y vegetarianos pueden usar Cronometer para registrar el consumo de los nueve aminoácidos esenciales (histidina, isoleucina, leucina, lisina, metionina, fenilalanina, treonina, triptófano y valina) y asegurar que alcancen sus metas. En "Metas de nutrientes" (Nutrient Targets), bajen a "Proteína".

- **Micronutrientes.** Cronometer también registra el consumo de micronutrientes, pero se debe usar como una guía general nada más. Por ejemplo, no distingue entre el beta-caroteno y el retinol, o entre ALA, EPA y DHA. No asumas que estás cumpliendo varias metas de nutrientes sin tomar esto en cuenta. De la misma manera, si Cronometer indica que cumpliste una meta de nutrientes específica, no asumas que se traduce a nivel de sangre. Como dijimos en la sección "Usa tus genes para guiar tus decisiones alimentarias", nuestra capacidad de sintetizar diversos nutrientes de los alimentos depende de nuestra genética y nuestro estado de salud.

Si decides registrar los índices de macronutrientes, invierte en una báscula de alimentos de buena calidad. Te ahorrará mucho tiempo si utilizas una báscula en lugar de intentar medir la comida de la manera tradicional. (Consulta "Herramientas para el éxito", en el capítulo 18.)

Hemos recabado un par de ejemplos de los tipos de comidas deliciosas que puedes disfrutar. Por favor recuerda que son sólo sugerencias. Todo se debe ajustar a tus preferencias, alergias y sensibilidades. El cielo es el límite. Sé creativo. Esta primera comida es un ejemplo de "desayuno" KetoFLEX 12/3, a pesar de que lo comerías temprano en la tarde, después de un ayuno de 12 a 16 horas.

Esta comida incluye dos huevos de libre pastoreo, brócoli al vapor con pimiento rojo y espinacas salteadas con cebolla amarilla. Para la salud intestinal, se incluyen algunos gajos de camote cocidos y fríos (como almidones resistentes), junto con chucrut fermentado (como probiótico) y caldo de huesos. Agrega un tazón pequeño de AOEV alto en polifenoles para que puedas sumergir cada bocado de verduras en el aceite.

Un segundo ejemplo de otra comida típica para más tarde en el día tiene salmón salvaje de Alaska, espárragos al vapor, col morada, espinacas, apio, jitomates cherry, aceitunas kalamata, almendras fileteadas, rebanadas de aguacate y aceite de oliva extra virgen alto en polifenoles con limón.

Son dos ejemplos entre muchas más comidas deliciosas que sustentan la sensibilidad a la insulina y la cetosis leve, además de ofrecer nutrientes que ayudan a tu cognición.

Capítulo 13

Ejercicio

Lo que te mueva

No dejamos de hacer ejercicio porque nos hagamos viejos.
Nos hacemos viejos porque dejamos de hacer ejercicio.
—Kenneth Cooper

La única cosa capaz de resolver casi todos
nuestros problemas es bailar.
—James Brown

El tercer componente del estilo de vida KetoFLEX 12/3 es el ejercicio. Es simple: tu cuerpo está diseñado para moverse… mucho. Cuando nuestros ancestros comenzaron su transición de una existencia más sedentaria hacia un estilo de vida de cazadores-recolectores, el incremento en la actividad aeróbica bien pudo haber contribuido a la evolución de su mayor longevidad. Conforme aparecieron los homínidos, bajamos de los árboles hacia la sabana y empezamos a viajar grandes distancias en nuestra búsqueda de alimentos y a correr para alcanzar una presa. Nuestra longevidad se incrementó en directa proporción con nuestro nivel de actividad.[1] La misma estrategia que permitió a nuestros predecesores ApoE4 prosperar aporta ahora piezas importantes para optimizar nuestra vida hoy en día. La evolución sugiere que nacimos para correr. De hecho, de todas las estrategias que recomendamos, ninguna tiene más evidencia científica que el ejercicio.[2] *Ser activo es la estrategia más importante que puedes poner en práctica para prevenir y remediar el deterioro cognitivo.* Pero así como sucede con cada uno de los componentes del protocolo, por sí solo rara vez es suficiente: despliega sus mejores resultados cuando se hace en consonancia con las otras características del protocolo. Es más, un artículo reciente examinó 41 estudios previos y descubrió que incluir retos cognitivos con ejercicio físico aumentaba el aporte cognitivo.[3]

El ejercicio nos protege a nivel celular. Regula la secuencia Nrf2, la cual protege nuestras células al conferirles protección epigenética para una mayor resiliencia ante los estresores medioambientales e incrementa la capacidad de las células de prevenir y resistir la enfermedad.[4] El ejercicio también es una estrategia importante para sanar el daño mitocondrial que acompaña la resistencia a la insulina. Si bien ayunar, junto con nuestras recomendaciones alimentarias, puede ayudar a recuperarte, unir ambas estrategias *con* el ejercicio es vital.[5] Las mitocondrias se describen muchas veces como las baterías que se encuentran dentro de cada célula de nuestro cuerpo. El ejercicio regula las mitocondrias y esencialmente "enciende" la flexibilidad metabólica, la capacidad de metabolizar tanto la grasa como la glucosa como combustible, dependiendo de su disponibilidad.[6] Un abasto constante de energía es vital para la cognición si consideras que el cerebro, el cual sólo comprende 2% del peso total del cuerpo, requiere con avidez 20% de la energía total del cuerpo.[7]

El ejercicio es beneficioso de muchas otras maneras. Te puede ayudar a conservar un IMC sano y reducir la resistencia a la insulina, la presión sanguínea y el riesgo de cardiopatía e infarto.[8] También mitiga el estrés y la ansiedad, mientras mejora el estado de ánimo y el sueño.[9] La excelente noticia es que *cualquier* forma de ejercicio ayuda a incrementar el volumen cerebral, desde caminar hasta atender tu jardín y bailar.[10] Cuando empieces cualquier programa de ejercicio, asegúrate de consultar con tu médico para asegurarte de que te encuentras lo suficientemente sano para involucrarte en la actividad de tu preferencia. Siempre ha sido tentador excederse, pero terminas haciéndote daño si ocurre una lesión y tienes que abstenerte de hacer ejercicio mientras sana.

Todos quieren saber cuál es la mejor forma de ejercicio para la salud cerebral. El ejercicio aeróbico se ha estudiado con mucha más profundidad que el entrenamiento de fuerza y es posible que lleve cierta ventaja, pero se ha visto que ambos son de vital importancia conforme envejecemos. El término *ejercicio aeróbico* se utiliza para denominar cualquier actividad física sostenida —por ejemplo, caminar, trotar, andar en bicicleta, remar— que mejore la eficiencia del sistema cardiovascular del cuerpo. Un metaanálisis que examinó 23 intervenciones encontró que el ejercicio puede retrasar el deterioro del funcionamiento cognitivo en personas con un diagnóstico de Alzheimer o que están en riesgo de desarrollarlo, y el ejercicio aeróbico tuvo el efecto más favorable.[11]

Un estudio reciente examinó la efectividad de dos ejercicios distintos usando un grupo de 70 adultos mayores diagnosticados con deterioro cognitivo leve. Todos hicieron ejercicio cuatro días a la semana, entre 45 minutos y una hora. Un grupo empezó un régimen de estiramientos y el otro una actividad aeróbica, usando principalmente una caminadora. Después de sólo seis meses, los resultados eran impresionantes. La imagenología cerebral mostró que los participantes que hicieron ejercicio aeróbico vigoroso en realidad tenían niveles más bajos de tau, una proteína asociada con los ovillos y la retracción de neuritas en el Alzheimer. Asimismo, los que hicieron ejercicio aeróbico tenían mejor flujo sanguíneo en los centros de memoria y procesamiento del cerebro, al igual que un avance cuantificable en sus capacidades de atención, planeación y organización, conocidas como la función ejecutiva.[12] Las personas de edad avanzada con una mejor condición cardiorrespiratoria también conservaron mejor su volumen cerebral total, el incremento de grosor cortical y una mayor integridad de la sustancia blanca.[13]

Se cree que el ejercicio aeróbico ayuda de muchas formas. Lo más relevante es que provee un nivel más constante y sostenido del flujo sanguíneo en el cerebro.[14] Incrementar el flujo sanguíneo en el cerebro es de vital importancia, puesto que un déficit es una de las primeras manifestaciones cuantificables del proceso patológico del Alzheimer.[15] El ejercicio aeróbico también regula el factor neurotrófico derivado del cerebro (FNDC), una proteína importante que estimula la producción de nuevas neuronas (precursores neurales) y apoya las conexiones sinápticas preexistentes. Los niveles bajos de FNDC constituyen una falta de apoyo trófico, y contribuyen al deterioro cognitivo.[16]

Un mecanismo por el cual el ejercicio ayuda al cerebro se descubrió recientemente con la revelación de un nuevo papel para las células gliales en el cerebro. Estas células forman un sistema de disposición de desechos para el cerebro, llamado *sistema glinfático*; se comporta de manera similar al sistema linfático en el cuerpo. La beta-amiloide y otras proteínas extracelulares se eliminan del cerebro por medio de esta secuencia recién encontrada.[17] El ejercicio estimula con potencia el flujo glinfático, con un aumento de más del doble, como se vio en ratones que hicieron ejercicio durante cinco semanas.[18] (El sueño es otro precursor poderoso e independiente del sistema glinfático que comentaremos en el capítulo 14.)

No se ha estudiado bien la relación del entrenamiento de fuerza con la salud cognitiva, pero estar fuerte es una parte importante de la salud en general. Un metaanálisis reciente examinó 24 estudios y encontró que el entrenamiento de fuerza arrojó fuertes mejoras positivas en resultados que se usaban para medir el Alzheimer, con el avance más evidente en el área de función ejecutiva.[19] El entrenamiento de fuerza previene la sarcopenia, la pérdida natural de masa muscular magra que ocurre con el envejecimiento.[20] La sarcopenia tiene correlación con el deterioro cognitivo.[21] El entrenamiento de fuerza también previene la pérdida de hueso, lo que acorta el riesgo de deterioro cognitivo, desacelera el envejecimiento y previene la atrofia cerebral.[22] Los adultos que hacen ejercicios de fuerza demostraron una mejora cognitiva, menos lesiones en la sustancia blanca del cerebro, un andar más acentuado y pueden realizar con más facilidad las tareas diarias de la vida.[23]

Reconsidera el ejercicio. En lugar de ver tu entrenamiento como una obligación, vuélvelo el mejor momento de tu día. Ya sea que se trate de una caminata larga y meditativa en la naturaleza o un trayecto en bicicleta con algún grupo social, agenda todo lo demás alrededor de este tiempo sagrado. Es el tiempo que dedicas a mover tu cuerpo fuerte. Si sigues experimentando alegría y diversión, pronto se convertirá en un hábito que se perpetúe a sí mismo. Es importante comprender intelectualmente que el ejercicio es una poderosa estrategia neuroprotectora, pero traducir ese conocimiento en una práctica diaria es lo fundamental.

Sal. Las investigaciones muestran que pasar tiempo en la naturaleza es bueno para tu salud y, no es de extrañar, también para tu cerebro.[24] Se ha demostrado que estar en exteriores aminora el estrés, estimula la creatividad y las habilidades para resolver problemas, agudiza la concentración mental y minimiza la cavilación.[25] Otro beneficio importante de hacer ejercicio en exteriores, sobre todo en la mañana, es que mejora tu sueño por exponer tus ojos a la luz solar, ayudando a apoyar un ritmo circadiano saludable.[26]

Camina. Caminar es una de las formas más sencillas de ejercicio aeróbico que incorpora el entrenamiento de fuerza porque cargas tu peso de manera natural. Intenta incorporar una caminata diaria a tu rutina. Camina con propósito, como si fueras a llegar tarde a una cita. Depende de tu condición actual, pero tal vez necesites empezar poco a poco. Está bien. Sólo intenta incrementar la duración de tu caminata unos cuantos minutos cada día hasta que llegues a 30 o más.

No podemos recalcar lo suficiente la importancia de tener el calzado correcto cuando inicias un programa de caminata para generar condición. Muchas personas entrenan con el calzado equivocado y terminan con lesiones debilitantes de cadera, rodillas y tobillos. Si planeas mezclar velocidades, *lo que recomendamos ampliamente*, hazlo con tenis para correr, no para caminar. Los tenis para correr tienen un acojinamiento superior y por lo general son más livianos que los tenis para caminar. Correr con calzado específicamente diseñado para caminar puede provocar lesiones. Encuentra una tienda de deportes que tenga a un especialista entrenado capaz de estudiar tu postura mientras caminas (o corres) y te pueda ayudar a identificar los mejores tenis para ti. Muchas personas giran de más o de menos el pie, es decir, que tu pie se inclina ligeramente hacia adentro o hacia afuera cuando caminas. Una vez que hayas encontrado el calzado perfecto, te sorprenderá la diferencia en tu desempeño. Depende de tu kilometraje, pero debes estar alerta hasta el más leve dolor persistente en tus tobillos, rodillas o cadera después de seis meses o un año. Suele pasar por un desgaste excesivo y quizá sea una señal de que es tiempo de comprar tenis nuevos. Abajo encontrarás estrategias para sacar el máximo provecho a tu caminata:

- **Camina con un amigo.** Conectarte con otros es vital para la salud cerebral.[27] Socializa mientras haces ejercicio.
- **Juega con la velocidad.** Conforme te sientas más fuerte en tu caminata diaria, considera incrementar tu velocidad e incluso añadir lapsos corriendo o haciendo esprints.
- **Agrega música.** Cuando estés caminando solo, escucha tu música favorita e incluso canta. También podrías escuchar música meditativa para relajarte mientras caminas.
- **Entrena tu cerebro.** Incorpora entrenamiento cognitivo en tu caminata diaria. Mientras caminas, practica decir el abecedario al revés. Intenta contar hacia atrás desde 100 de seis en seis, de siete en siete, de ocho en ocho, de nueve en nueve.
- **Aprende mientras "quemas".** Usa el ejercicio como un tiempo para aprender mientras quemas tu propia grasa corporal, canalizando el poder de la conexión mente-cuerpo. Aprende un nuevo idioma, escucha un podcast educativo o un audiolibro mientras haces ejercicio. Hay algo muy poderoso en "meterte en tu mente" mientras entrenas tu cuerpo. Cuando haces ejercicio solo, el tiempo pasa mucho más rápido y te da un doble sentido de satisfacción.

- **Usa un chaleco con peso.** Es particularmente útil para los que trabajan en incrementar su densidad ósea. Las investigaciones han demostrado que es una forma efectiva y segura de incrementar la demanda sobre tu cuerpo y mejorar tu densidad ósea.[28] El chaleco no debería tener más de 4 a 10% de tu peso corporal. Empieza con poco peso y auméntalo poco a poco. Es muy bueno tener un chaleco al que le puedes añadir peso conforme te fortaleces.
- **Haz desplantes cuando camines.** Incorporar unas cuantas series de desplantes al caminar le dará variedad a tu ejercicio mientras incrementas tu fuerza en las piernas.
- **Haz de la naturaleza tu gimnasio.** No necesitas dejar de hacer desplantes. Busca oportunidades de añadir otros ejercicios de calistenia a tu caminata. Cuando pases una banca o un tronco, por ejemplo, detente para hacer una serie de fondos con los tríceps o de lagartijas. Sé creativo y diviértete.
- **Considera tener un perro.** Existen múltiples aspectos saludables de tener una mascota, pero la responsabilidad de sacar a caminar a un perro varias veces al día puede darte la motivación que necesitas para caminar diario.[29] Los perros también son una gran compañía y nos vuelven más sociales.
- **Registra tu progreso.** Usa un podómetro para observar tu movimiento. Para reducir tu exposición acumulada a la radiación, recomendamos un modelo básico y barato, en lugar de los nuevos aparatos o aplicaciones que utilizan Wi-Fi. OneTweak es un podómetro aceptable. Empieza con una meta realista basada en tu actual nivel de condición, subiendo hasta alcanzar 10 000 pasos al día. Utiliza tu diario para registrar cómo afecta el ejercicio tu cognición, estado de ánimo, sueño y apariencia.

Varía. No necesitas quedarte con las caminatas diarias. Diviértete. Cambia. Combinar entrenamientos es importante. Despierta nuevos músculos modificando tus actividades. Considera inscribirte en un gimnasio local o un centro comunitario para tener clases grupales de fuerza o trabajar con un entrenador que desarrolle específicamente un programa que cumpla tus metas. Muchas veces es más disfrutable entrenar mientras sacas provecho de una relación de apoyo o de la atmósfera de un grupo animado.

Nada unos cuantos días a la semana. Toma una clase de box o afina tus reflejos con el ping-pong. Prueba jugar pickleball o practicar zumba. Disfruta experimentar para fortalecer tu cuerpo. Considera andar en bicicleta. Ahora hay bicicletas para todo terreno y nivel de condición física: bicicletas de montaña, de carreras, de playa e incluso reclinadas. Más y más ciudades están creando carriles específicos para las bicicletas que pueden sacarte de la contaminación y el tránsito, y te ofrezcan una oportunidad de pasar tiempo en la naturaleza. Si vives en climas nórdicos, no permitas que el clima frío te detenga. Caminar en la nieve es un ejercicio excelente. Esquiar a campo traviesa es incluso mejor. Ambas actividades ofrecen la oportunidad de disfrutar la belleza serena de la nieve recién caída. Si vives cerca de un cuerpo de agua, podrías probar kayak para un entrenamiento magnífico de la parte superior del cuerpo. Si ya tienes un deporte que te guste, como el golf, busca formas de hacer que sea todavía más desafiante. Deja el carrito, carga tus palos y camina por el campo. Si ya juegas tenis, toma clases para mejorar tu juego. Únete a una liga de competencia. Es una gran oportunidad de socializar mientras incrementas tu nivel de ejercicio.

¡No te olvides de bailar! Un estudio reciente de seis meses comparó varias formas de ejercicio con aprender coreografías complejas de baile con múltiples parejas, y sólo la intervención del baile demostró un avance significativo en la imagenología cerebral. Los investigadores plantearon la teoría de que la combinación de interacciones a nivel físico, cognitivo y social funcionó de forma sinérgica para proveer el mayor beneficio.[30]

Que toque la banda. Una excelente manera de iniciar un programa de fuerza sin un gimnasio en casa (o sin inscribirte en uno) es usando bandas de resistencia. No son caras, son ligeras y portátiles, y las puedes guardar fácilmente cuando no las uses. Son perfectas para alguien que viaja seguido. En esencia, son bandas de goma largas, fabricadas con diferentes tensiones, dependiendo de tu nivel de condición. Se pueden utilizar en una gran variedad de formas que imiten el uso de aparatos y pesas.

Canaliza la conexión cuerpo-mente. Hacer yoga o pilates ofrece un alivio para el estrés y mejora la flexibilidad, el equilibrio y la fuerza corporal. El yoga se enfoca más en la flexibilidad y los grandes grupos musculares, y tiene un elemento espiritual, mientras que los pilates se enfocan más en el control corporal, la tonicidad muscular y la fuerza abdominal. Cada disciplina requiere una fuerte conexión de cuerpo y mente, y se ha visto que ayuda a la cognición al igual que muchos otros parámetros de la salud.[31] El chi kung y el tai chi son buenas opciones que requieren una buena conexión cuerpo-mente, con el componente meditativo para mitigar el estrés. (Consulta el capítulo 15 para más información.) Algunas posturas de yoga pueden incluso promover la neuroprotección de formas sorprendentes. El doctor Rammohan Rao, un neurocientífico y practicante experimentado de yoga, promueve la práctica de posiciones ligeramente invertidas, como el **perro boca abajo**, para activar el sistema glinfático.

Salta. Otra actividad divertida (y sorprendentemente eficaz) que puedes considerar es *saltar*. Tan sólo involucra saltar de arriba abajo en un minitrampolín. Existen múltiples beneficios, pero uno de los más importantes es la activación de la circulación linfática, promoviendo la liberación de toxinas.[32] El sistema linfático es una red de tejidos y órganos que ayudan a limpiar el cuerpo de toxinas, desechos y otros materiales indeseables. Es particularmente importante para quienes lidian con Alzheimer tipo 3 (tóxico).[33] La función principal del sistema linfático es transportar la linfa, un fluido que contiene glóbulos blancos encargados de combatir infecciones, por todo el cuerpo. A diferencia de tu sistema circulatorio, que utiliza el corazón como bomba, tu sistema linfático depende por completo de la actividad física o los masajes para promover la activación.

En seguida enlistamos algunas de las varias ventajas de saltar:

- Es un excelente ejercicio aeróbico: 68% más efectivo que correr, y requiere menos esfuerzo.[34]
- Mejora la absorción máxima de oxígeno (VO$_2$ mx).[35]
- Es una poderosa estimulación del sistema inmunológico.[36]
- Aumenta la densidad ósea.[37]
- Es de bajo impacto, ligero para las articulaciones.[38]
- Mejora la digestión y estimula los movimientos peristálticos en quienes experimentan constipación.[39]
- Mejora el equilibrio: vital en los adultos mayores conforme envejecen.[40]

Si te preocupa tu estabilidad en el trampolín, asegúrate de comprar una unidad que traiga incluida una barra de soporte. Si tienes problemas de control de esfínteres, vacía tu vejiga antes de entrenar y toma descansos frecuentes cuando sientas la necesidad de orinar. Comienza con un salto sólido, con los dos pies tocando la superficie del trampolín. Conforme sientas confianza, empieza a saltar, manteniendo tus pies a varios centímetros del trampolín. A tu paso, incrementa el tiempo hasta saltar continuamente durante 15 minutos. Al mejorar tu habilidad, puedes añadir variedad, haciendo saltos de tijeras, subiendo las rodillas, girando la cadera y corriendo en el mismo lugar.

Un poco de pierna. Un estudio interesante demostró que la fuerza en las piernas predecía con seguridad tanto el envejecimiento cognitivo como la estructura cerebral integral.[41] Empujar más peso en un aparato de pierna predecía un mejor resultado cognitivo, mayor volumen cerebral y un envejecimiento cognitivo más sano en la década subsecuente. Dada la relevancia de la fuerza en las piernas, podrías empezar a incluir sentadillas diarias en tu rutina de ejercicios. Si los músculos de tus piernas están débiles, podrías empezar parándote de espaldas a una silla, como si te fueras a sentar. Mueve tus glúteos hacia el asiento y sostén la posición justo encima de la silla tanto como puedas. Debes sentir ardor en los músculos frontales de tus muslos, los cuádriceps. Está bien caerte en el asiento si sientes la necesidad (para eso estás parado de espaldas a la silla). Intenta retomar la posición erguida y hacer varias repeticiones. Con el tiempo, tus músculos se fortalecerán. Practica hasta hacer tres series de 15 repeticiones todos los días.

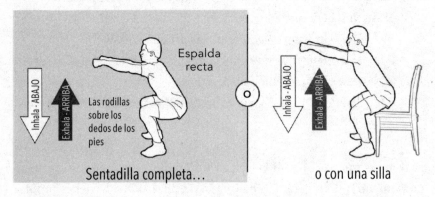

Fortalecer los músculos de las piernas con sentadillas.

Dales una oportunidad a los intervalos. El entrenamiento en intervalos de alta intensidad (HIIT, por sus siglas en inglés) es una buena alternativa para alguien que ya tenga buena condición y poco tiempo para hacer ejercicio. HIIT involucra pequeñas explosiones de entrenamiento intenso, alternadas con periodos de recuperación. La meta es empujar tus músculos y tu sistema cardiovascular a su máxima capacidad por periodos cortos. Una sesión típica es bastante corta, a veces menos de 30 minutos, a partir de tu condición actual. HIIT ha demostrado aportar beneficios similares a los del ejercicio tradicional en un lapso corto de tiempo, incluso reducir la grasa corporal, el ritmo cardiaco y la presión sanguínea.[42] Asimismo, es posible que HIIT sea todavía más útil que el ejercicio tradicional para bajar la glucosa y mejorar la sensibilidad a la insulina.[43] Lo que es más importante, HIIT ha demostrado mejorar el funcionamiento cognitivo en adultos mayores, y los avances más grandes han sido en la velocidad de procesamiento, luego memoria y función ejecutiva.[44]

Antes de probar HIIT, necesitas saber cuál es tu ritmo cardiaco máximo. Resta tu edad de 220. Por ejemplo, si tienes 60 años, resta 60 de 220, y tendrás un ritmo cardiaco máximo de 160. Es el promedio del máximo de veces que tu corazón late por minuto durante el ejercicio. Existen variaciones interminables de esta estrategia, las cuales involucran calistenia, caminar/correr, pesas y más. Un clásico ejemplo puede ser en una bicicleta fija. Después de un breve calentamiento, encuentra un punto cómodo y estable donde alcances un nivel de velocidad y tensión que supere alrededor de 50% de tu capacidad máxima. Después de pedalear así entre dos y cuatro minutos, eleva tu velocidad y tensión hasta 100% de tu capacidad durante 30 segundos a un minuto, dependiendo de tu condición, y regresa a tu paso constante por otros dos a cuatro minutos. Una sesión típica involucra entre cuatro y seis periodos de alta intensidad, siempre volviendo a un paso constante en medio, seguido de un tiempo de enfriamiento. Quienes tengan condición y busquen un reto, podrían probar Orangetheory Fitness. Es una franquicia que ofrece clases grupales por todo el mundo y hace HIIT con monitores cardiacos para asegurar que los participantes sientan el trabajo, pero permanezcan dentro de su rango seguro.

¿DEMASIADO INTENSO?

Steven Gundry, cirujano cardiólogo y autor de *La paradoja vegetal*, descubrió que algunos entrenamientos muy intensos, como el HIIT extremo, correr maratones y otras actividades intensas, pueden incrementar temporalmente la troponina, una proteína que mide el daño en los músculos cardiacos. Un análisis de sangre de troponina se usa por lo general en la sala de emergencias de los hospitales para determinar si un paciente sufre un infarto al miocardio (ataque al corazón). El doctor Gundry usa una versión bastante sensible (100 veces) del análisis cardiaco de troponina. Curiosamente, descubrió que los portadores de ApoE4 parecen experimentar elevaciones con entrenamientos extremos. Esto se correlaciona de maravilla con otros trabajos anteriores donde se vio que el alelo ApoE4 es proinflamatorio.[45] ¿Significa que los portadores de ApoE4 no deberían hacer HIIT? Al contrario. Tal vez este grupo de alto riesgo sea el que más necesite hacer ejercicio intenso. No obstante, sus hallazgos ofrecen una advertencia para dicho grupo sobre hacer ejercicio *extraordinariamente* intenso. HIIT se puede hacer a una intensidad menos extrema. Por evolución, como cazadores-recolectores, sabemos que los portadores de ApoE4 se movían a lo largo del día, recolectando alimentos, interrumpiendo labores por periodos de ejercicio intenso, como en una cacería activa.[46] La variación de HIIT imita muy bien esto, pero puede ser todavía más importante que el grupo esté constantemente activo a lo largo del día.

¿Entrenamiento con qué? El entrenamiento con oxigenoterapia (EWOT, por sus siglas en inglés) puede ser sobre todo útil para quienes estén en riesgo o tengan un antecedente de cardiopatía. Entre muchas otras aportaciones, mejora la circulación, periféricamente y en el cerebro.[47] Es muy importante utilizar una máscara especialmente diseñada para EWOT, que aporte un mínimo de ocho a 10 litros (por minuto) de oxígeno puro (90-95%) durante el tiempo de ejercicio. Como es impráctico llevar oxígeno contigo, es mejor realizar este tipo de ejercicio en una caminadora o una bicicleta fija. Depende de cómo te sientas al principio, pero podrías entrenar hasta alcanzar sesiones de 15 minutos, tres veces a la semana.

Muévete en el día. Así es, tener un tiempo cada día dedicado al ejercicio es vital, *pero es igual de importante incrementar tu movimiento durante el día.* Probablemente has escuchado el dicho de que el sedentarismo es el nuevo tabaquismo. Es triste, pero cierto, y una sesión de ejercicio al día no puede contrarrestar nuestro estilo de vida cada vez más sedentario. Un nuevo estudio reveló que cada hora de actividad física ligera se asociaba con medidas del volumen cerebral equivalentes a 1.1 años menos de envejecimiento cerebral.[48] Busca oportunidades ocultas para hacer ejercicio en tu rutina diaria. Estaciona tu automóvil a propósito tan lejos de tu destino como puedas para incorporar una larga caminata mientras haces tus pendientes. Cuando tengas la oportunidad de tomar un elevador o una escalera eléctrica, sube mejor por la escalera fija. Redefine tu visión de las tareas del hogar. En lugar de sentirte abrumado, piensa que son *oportunidades* de incrementar tu nivel de actividad. Sobre todo, aprovecha lo que tengas que hacer en tu jardín. Sacar hierba, esparcir abono, barrer, juntar hojas o quitar nieve te mantiene activo y te fortalece. Incluso tareas como subir y bajar las escaleras con la ropa lavada, agacharte para limpiar las repisas inferiores o trapear el piso te ayuda a tener músculos fuertes.

Trabaja alrededor de tus limitaciones. Tanto yoga como pilates tienen una ventaja particular para cualquiera que esté lidiando con restricciones de movilidad temporales o incluso a largo plazo: gran parte de las posiciones se hacen sobre un tapete acolchado en el piso, así que los problemas de pies, tobillos, rodillas o cadera no deberían detenerte. El chi kung y el tai chi también son grandes opciones a un ritmo lento. Las clases de ejercicios sentados son una posibilidad más para quienes se estén recuperando de una lesión o tengan limitaciones motrices. Los entrenamientos especialmente diseñados para hacerlos en una silla te pueden ofrecer un ejercicio excelente dentro de un amplio rango de habilidades. Tu instructor te puede ofrecer modificaciones para cualquier movimiento si tienes problemas al hacerlo por alguna lesión.

Recuerda, no existen medicamentos aprobados por la Administración de Alimentos y Medicamentos de Estados Unidos (ni en proceso) que se acerquen siquiera a demostrar el progreso que se ha visto con el ejercicio diario. Ninguno. El ejercicio es gratis y es accesible para todos. Pequeños pasos pronto se vuelven caminatas estimulantes a campo traviesa. Entre más activo seas, mejor te vas a sentir y más ejercicio querrás hacer.

Capítulo 14

Sueño

Intervención divina

El sueño es Dios. Ve y adóralo.
—Jim Butcher

Nix, la diosa griega de la noche, era tan poderosa que incluso el todopoderoso Zeus tenía miedo de entrar en su reino. Hipnos, hijo de Nix, era la personificación del sueño, y ha resultado ser el dios más sanador de todos. Una explosión de descubrimientos científicos en los últimos 20 años ha iluminado el papel fundamental que tiene el sueño en nuestra cognición y nuestro bienestar general. El sueño enriquece nuestra capacidad de enfocarnos, aprender, memorizar y tomar decisiones lógicas. Es vital para todos en cualquier etapa de la vida. La falta de sueño afecta la salud en general y da pie a la obesidad, la diabetes, la cardiopatía, la inflamación exacerbada y un sistema inmunológico debilitado. Todas estas condiciones son bidireccionales y también afectan la salud cerebral.[1] Recordarás que el sueño es tan significativo que lo volvimos la base del estilo de vida KetoFLEX 12/3. De hecho, el sueño restaurador es tan crucial, que sería muy difícil implementar todo nuestro protocolo sin esta pieza en su lugar.

Uno de los papeles más importantes del sueño es ayudarnos a consolidar los recuerdos. A lo largo del día, nuestro cerebro recibe una inmensa cantidad de información. Estos hechos y experiencias no se guardan y registran directamente en nuestro cerebro. Primero se procesan y luego se guardan. Muchos pasos se dan durante el sueño restaurador. Se revisan pequeñas piezas de información: algunas se descartan, pero otras se integran y se transfieren de nuestra memoria a corto plazo, más tentativa, a nuestra memoria a largo plazo, más segura, un proceso llamado consolidación.[2] Dormir poco o tener un sueño perturbado tiene profundas implicaciones en muchos aspectos de la cognición, entre ellas nuestra capacidad de enfocarnos, aprender, formar recuerdos y ejecutar con efectividad nuestra toma de decisiones.[3]

Aunque gran parte de la necesidad biológica del sueño sigue siendo un misterio, nuevas investigaciones interesantes revelan que nuestro cerebro se ocupa de labores vitales de restauración mientras dormimos. El recién descubierto sistema glinfático, formado por células gliales que actúan como un sistema de disposición de desechos para el cerebro, tiene un papel esencial en la limpieza de beta-amiloide.[4] Las investigaciones revelan que nuestro sistema glinfático funciona con mayor efectividad durante el sueño profundo, demostrando un incremento de 10 o 20 veces en el índice de limpieza. Durante el sueño profundo, las células gliales se encojen hasta 60% de su tamaño, permitiendo una profunda limpieza y remoción de desechos tóxicos. Incluso privarte de una noche de sueño merma la eliminación de beta-amiloide.[5] Para facilitar el transporte glinfático podrías intentar dormir de lado, ya que un estudio reciente demostró que esta posición libera con mayor efectividad el beta-amiloide.[6] Si te es más natural dormir sobre tu espalda, puedes experimentar usando almohadas para apoyar tu espalda y dormir de lado.

La obstructora apnea del sueño —y, de hecho, cualquier cosa que reduzca la saturación de oxígeno en la noche— está emergiendo como un factor de riesgo importante en la enfermedad de Alzheimer.[7] Este tipo tan común de apnea del sueño se da por una obstrucción completa o parcial de las vías respiratorias superiores, y muchas veces se relaciona con roncar. Está caracterizada por episodios repetitivos de respiración superficial o en pausa durante el sueño, y suele estar asociada con una reducción en la saturación de oxígeno en la sangre. Si tú o tu pareja roncan, es importante descartar esta condición. Es más, la desaturación de oxígeno es tan común y tan relevante para el deterioro cognitivo, que es vital para *todos* aquellos con deterioro cognitivo revisar su saturación de oxígeno en la noche, la cual debería encontrarse entre 96 y 98%. Puedes empezar con un oxímetro portátil de pulso continuo para revisar si estás recibiendo muy poco oxígeno a lo largo de la noche. (Consulta "Herramientas para el éxito", en el capítulo 18, para más detalles.) Si parece ser un problema, pide a tu médico de cabecera que te refiera con un especialista del sueño para un estudio formal. En la página de la Fundación Nacional del Sueño (National Sleep Foundation) encontrarás información sobre cómo y cuándo buscar ayuda. Los seguros generalmente cubren los estudios de sueño, y a partir de ellos se determinará un plan de tratamiento, el cual puede incluir una máquina portátil de oxígeno para dar una presión continua positiva a tus vías respiratorias y ayudarte a tratar la condición. Es muy útil observar los niveles de saturación de oxígeno de manera periódica a lo largo de la noche una vez que empieces a utilizar la máquina para asegurar que el tratamiento es efectivo.

Los sueños están hechos de esto...

Demasiadas personas asumen equívocamente que se van a quedar dormidas sólo con acostarse. Por desgracia no es verdad para muchos de nosotros, y es un problema que tiende a volverse molesto conforme envejecemos. Necesitas esforzarte y preparar tu rutina nocturna de sueño. La excelente noticia es que podemos trabajar para optimizar el sueño. Aplicar las siguientes estrategias te ayudará a mejorar tanto la calidad como la cantidad de tu sueño:

- **Identificar tu ritmo circadiano personal.** Nuestros ancestros cazadores-recolectores se iban a dormir naturalmente con el atardecer y despertaban al amanecer. Intenta seguir este patrón conforme te lo permita tu agenda y tu ritmo circadiano. Cada uno de nosotros tiene un patrón único de sueño y vigilia que cambiará dinámicamente a lo largo de las décadas. Ser complaciente con este ciclo es una forma poderosa de promover el sueño restaurador y optimizar la cognición y la productividad.

- **Mantén una agenda regular de sueño.** Intenta ceñirte a una agenda regular de sueño. No siempre es posible por necesidades familiares o laborales, pero haz lo mejor que puedas para acostarte y despertarte a la misma hora. El ideal debería ser empezar a relajarte cuando se ponga el sol.

- **Establece una meta de sueño.** Establece siete u ocho horas de sueño como una meta. Las investigaciones muestran que dormir menos de seis horas y más de nueve afecta negativamente a los adultos. La idea de que las personas mayores necesitan menos sueño es un mito.

- **¿Tomar o no una siesta?** La falta de sueño puede incitar la necesidad de una siesta, la cual puede ser de utilidad. Sin embargo, tomar siestas con frecuencia también tiene el potencial de afectar la cantidad y calidad de tu sueño restaurador.

- **Limita la cafeína.** No tomes cafeína (ni otras bebidas o suplementos estimulantes) después de mediodía. Intenta identificar qué suplementos son estimulantes y asegúrate de dejarlos para tu colación de la mañana.

- **Promueve la autofagia.** Ten tu última comida del día por lo menos tres horas antes de acostarte para promover la autofagia, la cual limpia los desechos de las células. También es mucho más fácil dormir con el estómago vacío.

- **Ten cuidado con la hipoglucemia nocturna.** Las personas resistentes a la insulina deben estar conscientes de que los episodios hipoglucémicos pueden despertarte a la mitad de la noche. Un sistema de monitoreo continuo de glucosa puede ser muy útil para descubrirlo. Conforme te vuelvas sensible a la insulina con el estilo de vida KetoFLEX 12/3, esto se resolverá. Lee más en "Consejos para tu transición hacia un ayuno prolongado", en el capítulo 7, y "Herramientas para el éxito", en el capítulo 18.

- **Reconsidera esa última copa.** Si tienes problemas para dormir, es una razón más para evitar el alcohol. El efecto seductor del alcohol puede llevarte a pensar que te ayuda a dormir, pero las investigaciones muestran que interrumpe de manera potente tu ciclo de sueño REM, impidiendo la integración de la memoria.

- **Haz ejercicio temprano.** Ya no hagas ejercicio tres horas antes de acostarte. El ejercicio eleva la adrenalina y evita que duermas.

- **Minimiza las visitas al baño en la noche.** Toma tus suplementos una hora antes de irte a la cama, con la menor cantidad de agua posible. Si bien es importante estar hidratado durante el día, no quieres despertarte para ir corriendo al baño.

- **Relájate.** Evita las actividades y conversaciones estimulantes varias horas antes de tu hora de sueño.

- **Bloquea la luz azul.** Usa lentes para bloquear la luz azul tres horas antes de ir a la cama, siguiendo nuestros lineamientos sugeridos para su uso. Consulta "Un truco para estimular la producción de melatonina en el sueño", en la página 262.

- **Tu recámara es para dormir.** Vuelve tu habitación un santuario. Que esté limpia y acomodada, sin cosas de trabajo ni otros proyectos.

- **Está bien dormir solo.** Duerme solo si sabes que te van a interrumpir en la noche. Es de particular importancia si tú y tu pareja tienen hábitos de sueño distintos por trabajo u otras necesidades.

- **No tengas televisor en el cuarto.** Sabemos que es inspirador para muchos. Si debes ver la televisión, aprende cómo poner el temporizador para que se apague automáticamente. Asimismo, considera aplicar sobre tu pantalla una película de vinilo que bloquee la luz azul.

- **Minimiza la exposición a CEM.** Minimiza la radiación de baja intensidad en la recámara. Cada vez hay más evidencia que sugiere que la radiación de los campos electromagnéticos (incluido el Wi-Fi) puede afectar negativamente la salud en general. Asegúrate de apagar cualquier aparato electrónico en tu cuarto, o dejarlo en modo avión cuando te duermas, y colocarlo tan lejos de tu cama como sea posible.

- **Disfruta una historia antes de dormir.** Para quienes leen antes de dormir, sabemos que el simple acto de apagar tu lámpara te puede volver a despertar, dificultando volver a dormir. De la misma manera, dormir con la lámpara encendida interrumpirá la producción de melatonina en tu cuerpo. Por tal motivo, considera usar un lector de ebooks o una tableta que se encienda (configura la luz más baja con el modo avión), con una característica de apagado automático para que no tengas que apagar la luz cuando te estés quedando dormido. Asegúrate de elegir un aparato que tenga un programa para bloquear la luz azul, como Night Shift para iPad. Si tu modelo no es compatible con un programa para bloquear la luz azul, puedes usar una película de vinilo y aplicarla fácilmente antes de ir a la cama. Otra opción es escuchar un audiolibro que se apague en automático. Si prefieres leer un libro impreso, considera un foco incandescente rojo, barato, o un foco LED que bloquee la luz azul para tu lámpara de buró.

- **Que tu recámara esté a oscuras.** Oscurece por completo tu recámara o usa un antifaz. Cualquier destello de luz en la noche interferirá con la producción de melatonina.

- **Caliéntate.** Considera darte un baño caliente en tina o regadera, o incluso estar un rato en el sauna antes de acostarte. La yuxtaposición de la temperatura fría después te ayudará a prepararte para dormir.

- **Enfríate.** Mantén tu habitación fría. Las investigaciones muestran que mantener la temperatura en 18 °C, dependiendo de tus preferencias, es óptimo para el sueño. Si tiendes a tener frío, asegúrate de taparte con una manta gruesa. De igual manera, considera dormir desnudo para permanecer templado toda la noche.

- **Enfríate ecológicamente.** Si sientes que es un desperdicio enfriar toda la casa en la noche, considera usar un cubrecama inteligente. OOLER es una marca que utiliza agua para mantenerte frío y permite que dejes la unidad de control de temperatura lejos de la cama. Aunque el sistema se puede controlar por Bluetooth, te recomendamos controlar manualmente la temperatura para minimizar la exposición a Wi-Fi. Si bien el sistema es caro al principio, puede ahorrarte dinero (y electricidad) a la larga. Es muy bueno para personas que viven en climas cálidos o en habitaciones que no se pueden enfriar de modo adecuado.

- **Arrópate.** Prueba una manta pesada. De la misma manera que los bebés arropados duermen más profundamente, algunos adultos afirman tener un efecto similar con una manta pesada. Esta estrategia es muy efectiva para las personas que tienen problemas para calentarse, aunque también hay opciones más frescas para climas cálidos.

- **Elimina el ruido.** Usa una máquina de ruido blanco si regularmente te interrumpe el ruido proveniente de tu sistema de calefacción, del aire acondicionado, el tráfico, los vecinos, etc. Muchos tienen sonidos relajantes de la naturaleza (como lluvia, olas o viento) que pueden ajustar al volumen deseado para erradicar ese molesto ruido. Asegúrate de dejarlo tan lejos de la cama como sea posible (con un volumen óptimo) para protegerte de los CEM.

- **Duerme limpio.** Asegúrate de que tu cama esté lo más libre de toxinas que puedas. Muchos colchones, blancos (cubrecamas, almohadas, sábanas, mantas, etc.) e incluso piyamas están tratados con químicos dañinos, como retardantes de flama. La exposición a dichas toxinas puede provocar serias consecuencias para tu salud, incluso daño neurológico.[8] Busca productos orgánicos o ecológicos cuando sea tiempo de reemplazar alguno de tus blancos.

- **Considera la aromaterapia.** Los aceites esenciales de lavanda han demostrado ser de utilidad para desacelerar el ritmo cardiaco, relajar los músculos y promover un sueño de ondas lentas. Deja unas cuantas gotas en un algodón cerca de tu cama y observa el efecto que provoca.

Si te despiertas a mitad de la noche con estrés o ansiedad —rumiando un evento negativo del pasado o sintiéndote estresado por un evento futuro—, prueba una técnica sensorial de *mindfulness*. Comienza enfocándote simplemente en el suave ritmo natural de tu respiración. Inhala y exhala despacio. Poco a poco desvía la atención hacia cada uno de tus cinco sentidos simultáneamente. Siente las suaves cobijas contra tu piel, huele la lavanda, escucha el sonido de tu respiración, mira las imágenes sutiles detrás de tus párpados y saborea el residuo fresco de tus dientes limpios. Al estar presente por completo —*no pensando en el pasado ni en el futuro*— te puedes relajar y sentirte seguro. Con la práctica, te darás cuenta de que es muy relajante y te ayudará a quedarte dormido. Meditar diario también puede ser de mucha ayuda para optimizar el sueño.

A pesar de tu mejor esfuerzo, ¿qué pasa si no te puedes quedar dormido? No te quedes acostado, estresado por ello. Lo que menos queremos es que asocies tu recámara con el estrés de no dormir, lo que puede volverse un patrón subconsciente de respuesta. Levántate y ve a otra habitación; ahí, realiza una actividad tranquila, como leer con poca luz, usando tus bloqueadores de luz azul. Vuelve a tu recámara sólo cuando te empieces a sentir somnoliento. Si tienes dificultades reiteradas para quedarte dormido y permanecer dormido, y ya te hicieron un estudio formal de sueño, considera una terapia cognitiva conductual para el insomnio.

¿TRASTORNO DEL SUEÑO O DEPRESIÓN?

Sabemos que el sueño de calidad y la depresión son antagónicos: la falta de sueño puede provocar depresión, y la gente deprimida suele tener problemas para dormir (o duerme en exceso). Tener una sensación de tristeza generalizada, la pérdida de interés en viejas actividades, un cambio en tu apetito, la falta de energía y problemas para concentrarte son señales de que podrías estar lidiando con una depresión, en lugar de un trastorno del sueño.[9] Muchos pacientes con Alzheimer tipo 3 (tóxico) parecen tener depresión, cuando la causa subyacente es una inflamación crónica provocada por la exposición tóxica.[10] Si sientes que puede ser un problema para ti, habla con tu médico para encontrar la causa de raíz de tus síntomas. Cuando sea posible, usa estrategias naturales para mejorar tu estado de ánimo y tu sueño. Muchos antidepresivos tienen propiedades anticolinérgicas y, por ende, impiden la memoria, pues la acetilcolina está involucrada directamente con el aprendizaje y la memoria (los principales medicamentos para Alzheimer, como donepezilo o Aricept, previenen el desdoblamiento de acetilcolina, por lo que se incrementa su concentración).[11] Para muchos, simplemente restaurar la calidad y cantidad de su sueño puede ayudar con los síntomas de depresión. Para otros, es imperativo encontrar y resolver las causas de raíz.

¿Qué no hay una pastilla para esto?

Medicarte para dormir puede parecer útil temporalmente, pero a la larga podría *incrementar* tu riesgo de deterioro cognitivo. Tomar benzodiazepinas de tres a seis meses puede elevar el riesgo de desarrollar Alzheimer en 32%, y tomarlas por más de seis meses aumenta el riesgo en 84%.[12] Consumir benzodiazepinas por más de un año puede provocar un deterioro cognitivo que continúe más allá de la suspensión del medicamento, hasta por 3.5 años.[13] Las características adictivas de estas medicinas necesitan considerarse con cuidado para reducir la dosis lentamente y prevenir los síntomas de abstinencia. Los medicamentos con benzodiazepina más comunes para dormir incluyen Halcion (triazolam), Prosom (estazolam) y Restoril (temazepam).

Los medicamentos para dormir y antihistamínicos sin benzodiazepina se han vuelto cada vez más comunes, pero también pueden afectar negativamente la cognición, disminuyendo la acetilcolina.[14] Se ha visto que los medicamentos anticolinérgicos está correlacionados con un incremento en el riesgo de demencia, y el efecto es proporcional a la dosis y la duración de su uso.[15] Los medicamentos para dormir anticolinérgicos comunes incluyen Ambien (zolpidem), Lunesta (eszopiclona) y Sonata (zaleplon), y antihistamínicos como Benadryl, Tylenol PM y Advil PM.

Por suerte, existen varios suplementos y medicamentos que apoyan al cuerpo, tienen propiedades neuroprotectoras e inducen naturalmente un sueño de mejor calidad sin efectos secundarios negativos. Asegúrate de probar uno a la vez y registrar a detalle su efecto. Considera que si decides probar varios al mismo tiempo, podrías tener un efecto distinto. Personalízalos hasta que encuentres una combinación útil para ti.

- **Melatonina.** La melatonina es una hormona que se produce de manera natural, la cual disminuye con la edad. Se ha visto que tomar un suplemento puede ser efectivo para promover un mejor sueño de calidad, no por un efecto sedante, sino a través de la promoción de un ritmo circadiano sano, el cual se ve alterado en pacientes con Alzheimer.[16] Un modelo con ratones[17] mostró que la melatonina también puede mejorar el funcionamiento mitocondrial, bajar los niveles de tau y aumentar la cognición.
- **Triptófano.** Este aminoácido se encuentra de manera natural en muchos alimentos, incluidos leche, huevos, aves, pescados, pepitas de calabaza y ajonjolí. El triptófano es el precursor del 5HTP (5-hidroxitriptófano), y se puede convertir en serotonina (5-hidroxitriptamina), un neurotransmisor y pieza clave en la modulación del eje bidireccional intestino-cerebro, lo que vincula la cognición con el tracto gastrointestinal.[18] La serotonina también es precursora de la hormona melatonina, la cual ayuda a tu cuerpo a regular los ciclos de sueño y vigilia. Tomar triptófano o 5HTP a la mitad

de la noche puede ser particularmente útil para las personas que se despiertan y tienen problemas para volverse a dormir.

- **GABA.** Recordarás que el GABA es un neurotransmisor que bloquea los impulsos entre las células nerviosas en el cerebro y tiene un efecto relajante. Tomar un suplemento de GABA ha demostrado ayudar efectivamente a dormir e incluso se ha explorado como una posible terapia para la enfermedad de Alzheimer.[19]

- **Magnesio.** Muchas personas tienen una deficiencia de magnesio, un mineral necesario para cientos de reacciones bioquímicas en el cuerpo y, lo más importante, *es vital para el funcionamiento cerebral*. El magnesio tiene propiedades sedantes. Se ha demostrado que, si lo tomas antes de dormir, disminuye el cortisol circulante, incrementa la melatonina y mejora la calidad del sueño.[20] Una forma más biodisponible neurológicamente del magnesio, el treonato de magnesio, ha mostrado incrementar la cognición en los adultos mayores.[21]

- **Ashwagandha.** Esta hierba comúnmente empleada en la medicina ayurveda es un adaptógeno que ayuda al cuerpo a adaptarse al estrés y ejerce un efecto regulador de los procesos corporales. Ha demostrado tener múltiples beneficios para la salud, entre ellos la reducción del estrés, lo que mejora el sueño.[22] Un estudio reciente descubrió que el trietileno glicol, encontrado en las hojas de la planta, es responsable de un efecto inductor del sueño.[23] La *ashwagandha* también mejora la memoria en personas con deterioro cognitivo leve, además de incrementar la función ejecutiva, la atención y la velocidad de procesamiento de información.[24]

- **Bacopa monnieri.** Es otro adaptógeno ayurveda que, entre otros efectos, estimula la acetilcolina y mejora el desempeño cognitivo.[25] Puede ser sobre todo útil para quienes experimentan problemas de sueño debido al estrés. Puede tener un efecto paradójicamente energizante en algunas personas. Asegúrate de experimentar primero con una dosis pequeña (por ejemplo, 100 mg), y tómala varias horas antes de ir a la cama para probar qué efecto tiene en ti.

- **Otras opciones.** Además de opciones para dormir, considera incluir teanina, manzanilla, bálsamo de limón, raíz de valeriana, pasionaria, lavanda y aceite de CBD.

- **Terapia de reemplazo hormonal bioidéntico (TRHB).** Muchas mujeres que utilizan TRHB han dicho que mejora su sueño como efecto secundario. Se ha visto que la progesterona, en lugar de tener un verdadero efecto sedante, restaura el sueño interrumpido en las mujeres posmenopáusicas, pero las mujeres que usan suplementos de estrógeno nada más también indican una mejora significativa en su sueño.[26] El uso juicioso y cuidadosamente programado de la TRHB también puede afectar de manera positiva la cognición.[27] Quizá debido a problemas metodológicos, el efecto del reemplazo hormonal en la cognición ha sido controversial, pero un análisis cuidadoso de múltiples estudios reveló que ejerce un efecto positivo en la cognición.[28] De hecho las mujeres a las que les quitaron los ovarios antes de la menopausia tienen un riesgo mayor de deterioro cognitivo sin el reemplazo hormonal.[29] Una búsqueda de evidencia sugiere que el *tipo de estrógeno* importa: el estrógeno bioidéntico (misma estructura molecular que el estrógeno en el cuerpo) se correlaciona con un mejor resultado cognitivo que el estrógeno conjugado (hecho a partir de la orina de yeguas embarazadas y fuentes sintéticas). El *método de entrega* del estrógeno es igualmente importante, ya que el transdérmico muestra más ventajas que el oral.[30] Las mujeres con útero deben tomar progesterona con estrógenos para evitar un sobrecrecimiento de las células uterinas que pueden derivar en cáncer. Quienes no tengan útero pueden elegir hacerlo por la mejora en el sueño. Evita una forma sintética de la progesterona llamada progestina, la cual está correlacionada con un incremento en el riesgo de cáncer de mama.[31] El papel de la progesterona en la cognición es confusa, pues muestra tanto beneficios como detrimentos. Algunos estudios demuestran que el uso crónico en realidad tiene un efecto negativo en la cognición, mientras que el uso intermitente tiene un provecho claro, sobre todo en la consolidación de la memoria.[32] Puede ser mejor tomarla la mitad del mes, imitando el ciclo natural de la mujer, previniendo una acumulación en los tejidos grasos y, por ende, derivando una aportación cognitiva óptima. Una hipótesis sobre una "ventana de oportunidad" sugiere que atender el deterioro hormonal temprano puede ser la mejor protección para la cognición en las mujeres, pero un estudio reciente controlado al azar que usó TRHB en mujeres postmenopáusicas *mucho más allá de esa ventana* (entre 57 a 82 años), las cuales recibieron un diagnóstico de deterioro cognitivo leve, demostraron conservar su cognición, contrario al grupo de control.[33] Muchas mujeres asumen erróneamente que la TRHB es demasiado cara, sin saber que existen versiones genéricas más baratas. Un programa de TRHB siempre se debe iniciar con la ayuda de un experto hormonal para sopesar con cuidado el riesgo contra la ventaja potencial.

UN TRUCO PARA ESTIMULAR LA PRODUCCIÓN DE MELATONINA EN EL SUEÑO

Los lentes para bloquear la luz azul, con opciones de diseñador, están ganando popularidad *porque funcionan*. Más y más personas están usando estos lentes locos de color naranja varias horas antes de acosarse para obtener el mejor sueño posible.

Entremos de lleno en la ciencia detrás de la moda. Tiene que ver con una discrepancia entre la civilización moderna y nuestra biología primitiva. Durante cientos de miles de años la humanidad se despertó al alba y se acostó al atardecer. Con el advenimiento del fuego, los hombres primitivos podían sentarse alrededor de una hoguera comunal encendida con madera para calentarse y protegerse de los animales, pero incluso esa luz daba un sutil destello naranja-rojizo. Ahora nos adelantamos hasta la vida moderna, cuando la gente trabaja todo el día. La luz fluorescente, LED e incandescente (todas luces azules) disponibles 24 horas al día hace que sea posible, pero también descontrola nuestro ritmo circadiano natural (también conocido como el ciclo de sueño y vigilia). Lo peor es la fuerte luz azul que surge de nuestros aparatos electrónicos y televisores, en particular justo antes de irnos a dormir.

La naturaleza nos preparó para dormir magníficamente con la oscuridad gradual, la cual le indica en automático a nuestra glándula pineal que produzca la melatonina necesaria para quedarnos dormidos y permanecer así. Con la iluminación en interiores y los múltiples aparatos electrónicos emitiendo una luz azul que imita la luz del sol, nuestra glándula pineal se confunde en el mejor de los casos, produciendo de menos esta hormona esencial que necesitamos para dormir, entre otras cosas. La melatonina también es un recolector potente de radicales libres y un antioxidante de amplio espectro que protege contra el estrés oxidativo mitocondrial, mientras que ofrece ayuda inmunológica.[34] Su producción recae naturalmente conforme envejecemos, pero los bloqueadores de luz azul estimulan la producción.

Grupos de consumidores han descubierto que las versiones baratas de los lentes son tan efectivas como las opciones caras de los diseñadores. Asegúrate de buscar lentes naranjas (no mediana o ligeramente amarillos), diseñados para promover el sueño. Existen estilos creados para quienes usan lentes y que puedan llevarlos detrás de los bloqueadores de luz azul. Ve los siguientes consejos para maximizar la efectividad.

Úsalos con regularidad, es decir, cada noche de ser posible. No funcionan como una pastilla para dormir, pero con el tiempo inducirán un sueño fisiológico restaurativo al incrementar tu propia producción de melatonina.

- Si ya tomas un suplemento de melatonina, quizá tengas que disminuir tu dosis con el tiempo, puesto que los bloqueadores de luz azul estarán aumentando tu propia producción de melatonina.
- Póntelos alrededor de tres horas antes de acostarte. Fácilmente los puedes traer puestos en la casa, o pueden servir como un tema moderno de conversación cuando los uses en compromisos.
- Elige un estilo que bloquee toda la luz azul. Las versiones envolventes son en particular efectivas y hay estilos específicos con los que puedes usar tus lentes abajo.
- A menos de que tu baño esté equipado con una luz tenue bloqueadora de luz azul (que es fácil de hacer con una lámpara pequeña), asegúrate de hacer cualquier ritual de limpieza facial nocturna antes de ponerte los lentes. De lo contrario, estarás brevemente expuesto a la fuerte luz azul justo antes de acostarte.
- Aun con los lentes puestos, intenta minimizar tu exposición a los aparatos electrónicos antes de acostarte. Realiza otras actividades relajantes, como leer o tener una conversación tranquila.

- Una vez que estés listo para dormir, asegúrate de que tu recámara esté cien por ciento oscura o usa un antifaz para retener el efecto beneficioso de la melatonina.
- Una vez que despiertes en la mañana, abre tus cortinas al máximo, o lo que es mejor, sal lo antes posible. Exponer tus ojos a la luz azul, sobre todo en la mañana, te ayudará a poner en marcha tu ritmo circadiano.

El mal sueño es un factor de riesgo modificable. Siéntete libre de usar un monitor de sueño, bajo el entendimiento de que la mayoría son aproximadamente 60% precisos cuando mucho, pero te pueden dar una idea general de cómo se da tu sueño. Los modelos más caros y precisos cada vez están más disponibles. (Lee más en "Herramientas para el éxito", en el capítulo 18.) Al emplear con regularidad todas estas estrategias para optimizar tu sueño, puedes crear un ritual nocturno para dormir que esperes con gusto por la experiencia de relajación y restauración. Mejorar la calidad de tu sueño también traerá cambios positivos casi inmediatos para tu estado de ánimo y tu desempeño cognitivo general. Para más información sobre el sueño, recomendamos ampliamente *Por qué dormimos*, del doctor Matthew Walker.

Capítulo 15

Estrés

Al mal tiempo, buena cara

*Adoptar una actitud positiva puede convertir
un estrés negativo en uno positivo.*
—Hans Selye

Como señaló el gurú original del estrés, el profesor Hans Selye, el estrés nos envejece. Por tanto, prevenir o manejar el estrés —poner buena cara al mal tiempo de manera óptima para enfrentar las vicisitudes de la vida— tiene un efecto antienvejecimiento, y claramente es una parte importante de cualquier estrategia óptima para prevenir o revertir el deterioro cognitivo. Mientras que nuestra meta principal es empoderarte para que controles tu respuesta a los estresores externos, a corto plazo el estrés puede ser una reacción muy positiva que nos proteja de algún daño. Es más, el estrés *leve* repetido *con determinación* —como el que ocurre con el ejercicio o el ayuno, por ejemplo— tiene un efecto *protector*. Se llama *hormesis*. El estrés crónico, sin resolución o severo es el que incrementa tu riesgo de deterioro cognitivo.[1] Comprender esta dicotomía es útil para lidiar con los estresores cotidianos en nuestra vida.

Cuando percibimos un peligro inminente, los neurotransmisores envían información a la amígdala, una parte del cerebro que procesa las señales emocionales, y se envía una alarma de peligro al hipotála-mo. Éste actúa entonces como centro de control, comunicándose con el resto del cuerpo por medio del sistema nervioso, y activando la res-puesta de pelea o huida. A partir de ahí se activan cientos de funciones corporales involuntarias. La adrenalina fluye por el cuerpo, aumen-tando nuestro ritmo cardiaco y contribuyendo así al necesario flujo sanguíneo hacia nuestros músculos y órganos vitales. Respiramos con más velocidad, pequeñas vías respiratorias en los pulmones se abren para inundar el cerebro de oxígeno. Nuestros vasos sanguíneos se di-latan, la presión sube y los sentidos se potencializan. Se libera glucosa que aporta energía a todas las partes del cuerpo, dándonos el poder que necesitamos para responder a la amenaza percibida. Sin esta exquisita reacción protectora involuntaria integrada, no podríamos correr lejos de un puma, escapar de un edificio en llamas o rescatar a alguien en peligro. El problema ocurre cuando no podemos apagar esta respuesta de estrés, cuando empezamos a percibir exposiciones relativamente inofensivas como grandes amenazas. Como mencioné antes, esta ex-posición crónica al estrés es lo que puede desatar el caos en nuestro cuerpo, contribuyendo a la hipertensión, la cardiopatía, la obesidad, los trastornos del sueño e incluso cambios en el cerebro.[2]

Todos estamos expuestos al estrés de las demandas cotidianas en la casa y el trabajo. Es normal. Lo que nos falla a muchos es comprender que nuestra *respuesta* a ese estrés cotidiano puede estar programada desde antes o por otras experiencias traumáticas. El haber aprendido en la niñez que el mundo a veces es un lugar inseguro, puede hacer que establezcamos un ciclo de retroalimentación negativa que condicione nuestra reacción a todo el estrés futuro.[3] Muy pocos atraviesan la niñez sin ninguna clase de trauma. Los investigadores han creado un cuestio-nario por medio del cual podemos identificar esas experiencias, llama-do Experiencias Adversas en la Infancia (ACE, Adverse Childhood Experiences). No es de extrañar que la gente con resultados más eleva-dos esté en riesgo de una horda de problemas de adaptación y otros relacionados con la salud: abuso de alcohol y drogas, obesidad, depresión y desórdenes de sueño. Lo que ha sorprendido a los investigadores es que la biología de quienes tienen resultados más altos también parece diferente, lo que los deja en un riesgo superior de enfermedades crónicas como diabetes, enfermedades autoinmunes, trastornos pulmonares, cardiopatía y cáncer.[4] En términos de salud cognitiva, aquellas personas con resultados elevados en el ACE muestran un envejecimiento cerebral prematuro, telómeros más cortos, biomarcadores inflamatorios más elevados y un incremento en el riesgo de demencia y Alzheimer.[5]

La buena noticia es que podemos cambiar la forma en que reaccionamos al estrés. El primer paso es sólo comprender que nuestra respuesta actual probablemente no es sana. La mayoría de nosotros vamos por nuestro día reviviendo a cada instante discursos pasados de críticas o inseguridades personales. Entre más lejos vaya este diálogo interno, más programado estará. Muchos repiten inconscientemente críticas tempranas, quizá de sus padres o sus maestros en la escuela. O reviven conversaciones más recientes en las que su pareja, amigo o jefe los criticó con comentarios parecidos a "Nunca aportas" o "Siempre me decepcionas". Los que también hayan experimentado estresores más recientes —un asalto físico o emocional, un accidente de tránsito, la pérdida de un trabajo, un ser querido o una relación— pueden presentar una respuesta compuesta todavía más intensa. Algunas veces, incluso cuando las cosas van bien, esperamos que algo malo suceda por experiencias pasadas. Ese acecho constante del pasado puede afectar de manera inconsciente la forma como reaccionamos al mundo de hoy. Las experiencias negativas pasadas también nos pueden preocupar excesivamente con relación al futuro. Intervenir con una práctica llamada *mindfulness* puede crear consciencia, detener este ciclo de retroalimentación negativa y restablecer nuestro patrón de respuesta.

Mindfulness. Es la práctica sencilla de estar totalmente presente en el momento actual. Cuando estamos presentes por completo, conscientemente atentos a nosotros mismos y el mundo a nuestro alrededor, no estamos mirando hacia atrás y reviviendo ese discurso personal negativo. No nos estamos preocupando por el futuro. Tan sólo somos en el presente, con una actitud observadora, libre de juicios.

Mindfulness se trata de estar atento a la belleza del amanecer cuando manejas hacia el trabajo, mirar a los ojos al cajero del supermercado y decirle algo amable, comer lenta y conscientemente, sentirte agradecido por el alimento nutritivo. La falta de *mindfulness*, por otra parte, es correr al trabajo sin darte cuenta de que está amaneciendo, salir del supermercado ignorando al empleado que te está atendiendo, atascarte la comida inconscientemente mientras ves la televisión. Puedes ver de qué manera ser consciente tiene el poder de cambiar tu forma de percibir el mundo. Entre más aprendas a incorporarla en tu práctica diaria, estarás más atento a la forma en que el pasado (o agobiarte por el futuro) se filtra hacia tu subconsciente si no estás activamente consciente. Muchas personas usan *mindfulness* como una práctica previa a la meditación.

¿Te preocupa que *mindfulness* sea una tontería cursi sin respaldo científico? A Jon Kabat-Zinn, doctor en biología molecular del Instituto Tecnológico de Massachusetts, que estudió con el Premio Nobel Salvador Luria, se le acredita en su mayoría la popularización de esta práctica. Como universitario, estudió meditación con mojes budistas y más adelante creó un curso de ocho semanas llamado Reducción de Estrés Basado en Mindfulness (MBSR, por sus siglas en inglés), donde por fin dejó el trasfondo budista y llevó la práctica hasta un contexto científico.[6] De hecho, las investigaciones muestran que la práctica de *mindfulness* disminuye el cortisol y la presión sanguínea, mejora el sueño y mitiga clínicamente el estrés, la depresión y la ansiedad, incrementando la atención.[7] Sobre todo, es una protección poderosa para los adultos de mediana edad y mayores contra los efectos del estrés en la salud mental.[8]

Prueba un ejercicio de respiración de *mindfulness* que puedes utilizar para lidiar con la sensación inmediata de estrés. La respiración profunda estimula el nervio vago, el cual ayuda a inducir una respuesta de relajación ante el estrés. Este ejercicio te trae a la consciencia presente con sólo enfocarte en tu respiración y finalmente controlarla. Es una técnica poderosa que puedes emplear en cualquier momento.

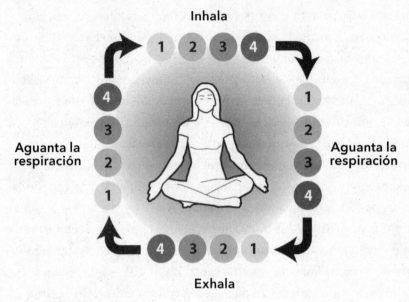

Cuadro de la respiración

1. Siéntate erguido y pon atención a tu respiración.
2. Exhala lentamente a través de la boca y cuenta hasta 4. Aguanta la respiración y cuenta hasta 4.
3. Inhala lentamente a través de la nariz y cuenta hasta 4. Aguanta la respiración y cuenta hasta 4.
4. Repite la secuencia durante varios minutos.

Existen cientos de técnicas relajantes de *mindfulness* y están disponibles gratis en internet. También hay aplicaciones, como Buddhify (descarga gratis con más de 200 meditaciones, con la opción de una suscripción anual por 30 dólares para tener acceso a más material) o Calm (59.99 al año, con una prueba gratis de siete días), que ofrecen técnicas guiadas de *mindfulness*, algunas de las cuales dan pie a una meditación. Hay muchas opciones en línea y en persona para aprender MBSR, con un costo que varía desde gratis hasta varios cientos de dólares.

Meditación. Cuando estés listo para llegar al siguiente nivel de *mindfulness*, podrías intentar meditar. La meditación es la práctica de enfocarte en una palabra o un pensamiento en específico para aclarar y transformar la mente hacia un estado iluminado y en calma. Tiene orígenes en numerosas prácticas religiosas. Los beneficios médicos de la meditación están bien documentados e incluyen mejor sueño, disminución de presión sanguínea, alivio para el dolor, menos estrés y ansiedad, y un alivio de los síntomas de depresión.[9] La meditación en realidad revierte el patrón de citocinas visto en una depresión inducida por estrés.[10] Las citocinas son pequeñas proteínas involucradas en la inflamación y en otros tipos de regulaciones celulares. Los genes relacionados con la inflamación se vuelven menos activos en las personas que practican la meditación. Una proteína clave que incrementa la producción amiloide y actúa como interruptor para encender la inflamación —llamada factor nuclear kappa B (NFκB)— está regulada hacia niveles bajos en las personas que meditan. Esto es lo opuesto al efecto del estrés crónico en la expresión genética, y sugiere que practicar la meditación puede llevar a una reducción del riesgo de enfermedades relacionadas con la inflamación. Y lo más importante, la meditación mejora la cognición, la función ejecutiva, la memoria funcional, la atención y la velocidad de procesamiento.[11] ¿Todavía no estás convencido? Hay docenas de estudios que demuestran que la meditación en realidad cambia la imagenología cerebral. La meditación mejora la conectividad en la sustancia blanca y aumenta el grosor cortical y las concentraciones de materia gris en múltiples regiones cerebrales.[12]

Hay varias clases de meditaciones diferentes. Algunas enfocadas exclusivamente en *mindfulness*, mientras que otras, como la meditación trascendental (MT), usan distintas técnicas. La mejor forma de meditar es la que te motive a practicarla con regularidad. Algunas personas pueden empezar con aplicaciones guiadas, otras necesitan instrucciones visuales en línea, y algunas más se sienten mejor con un entrenamiento en persona. Una aplicación popular llamada Insight Timer ofrece instrucciones para meditar junto con una inmensa biblioteca de meditaciones guiadas. La descarga es gratis (al igual que la mayoría de las características), con oportunidades de comprar mejores componentes o clases específicas. Insight Timer tiene un elemento motivador: una vez que te registras, puedes ver en cualquier momento la cantidad de personas cerca de ti y en todo el mundo que están meditando. Headspace es otra aplicación que te guía gentilmente con instrucciones para meditar. La suscripción anual es de alrededor de 96 dólares, junto con una prueba gratis de 10 días para ver si este método de aprendizaje te funciona.

Si estás listo para adentrarte más, prueba la técnica Ziva de meditación. Es una forma de MT accesible y menos costosa. La meditación trascendental llegó a Estados Unidos con Maharishi Mahesh Yogi en los años cincuenta y se popularizó una década después cuando los Beatles y otras celebridades comenzaron a meditar. La MT es una versión de la antigua práctica india utilizada por los monjes, traducida para los no conocedores, llamada meditación veda. Involucra el uso de un mantra y por lo general se practica dos veces al día durante 15 o 20 minutos.[13] Se ha criticado ampliamente la MT por el costo exorbitante de su instrucción (muchas clases cuestan casi 1 000 dólares o más), pero el alto costo parece ser una tradición intencional que se originó con Maharishi Mahesh Yogi en un esfuerzo por limitar el acceso y añadirle valor percibido. Ziva ha secularizado la práctica y la ha llevado hacia la gente ocupada tanto con clases en línea como presenciales. Ziva es único en tanto que te mueve definitivamente a través del *mindfulness* para eliminar el estrés actual, hacia la meditación para eliminar el estrés pasado y por último hacia la manifestación y la creación de metas para tu futuro. El programa en línea incluye 15 lecciones, sesiones extra y conferencias en línea, además de un grupo de apoyo en Facebook, pero todo desaparece después de seis meses. Ziva es costoso (aunque sigue siendo más barato que la MT tradicional), con cursos en línea con un costo inicial de 399 dólares.

Oración. Todas las denominaciones espirituales utilizan la oración. Se ha visto que rezar calma el estrés.[14] A través de mecanismos desconocidos, algunas investigaciones han demostrado que la oración puede incluso afectar positivamente los eventos.[15] Recomendamos profundamente que las personas que encuentren consuelo y paz con este proceso utilicen la oración en lugar o acompañada de la meditación.

Agilidad neural. Esta descarga de audio es parte de la serie Revita-Mind y es diferente a la meditación (la cual requiere una participación activa), ya que en esencia se trata de un proceso pasivo. Esto puede reservarse para los que no pueden involucrarse en una forma más activa para manejar su estrés. Simplemente te pones unos audífonos y te relajas mientras escuchas uno de varios clips de audio, cada uno con una duración promedio de 30 minutos. La ciencia involucra la sincronización de las ondas cerebrales usando ritmos específicos, lo que se llama *entrenamiento cerebral*, correlacionado con una mejora en el estado de ánimo y la memoria.[16] Este programa cuesta 97 dólares y ofrece una garantía de devolución si los usuarios no observan mejoría después de dos meses de uso constante.

Sistema dinámico de reentrenamiento neural (*DNRS, por sus siglas en inglés*). Otro programa que puedes considerar es el DNRS, diseñado por Annie Hopper, una consejera entrenada que se curó *a sí misma* después de enfermarse crónicamente por una exposición tóxica. Al comprender que una lesión cerebral por traumatismo fue la raíz de sus síntomas, usó la ciencia de la neuroplasticidad para identificar métodos que pudieran reprogramar sus circuitos neurales para sanar. La hipótesis de Hopper indica que diversos tipos de traumatismos cerebrales muy reales pueden provocar que el sistema límbico (el cual incluye la amígdala y controla tu respuesta al estrés) se reprograme; a pesar de que haya pasado la amenaza inicial, el sistema límbico sigue hipervigilante y responde en exceso a los estímulos no amenazantes. Después de permanecer en un estado alterado durante mucho tiempo, el sistema inmunológico finalmente se agota, provocando enfermedades crónicas y a menudo debilitantes.[17] El DNRS se enfoca en reprogramar el sistema límbico, permitiendo al cuerpo curarse a sí mismo.

Hopper ya ha ayudado a sanar con éxito a muchas personas que sufren exposiciones tóxicas, incluidas múltiples sensibilidades químicas y moho, además de personas con síndrome de fatiga crónica, fatiga suprarrenal, disfunción autónoma, fibromialgia, enfermedad de Lyme y muchos otros estados inflamatorios crónicos. El programa DNRS puede ser útil en particular para quienes padecen Alzheimer tipo 3 o la patología que desencadena en él.[18]

Hopper ha trabajado con muchos médicos de gran reputación, como el doctor Patrick Hanaway, con el Instituto de Medicina Funcional, y en la actualidad está dirigiendo una investigación con la Universidad de Calgary. Puedes saber más de su programa a través de su libro, *Wired for Healing*. Ofrece una serie de DVD explicativos por 249.99 dólares. Para conocer opciones adicionales para sanar, visita la página web de DNRS.

HeartMath. Si te gustan las cifras y te sientes motivado por la retroalimentación inmediata, HeartMath puede ser una buena herramienta para aliviar el estrés con la que puedes medir tu progreso. HeartMath se basa en la ciencia de la variabilidad del ritmo cardiaco (VRC), mostrando que una VRC más elevada se asocia con menos estrés, mayor resiliencia y una capacidad mejorada de adaptación efectiva al estrés y las demandas del ambiente.

Más VRC se asocia con reducir el envejecimiento biológico y tener una buena salud general —en particular psicológica, cardiaca, metabólica y renal—, en incluso con una mayor posibilidad de supervivencia ante el cáncer.[19] Quienes tienen una VRC elevada también poseen mejores habilidades cognitivas, entre ellas de función ejecutiva, atención, percepción, memoria funcional y flexibilidad cognitiva.[20]

HeartMath funciona mediante un clip en la oreja, con cable o Bluetooth, que transmite tu información en tiempo real a una aplicación en tu teléfono o tu tableta. Puedes ver tanto tu VRC como tu nivel de *coherencia*. La coherencia es un estado científicamente cuantificable en el que los procesos fisiológicos y psicológicos se alinean. La coherencia está señalada por un tipo de patrón de onda sinusoidal en el registro de la VRC. Significa una sincronización entre el corazón y el cerebro, alineando las dos ramas de tu sistema nervioso hacia un incremento en la actividad parasimpática (relajación), además de un equilibrio armónico entre la VRC, la presión sanguínea y la respiración.[21] La meta es lograr una VRC alta y coherencia. La aplicación te da consejos en tiempo real y meditaciones guiadas para mejorar tus cifras. Los fabricantes recomiendan usarla tres a cinco veces al día como una forma de controlar tu nivel de estrés. Esta información te puede guiar cuando tomes decisiones alimentarias y de ejercicio a lo largo del día. Por ejemplo, si tu HeartMath muestra un alto nivel de discordancia, tal vez no sea un buen momento para hacer ejercicio intenso. El costo del sistema HeartMath comienza en 219 dólares.

Chi kung y tai chi. Ambos, aunque diferentes, son prácticas chinas antiguas que se describen como movimiento meditativo para alinear la energía. El chi kung es más antiguo y, en términos generales, incluye una gran diversidad de prácticas que promueven el *chi*, o la esencia vital, como describen los chinos. Tanto el chi kung como el tai chi usan una amplia variedad de movimientos meditativos lentos, con una meditación de pie o sentados. Las dos prácticas incorporan la regulación del aliento, la mente y el cuerpo, y se basan en los principios de la medicina china tradicional.[22] El yoga es otro gran alivio del estrés con un fuerte elemento meditativo que puede ofrecer un reto atlético. (Lee más sobre yoga en el capítulo 13.)

El chi kung y el tai chi se practican ampliamente en China y también se están popularizando en Estados Unidos y el mundo. Ambas prácticas están correlacionadas con muchos resultados positivos en la salud, entre ellos mejores marcadores cardiopulmonares, densidad ósea, equilibrio (menos caídas), sueño y calidad de vida autoproclamada.[23] Asimismo, las dos demuestran un avance en síntomas psicológicos, incluidos la depresión, el estrés, la ansiedad y el estado de ánimo.[24] Y lo más significativo, los marcadores de función inmunológica e inflamación también mejoran con la intervención del chi kung o el tai chi.[25] Es mejor aprender cualquiera de estas prácticas con un instructor calificado. Hay clases por todas partes, y muchas en exteriores cuando el clima lo permite.

Te invitamos a buscar y experimentar diversas estrategias que te agraden para mitigar el estrés. Registra los efectos que tengan en ti. Intenta integrar la disminución del estrés a tu agenda para que la practiques tan seguido como te sea posible, y de preferencia diario. Los beneficios de minimizar el estrés pueden volverse autosustentables si lo practicas con regularidad. Además de estas técnicas enfocadas, hay muchas otras estrategias que todos podemos implementar en nuestra vida diaria para mitigar el estrés:

- **Date permiso de cuidarte.** Eres valioso. Deja tiempo en tu agenda para cuidarte. La patología que lleva al deterioro cognitivo toma una década o más. Incluso si ya te preocupa tu cognición, si te involucras activamente en la reducción de tu estrés desde *hoy*, puedes cambiar tu forma de responder a las presiones cotidianas, generando una resiliencia que te confiera neuroprotección a largo plazo.
- **No recargues tu agenda.** Conoce tus capacidades y establece límites realistas. No necesitas decir que sí a todos los compromisos sociales, oportunidades de trabajo u obligaciones familiares. Rechaza las ocasiones que no se ajusten a tus prioridades y metas.
- **Usa listas.** Todos tenemos mucho que hacer cada día. Comienza tu día escribiendo objetivos realistas y táchalos cuando los cumplas. Esta sencilla estrategia te ofrece una sensación de logro, te ayuda a permanecer enfocado y hacer más, y puede mitigar el estrés.
- **Desconéctate.** Muchos somos lo suficientemente grandes como para recordar el tiempo en que nos comunicábamos a través de la ocasional llamada telefónica desde el teléfono de la casa o por medio de cartas físicas que enviábamos por correo. ¡Piensa en la inmensa libertad que eso nos confería! Atendíamos nuestros pendientes, hacíamos las tareas de casa y nuestros días laborales transcurrían relativamente sin interrupciones. Ahora, con la explosión de la tecnología, se espera que estemos conectados 24/7 a través de teléfonos celulares, mensajes de texto, correos de voz, máquinas de fax, correos electrónicos, Facebook, Twitter e Insta-

gram. Estar disponible de manera constante y responder a las demandas de todos drena tu energía, te causa estrés, ansiedad y hasta depresión.[26] Lo que es más importante, no te permite enfocarte en la tarea que estás realizando. Limita tu exposición a la tecnología. El mundo seguirá girando sin ti. El aporte psicológico va mucho más allá de aminorar la radiación de Wi-Fi y CEM.

- **Olvídate de hacer varias cosas a la vez.** La capacidad de realizar múltiples tareas al mismo tiempo es de reciente estima, pero está sobreestimada y no se alinea con nuestro genoma aún primitivo. La ciencia muestra que nuestra red de atención funciona mejor cuando nos enfocamos en una sola tarea a la vez. Responder constantemente a múltiples estímulos te drena con el tiempo, tiene un efecto negativo en la cognición y puede llevar a sensaciones de estrés.[27] Enfocarte en una cosa nada más te permite estar presente y ser consciente. También da la oportunidad de soñar despierto, crear y resolver problemas. Date permiso de sólo una cosa y date el lujo de enfocarte en esa única tarea.
- **Ejercicio.** Además de todas las ventajas que ya hemos señalado, el ejercicio regular es una forma excelente de mitigar el estrés. Cuando sientes emociones potentes, una caminata vigorosa te puede ofrecer un sentido de claridad y paz.
- **Duerme adecuadamente.** ¿Has notado alguna vez lo fácil que es manejar todos los pequeños estresores de la vida cuando duermes bien toda la noche? La ciencia claramente demuestra que el debido descanso mejora tu estado de ánimo y tu capacidad de responder ante el estrés.[28]
- **Comunícate.** Cuando el estrés crónico o alguna situación afecte tu capacidad de disfrutar actividades que antes te daban placer, de comer con normalidad, de dormir bien o sencillamente de sentirte feliz, es momento de comunicarte con un profesional que pueda ayudarte. Buscar atención no es señal de debilidad, sino de fortaleza. Un profesional puede descartar otras causas físicas para tu sensación de estrés y trabajar contigo para identificar qué técnicas de superación te funcionan.

Capítulo 16

Estimulación cerebral

Mejoría

Nunca dejes de aprender porque la vida
nunca cesa de enseñarte.

—Emmily Vara

Los científicos solían creer que una vez perdida la función cerebral, era irreversible. Una proliferación de investigaciones en el campo de la neuroplasticidad está demostrando que no es el caso. Nuestro cerebro continúa generando nuevas neuronas a lo largo de nuestra vida en respuesta a estímulos sociales y mentales, al igual que sucede durante la regeneración de un traumatismo o una lesión.[1] En el año 2000, el Premio Nobel en fisiología o medicina se entregó a un equipo de científicos que usó babosas de mar para identificar los mecanismos moleculares del aprendizaje y la memoria. Fue un descubrimiento crucial para comprender el funcionamiento normal del cerebro, pero a la vez para comprender cómo las perturbaciones en este proceso pueden llevar a enfermedades neurológicas.[2] Aún más, esta labor aportó sustento irrefutable a la noción de que aprender literalmente cambia la estructura cerebral.[3]

El cerebro puede cambiar a lo largo de nuestra vida, incluso en la vejez.[4] La capacidad del cerebro de crecer y adaptarse se llama neuroplasticidad.[5] Todos sabemos que al hacer ejercicio nuestros músculos se fortalecen. Si dejamos de hacerlo, nuestros músculos se atrofian. Aun cuando el cerebro no es un músculo, aplica el mismo principio. Retar al cerebro nos da la oportunidad de crecimiento. Nuestros pensamientos, hábitos, movimientos y demás actividades cotidianas pueden moldear y reprogramar el cerebro, ya sea que estemos conscientes de este proceso o no. Ocurre de manera pasiva y activa. Si tenemos una vida socialmente vacía, carente de estímulos, nuestro cerebro se atrofiará con el tiempo. Por el contrario, tener una vida estimulante y rica socialmente protege nuestro cerebro.[6] La evidencia sugiere que incluso podemos elegir de forma consciente que nuestro cerebro se cure y se fortalezca después de que haya ocurrido una neurodegeneración a causa de una enfermedad o una lesión por traumatismo.[7] Tú eres el amo de tu destino, eres el capitán de tu *cerebro*.

Crea tu tribu. La solidez y magnitud de tus interacciones sociales tienen un papel inmenso en qué tan bien es posible que envejezcas, además de qué tanto es probable que vivas. Las investigaciones han encontrado que las personas con vínculos sociales fuertes son 50% menos propensas a morir que aquellas con una red social más débil.[8] La conectividad social es tan importante como otros factores de riesgo aceptados, como la dieta, el ejercicio y el sueño, para envejecer sanamente.[9] De igual manera, quienes están casados, intercambian apoyo con miembros de su familia, están en contacto con sus amigos, participan en grupos comunitarios y se involucran en trabajo remunerado tienen 46% menos posibilidades de desarrollar demencia.[10]

Vale la pena mencionar que la conexión es una experiencia subjetiva. Personas con pocos amigos o miembros de su familia pueden estar perfectamente contentos, mientras que otros con un sistema de apoyo más amplio pueden sentirse solos de todas maneras. Tu percepción es lo que le da color a esa experiencia.

- **Reflexiona sobre tus sentimientos de soledad o aislamiento.**
  ¿Tienes alguien a quién llamar si estás enfermo, tienes una crisis

financiera o simplemente quieres salir? Si no es así, sería bueno que invirtieras un poco de tiempo y energía en la expansión de tu red social. La capacidad de crear una "tribu" no tiene nada que ver con el tamaño de tu familia o la cercanía geográfica. No necesitas lamentarte si eres hijo único, no tienes hijos o vives lejos de tu familia. La gente en tu vida —amigos, compañeros de trabajo y vecinos— se puede volver tu tribu.

- **Crea vínculos con quien estás en contacto todos los días.** Así nacen las amistades. No esperes a que otros se acerquen a ti. Búscalos. Haz preguntas. Interésate en sus vidas. Ofréceles ayuda. Únete a un club de lectura o una clase en el gimnasio. Ofrécete de voluntario para una causa social. Tener una meta o un interés compartido puede crear la base para una relación sólida.

- **Dales prioridad a los encuentros reales, en lugar de las conexiones a través de medios digitales.** Las estadísticas muestran que la persona común dedica casi 11 horas al día a su tiempo en pantallas.[11] Conforme las personas pasan más tiempo en redes sociales, su vida social se encoje y se sienten más solas que nunca. El neuropéptido oxitocina, la "hormona del amor" que tiene un papel poderoso en la vinculación social, se libera durante la interacción humana real.[12] El cortisol, la hormona del estrés, se reduce cuando nos conectamos con otros.[13] Nuestro cerebro se estimula y se involucra de formas positivas que no están presentes cuando nos comunicamos a través de mensajes de texto o correos electrónicos.[14] La interacción humana puede ser todavía más importante conforme envejecemos. Una vida social rica puede ofrecer una protección significativa contra el deterioro cognitivo.[15]

- **Crea reuniones que promuevan un estilo de vida saludable.** Todos tenemos amigos a lo que nos gusta ver para cenar tarde o tomar un coctel o un postre, *pero nada de eso apoya tu nuevo estilo de vida saludable.* Siéntete con la libertad de sugerir opciones alternas. Proponles que se reúnan para tomar café en la mañana, asistir a una clase de cocina saludable o hacer senderismo. Estas actividades pueden hacer que tu grupo de amigos actual se vuelva más sano junto contigo, o es posible que te dirijas de manera natural hacia un nuevo grupo de amigos que compartan tus nuevas metas. Es importante rodearte de personas con quienes sea fácil ceñirte a tu nuevo estilo de vida saludable.

- **Considera cohabitar con amigos de mentalidad común.** Conforme nos volvemos menos capaces de lograr todas las tareas asociadas con una vida independiente o con tener un hogar propio, es tentador considerar automáticamente mudarte con la familia o a un centro de vida asistida. Por supuesto, ninguna de estas dos opciones está mal en automático, pero un gran número de personas de edad avanzada elige vivir en compañía de alguien de común acuerdo para unir recursos. Imagina el programa de televisión *Los años dorados* con un toque saludable: ¡compartir verduras orgánicas en lugar de pay de queso! Vivir con amigos que compartan tu forma de pensar también ofrece una horda de beneficios sociales y extiende tu independencia funcional.

Encuentra tu propósito. Es posible que tu vida dependa de ello. Las investigaciones han demostrado que tener un propósito en la vida es un determinante muy poderoso para la salud integral y la mortandad. Es cierto a lo largo de todo nuestro tiempo de vida y aporta el mismo provecho a cada grupo etario. Tener una pasión, una escala general de valores y causas puede ser todavía más importante al envejecer. Los adultos que dejan su lugar de trabajo y buscan una organización en su rutina diaria se favorecen más por tener una mayor motivación.

La evidencia nos dice que los adultos mayores con un propósito sólido muestran los mismos cambios físicos en el cerebro que sus contrapartes con menos propósitos, *pero tienen resultados más altos en sus pruebas cognitivas.*[16] Alimentar lo que te emociona confiere una potente neuroprotección. Ya sea que se trate de hacer un voluntariado en alguna asociación humanitaria local, escribir poesía o enseñar a jóvenes, hazlo. Tener una pasión, en particular más adelante en la vida, puede extender la duración de tu salud y tu cerebro.

Nunca dejes de aprender. La cantidad de educación que uno tiene destaca como un predictor de deterioro cognitivo. La gente más educada es menos propensa a desarrollar demencia.[17] Podría estar vinculado con un concepto llamado reserva cognitiva, que se refiere a la idea de que las personas con mayor exposición a la educación pueden ser más resistentes a los cambios naturales del cerebro que ocurren con la edad.[18] ¿Eso significa que estás condenado si tuviste una educación limitada? ¡Por supuesto que no! La evidencia sugiere que cualquiera puede extraer un aporte cognitivo por aprender en cualquier etapa de la vida.[19]

Crear una reserva puede necesitar un replanteamiento de tu actual modo de pensar. Seguido, cuando enfrentamos una tarea demandante, como manipular nuevas tecnologías, estamos tentados a recurrir a un profesional (o una persona joven), sobre todo conforme envejecemos. No más. Mira esos retos cotidianos como *oportunidades* para expandir tus conexiones neurales y acumular tu reserva cognitiva. Es parte de crear un pensamiento de creación al envejecer, en lugar de uno de mera conservación (o lo que es peor, de reducción). Busca activamente esas formas de aumentar tu reserva cognitiva.

- **Toma una clase.** Muchos adultos mayores tal vez no tuvieron la oportunidad de inscribirse en educación superior, pero nunca es demasiado tarde. Quizá haya ventajas si toman un curso universitario más adelante en su vida. Las personas de edad por lo general no tienen que preocuparse por exámenes o ensayos de admisión. El 60% de las universidades en Estados Unidos incluso ofrece dispensas en la colegiatura para sus estudiantes de edad avanzada. Muchas universidades públicas adaptan clases específicamente para personas mayores, y quizá no sean gratis, pero suelen tener descuentos. Es posible que seas candidato a una deducción de impuestos por inscribirte en educación superior.

Podrías considerar auditar una clase, lo que implica que puedes disfrutar el beneficio de asistir a cátedras sin tener que pagar por ellas ni compartir el estrés de entregar tareas y hacer exámenes. También existen muchas oportunidades en línea para la educación continua. De igual manera, muchas bibliotecas locales y centros comunitarios para personas mayores ofrecen oportunidades académicas. Aprender más adelante en la vida puede minimizar los huecos que tengas en tu historial académico y ayudarte a generar reserva cognitiva.[20]

- **Aprende un idioma extranjero.** Una vida como bilingüe puede incrementar la reserva cognitiva y retrasar el desarrollo de demencia entre cuatro y cinco años.[21] La cantidad de idiomas que hables incluso ofrece una protección añadida.[22] Sin embargo, los hallazgos se mezclan, lo que sugiere que las diferencias educativas y culturales pueden tener un papel en la variedad de las conclusiones.[23] No obstante, la imagenología muestra constantemente que un persona mayor bilingüe siempre tendrá más materia gris en la función ejecutiva y las regiones de procesamiento del lenguaje en el cerebro.[24] Aprender otro idioma más adelante en tu vida también parece ofrecer neuroprotección. Un pequeño estudio que se valió de una intervención intensiva de gaélico en una semana descubrió un progreso cognitivo importante en el cambio de atención para todos los grupos etarios, el cual se mantuvo hasta nueve meses después, pero sólo en los participantes que practicaban cinco horas a la semana o más.[25] Un estudio controlado sobre inteligencia que realizó una prueba de CI a los 11 años y luego a los 70 descubrió que aprender un segundo idioma conducía hacia habilidades cognitivas mucho mayores, aun cuando el idioma se aprendiera en la edad adulta.[26] Es divertido y significativo aprender un nuevo idioma antes de viajar a un país extranjero. Muchas personas dicen incrementar su aprendizaje tan sólo con verse inmersas en la cultura y el lenguaje. Hay lecciones particulares o grupales ampliamente disponibles (dependiendo del idioma), y las opciones en línea son cada vez más populares. Rosetta Stone y Babbel se encuentran entre los programas con mejores puntuaciones.[27] También sabemos que es extremadamente poderoso combinar intervenciones. ¿Por qué no ponerte los audífonos y escuchar una aplicación para aprender otro idioma durante tus caminatas? *No problem!*

- **Aprende a tocar un instrumento musical.** Agradece a tus padres si aprendiste a tocar un instrumento musical de niño. Las investigaciones muestran que las personas que sí tuvieron esa oportunidad presentan un riesgo menor de desarrollar deterioro cognitivo conforme envejecen.[28] La cantidad de años que una persona estudia también es relevante: entre más años, es mayor la reducción del riesgo, aun si las lecciones se dieron hace más de 40 años.[29] Los afortunados que empezaron a tocar antes de los siete años crearon más conectividad en la sustancia blanca que sirve como andamiaje sobre el que se pueden construir experiencias continuas.[30] Incluso si jamás tuviste la oportunidad de tocar un instrumento de niño, todavía puedes recibir el beneficio si aprendes ahora. Un estudio con gemelos para controlar otros factores genéticos descubrió que el gemelo con conocimiento musical *en la edad adulta* era 36% menos propenso a desarrollar demencia.[31] La evidencia sugiere que la música estimula el cerebro e incrementa la memoria en personas mayores. En otro estudio, adultos entre 60 y 85 años de edad sin experiencia musical previa exhibieron un aumento en la velocidad de procesamiento y fluidez verbal después de dos meses de tomar clases semanales de piano.[32]

  Si te sientes inspirado para empezar a tocar, elige un instrumento que se alinee con el tipo de música que te gusta. Una buena forma de encontrar un maestro competente es visitar una tienda de instrumentos musicales. Dado que esta moda de aprender música más tarde en la vida está creciendo, muchos establecimientos dan clases específicamente para adultos mayores. Tomar clases grupales y tocar en ensambles también te da la oportunidad de añadir un componente social atractivo, sumando a la aportación.

- **Pasatiempos.** ¡Reta a tu cerebro sólo por diversión! Un estudio reciente descubrió que entre más retaran su cerebro las personas mayores de 50 años con sudokus y crucigramas, funcionaba mejor su cerebro. De hecho, quienes hacían esta clase de pasatiempos mostraban una función cerebral equivalente a 10 años menos que su rango de edad, exhibiendo la mayor ventaja en velocidad y precisión.[33]

Escucha música. Aun si no estás listo para empezar a tocar un instrumento, sólo escuchar música puede ofrecerte cierto aporte cognitivo. Un estudio reciente usó imagenología de un cerebro funcional para mostrar que los pacientes con demencia expuestos a la música que antes disfrutaban demostraban tener niveles mucho más altos de conectividad funcional en diversas regiones del cerebro.[34] La música estimula las conexiones neurales profundas que activan múltiples regiones del cerebro, incluyendo la corteza media prefrontal (conocida como la región del cerebro que sustenta los procesos autorreferenciales) y la límbica (conocida por su asociación con las emociones). Esto puede explicar por qué escuchar música evoca sentimientos vinculados con experiencias anteriores y despierta recuerdos del último momento en que escuchaste una canción en particular. La música familiar, incluso de décadas atrás, en esencia provee la banda sonora para revivir los recuerdos olvidados.[35]

En un estudio finlandés se observa que escuchar música clásica afecta positivamente los perfiles de expresión genética. La actividad de los genes involucrados en la secreción y el transporte de dopamina, la función sináptica, el aprendizaje y la memoria se estimulan sólo con escuchar el concierto para violín núm. 3 de Mozart.[36] Un mecanismo a través del cual la música aporta neuroprotección es por medio de la inducción de neurogénesis gracias a la optimización hormonal. Escuchar música ha demostrado bajar los niveles de cortisol y aumentar los de estrógeno y testosterona.[37]

Apaga el televisor y en cambio escucha música. Puede animar tu ejercicio, tus deberes en casa o hasta tu experiencia laboral. Elige música que vaya de la mano con tu estado de ánimo y tu actividad. Un rock & roll movido o una pieza vigorosa de música clásica son geniales para hacer ejercicio. Incluso hay aplicaciones, como RockMyRun y GYM Radio, que eligen música en particular para inspirar tus entrenamientos. Pzizz es otra aplicación que te ofrece música creada exprofeso para ayudarte a enfocarte, concentrarte y desestresarte, al igual que para dormir.

Baila. Hay una cantidad sorprendente de evidencia que sugiere que bailar confiere ventajas cognitivas. No estamos hablando de poner tu música favorita y moverte al ritmo que tú quieras, aunque es una gran forma de ejercicio, sino de aprender danzas específicas con una pareja. La combinación del ejercicio físico (que ya es neuroprotector por sí mismo) más el elemento cognitivo de aprender y recordar un nuevo baile, integrado con el aspecto social de coordinarte con una pareja y responder a sus indicaciones, parece aportar una elevada neuroprotección. Sólo memorizar los pasos no es un reto suficiente para el cerebro; es el aspecto novedoso de responder a tu pareja y crear tu propia expresión artística conjunta lo que parece promover la creación de nuevas secuencias neurales. La danza integra múltiples funciones cerebrales, expandiendo simultáneamente la conectividad neural. De hecho, un estudio reciente observó el cerebro de bailarines de salón veteranos, comparándolos con el de novicios, y notó que los bailarines experimentados tenían una actividad neural mayor en regiones sensomotoras, además de alteraciones funcionales que indicaban niveles superiores de neuroplasticidad.[38]

Un estudio publicado en *The New England Journal of Medicine* examinó las actividades de esparcimiento de un grupo de personas mayores a lo largo de varias décadas y encontró que bailar aporta la mayor disminución de riesgo (76%) que cualquiera de las otras actividades estudiadas, cognitivas o físicas.[39] Otro estudio reciente con un grupo de adultos mayores comparó los beneficios de una intervención de seis meses de ejercicio convencional riguroso frente a un programa de baile desafiante con nuevas coreografías de un grado de dificultad incremental. Los que participaron en la intervención de baile demostraron tener un incremento en el volumen de diversas regiones del cerebro, además de niveles más altos de FNDC.[40] ¿Necesitas más evidencia? Un grupo de adultos mayores de 60 años con deterioro cognitivo leve se dividió en un grupo de control y una intervención compleja de baile dos veces a la semana. Después de 48 semanas, se vio un avance significativo en los bailarines, en varias evaluaciones cognitivas.[41]

Considera cambiar tus noches de citas y desempolvar tus zapatos de baile. Aprender fox-trot, tango y rumba no sólo es divertido, sino que puede darte la mezcla perfecta de atletismo, reto cognitivo e interacción social para promover la neuroplasticidad.

Entrena tu cerebro. Varios estudios actuales sugieren que podemos retar activamente nuestro cerebro a cualquier edad para crear neuroplasticidad usando programas en línea de entrenamiento cerebral. BrainHQ de Posit Science tiene la mayor cantidad de investigaciones científicas que sustentan su eficacia. El estudio IMPACT, con 487 participantes cognitivamente normales de 65 años en adelante, fue el primer estudio clínico a gran escala para examinar si los ejercicios cognitivos podían hacer una diferencia en la memoria y la velocidad de procesamiento. Los participantes se dividieron al azar en un grupo que pasó 40 horas haciendo seis ejercicios auditivos elegidos entre el repertorio de BrainHQ y en otro grupo que vio 40 horas de DVD educativos con cuestionarios posteriores para comprobar el conocimiento. La memoria auditiva y la atención fueron significativamente mayores en el grupo que entrenaba el cerebro, al igual que varias medidas secundarias. Lo más impresionante fue la comparación desde el valor basal para quienes estaban en el grupo de entrenamiento cerebral. La memoria auditiva mejoró un equivalente de 10 años, la velocidad de procesamiento auditivo aumentó 131% y, lo más relevante, la intervención se volcó hacia su vida cotidiana, en la que 75% reportó cambios positivos.[42]

El último hallazgo es la clave para comprender si el entrenamiento cognitivo computarizado se adentra en tu vida o no. Los críticos sugieren que los juegos cerebrales hacen más inteligentes a los jugadores, pero nada más en el dominio entrenado.[43] Probar que las habilidades adquiridas en realidad tienen un efecto en la cotidianidad y contribuyen así a prevenir o remediar el deterioro cognitivo es más difícil. Tres de los cuatro participantes del estudio IMPACT que formaron parte del grupo en entrenamiento computarizado dijeron tener avances que variaban desde recordar una lista del supermercado sin tener que escribirla y escuchar conversaciones en restaurantes ruidosos con más claridad, hasta ser más independientes, sentirse más seguros de sí mismos, encontrar palabras con mayor facilidad y tener una autoestima más elevada en general. Son hallazgos impresionantes, pero si consideramos que la intervención sólo duró ocho semanas, el estudio no aporta evidencia determinante de que este tipo de intervención puede tener un efecto en el deterioro cognitivo avanzado.

El estudio ACTIVE, uno de los más grandes que examinó el impacto del entrenamiento cognitivo, analizó la evidencia desde una perspectiva longitudinal. Utilizaron información de más de 2 800 personas de entre 74 y 84 años, con deterioro cognitivo limitado (si es que estaba presente), repartidos en diferentes lugares de Estados Unidos. Se dividieron al azar en cuatro grupos de intervenciones: instrucción mnemónica, instrucción lógica, una intervención de velocidad utilizando un juego de computadora y un grupo de control sin intervención. Las intervenciones se dieron en sesiones grupales pequeñas de 60 a 75 minutos, dirigidas por un entrenador, a lo largo de cinco o seis semanas. Algunos de los participantes recibieron sesiones de refuerzo periódicas. Se analizaron sus capacidades cognitivas y funcionales durante las primeras seis semanas del estudio y luego después de uno, dos, tres, cinco y 10 años finalmente.

El progreso más dramático se vio usando un ejercicio computarizado de velocidad de procesamiento que se enfocaba en incrementar el campo de visión útil del jugador. Los jugadores veían por unos instantes un auto en el centro de la pantalla con un señalamiento de camino en algún punto de la periferia. Se les pidió que identificaran correctamente el automóvil y notaran dónde aparecía la señal. Conforme mejoraba la eficacia de los participantes, el juego aumentaba su grado de dificultad, y con el tiempo, el auto y el señalamiento se veían más pequeños, mientras que se introducían múltiples distractores. El riesgo de desarrollar demencia bajó 29% en quienes hicieron este entrenamiento de velocidad de procesamiento, en comparación con el grupo de control. Además, los beneficios del entrenamiento fueron más consistentes para las personas que tomaron sesiones de refuerzo. Las intervenciones de entrenamiento mnemónico y lógico también exhibieron ventajas en la reducción del riesgo de demencia, pero sus resultados no fueron estadísticamente significativos.[44]

BrainHQ replicó este juego bajo el nombre *Doble decisión* (Double Decision), y ahora lo ofrece como parte de su entrenamiento en línea. Es uno entre varios otros ejercicios de velocidad diseñados para incrementar la cognición. Otras áreas de interés incluyen atención, memoria, habilidades sociales, inteligencia y navegación. Puedes tomar un área específica que quieras trabajar o elegir al azar entre diversas categorías. Los creadores del sitio recomiendan que intentes usarlo 90 minutos a la semana. Muchas personas intentan cumplir tres o cuatro sesiones semanales de 30 minutos, pero cada ejercicio está dividido en lapsos de dos minutos para que los puedas incluir en tu agenda diaria con facilidad. Puedes revisar tu progreso y comparar tus resultados con otras personas de tu misma edad. Ten cuidado de no volverte demasiado competitivo contigo mismo y acabes elevando tu nivel de estrés. La cantidad de horas que duermas, un virus, tu nivel general de estrés y muchos otros factores pueden influir en tu desempeño. Hazlo divertido y considera las tendencias a la larga, en lugar de los cambios que se den en tus resultados en uno o dos días. BrainHQ es una forma excelente de controlar tu progreso.

No hagas cambios para menos, ¡sino para más! Hemos detallado muchas formas diferentes en las que puedes estimular tu cerebro, desde seguir involucrado socialmente, hasta encontrar tu pasión, aprender algo que siempre hayas querido, valerte de las artes (música y danza) y hacer entrenamientos cerebrales computarizados. Elige unas cuantas estrategias e incorpóralas en tu vida diaria. Lo más importante es replantear tu perspectiva sobre el envejecimiento. Resiste esa inclinación a ver el hacerte mayor como un momento de retiro o para dejar de pensar; en cambio considéralo un tiempo de crecimiento. Pasamos gran parte de nuestra vida cumpliendo obligaciones: cuidamos de la familia, nos ganamos la vida y más. Nuestras responsabilidades por lo general se aligeran conforme envejecemos. Es el momento perfecto para enfocarte en todas las áreas de interés que quizá no tuviste oportunidad de cultivar antes. Conoce nuevas personas, aprende cosas nuevas, entrégate a la música y la danza, sigue tu pasión. Hacerlo no sólo enriquecerá tu vida, sino que aumentará tu tiempo saludable. Para quienes deseen explorar aún más este tema, recomendamos el libro *El cerebro se cambia a sí mismo*, de Norman Doidge.

Capítulo 17

Salud oral

Toda la dentadura y nada más que la dentadura

Cada vez que agarres al mundo por la cola,
recuerda que tiene dientes en el otro extremo.
—Sharon Lee

Aunque pueda sonar extraño, en cierto sentido puedes pensar que la enfermedad de Alzheimer es una historia de éxito, aunque una temporal, pues para el momento en que recibes un diagnóstico de Alzheimer, tu cerebro lleva décadas protegiéndose a sí mismo con bastante efectividad. Si no lo hubiera hecho, tu cognición probablemente se hubiera dañado mucho antes por las agresiones a las que estás expuesto. Como describí antes, tanta agresión surge de diversas fuentes, como la resistencia a la insulina por el consumo de azúcar, o el intestino permeable, o las toxinas de tipos de moho en específico, como *Stachybotrys* (moho negro tóxico) o *Penicillium*. Sin embargo, lo que destaca como una de las fuentes más relevantes de agresión asociada con el deterioro cognitivo es —lo adivinaste— tu boca. Los nutrientes entran y las palabras dulces salen, pero desafortunadamente, a la par que cumplen tales funciones cruciales, tu boca y tus labios también albergan múltiples factores que contribuyen al deterioro cognitivo: 1) amalgamas de mercurio,[1] 2) herpes simple (el virus de los "fuegos labiales"),[2] 3) periodontitis,[3] 4) gingivitis,[4] 5) endodoncias (aunque este factor potencial sigue siendo controversial), y 6) el microbioma oral.[5] Observemos cada uno a detalle y determinemos cómo atenderlos para prevenir o revertir el deterioro cognitivo.

Amalgamas de mercurio. Estamos hablando de los viejos empastes, los cuales contenían aproximadamente 55% de mercurio. Cada amalgama libera alrededor de 10 microgramos de mercurio a tu torrente sanguíneo cada día. A diferencia del mercurio en pescados y mariscos, que es mercurio orgánico, el mercurio de las amalgamas dentales es inorgánico (aunque se puede convertir en mercurio orgánico en el intestino). Puedes distinguir ambas formas con un análisis de orina, sangre y cabello. No obstante, tanto el mercurio orgánico como el inorgánico pueden contribuir al deterioro cognitivo, así que es importante evaluar si hay toxicidad por mercurio. Uno de los aspectos más confusos de dicha toxicidad en relación con las amalgamas es que no existe una relación lineal simple entre la cantidad de amalgamas que tengas en la boca y la cantidad de mercurio que se filtre de ellas, ya que algunas filtran más que otras. En cambio, la superficie de las amalgamas se correlaciona de mejor manera con la fuga.

Por tanto, recomendamos que cualquiera con un alto nivel de mercurio inorgánico, o con deterioro cognitivo, se quite las amalgamas. Suena más sencillo de lo que es. Durante el proceso de remoción, podrías estar expuesto a un nivel más elevado de mercurio y, por ende, el mejor acercamiento es que un dentista biológico las quite, ya que se trata de alguien experimentado en prevenir la exposición de mercurio al retirar amalgamas. Es más, es mejor que no se quiten más de una o dos en la misma sesión, y esperes algunos meses antes de retirar la siguiente, y repetir esta dinámica hasta terminar con todas, para minimizar la exposición y permitir que tu cuerpo excrete el mercurio que se acumule por este procedimiento.

Fuegos labiales. Por lo regular los provoca el herpes simple tipo 1 (VHS-1), aunque también pueden ser del VHS-2. Los fuegos labiales son extremadamente comunes, y su aparición recurrente indica que el virus del herpes vive en tus células nerviosas del ganglio trigémino, el grupo de células nerviosas que le da sensibilidad al rostro. Por fortuna, no parece producir ninguna clase de daño a largo plazo a nuestras células nerviosas. Pero por desgracia esas mismas células ganglionares tienen dos brazos, uno que llega a nuestros labios y rostro, y otro que alcanza el cerebro, dando acceso al virus a nuestro cerebro. Literalmente, el virus puede "bajar" por un brazo de la célula hacia nuestros labios o "escalar" por el otro hacia el cerebro.

La doctora Ruth Itzhaki ha pasado su carrera estudiando esta importante relación potencial entre el virus del herpes y la enfermedad de Alzheimer, y ha señalado que se debería considerar el tratamiento para el herpes en los pacientes con Alzheimer. Un estudio muy completo de Taiwán descubrió que las personas con brotes recurrentes de herpes tenían un marcado nivel inferior de casi 80% en su desarrollo de demencia si se trataban los brotes. Por tanto, suprimirlos bien puede ser de utilidad dentro del plan completo para minimizar la demencia, y existen varias formas de lograrlo.

El uso de aciclovir o valaciclovir es muy efectivo para prevenir los brotes, además de tratarlos una vez que aparezcan. Estos medicamentos tienen una toxicidad mínima y se toleran bien en general, así que algunas personas pueden tomarlos por meses e incluso años. La dosis común es oral, entre 500 mg y 1 000 mg, una o dos veces al día.

Otras personas prefieren suprimirlos con métodos no farmacéuticos, como tomar lisina, ácido húmico o ácido fúlvico. No obstante, una estrategia complementaria es fortalecer tu sistema inmunológico, apoyar su efecto antiviral natural. Existen numerosos compuestos que estimulan la inmunidad, como *Tinospora cardifolia*, compuesto correlacionado de hexosa activa, propóleo, miel de manuka, berberina (que también disminuye la glucosa y se utiliza en el tratamiento de la diabetes tipo 2), dosis pequeñas de naltrexona, timosina alfa-1 y factor de transferencia PlasMyc.

Periodontitis. Se trata del término para la inflamación alrededor de los dientes, asociada con la retracción de la encía, y tiene su causa en infecciones de diversas bacterias, como *Porphyromonas gingivalis* (*P. gingivalis*), *Treponema denticola*, *Fusobacterium nucleatum* y *Prevotella intermedia*, entre otras. Cuando tus dientes y tus encías están sanos, es mínima la presencia de estas bacterias patógenas, pero cuando no, estas cepas dañinas pueden invadir y establecer su residencia. Lo impactante es esto: aunque siempre se pensó que estas bacterias estaban confinadas en la boca, están apareciendo por todo el cuerpo en asociaciones sorprendentes con varias enfermedades distintas, entre ellas las placas de la cardiopatía, las células proliferantes de los cánceres y el cerebro de los pacientes con enfermedad de Alzheimer. Dichos hallazgos sugieren que las bacterias orales tienen acceso a nuestro torrente sanguíneo y encuentran su camino hacia nuestras células vasculares, contribuyendo a la cardiopatía; a nuestros órganos, contribuyendo así al cáncer, y a nuestro cerebro, contribuyendo al deterioro cognitivo. Los descubrimientos están alimentando todo un nuevo campo de la especialidad y el cuidado oral sistémico, como señaló el doctor Charles Whitney: como sucede en nuestro estudio de la enfermedad de Alzheimer y su relación con la salud sistémica integral, también debemos considerar la salud oral en relación con nuestras enfermedades sistémicas crónicas.

Por tanto, cuando cuidas tus dientes, ayudas a prevenir el deterioro cognitivo. Por favor considera estos pasos para darte la mejor oportunidad de alcanzar el éxito cognitivo:

- Habla con tu dentista sobre un análisis para descubrir estas bacterias patógenas (*P. gingivalis et al.*). Te dirá si tienes niveles elevados de estas bacterias peligrosas y te dará una idea de tu microbioma oral de manera general.
- Si encuentras altos niveles de bacterias patógenas, podrías usar pasta dental Dentalcidin y enjuague bucal para combatir la proliferación, además de hablar con tu dentista para tomar medidas al respecto.
- Usar un irrigador oral y un cepillo de dientes eléctrico ayuda a mejorar la salud bucal por completo.

- Podrías intentar enjuagarte con aceite, que es muy sencillo: hacer buches con aceite de coco, pasándolo entre tus dientes alrededor de 10 minutos todos los días, te ayudará a reducir las bacterias asociadas con el deterioro dental.
- Si tienes endodoncias, pueden ser fuentes de infección crónica, así que por favor habla con tu dentista sobre una evaluación y posible extracción.
- Si tienes gingivitis —inflamación de las encías, muchas veces asociada con el sangrado de encías— y continúa después de tratar tus patógenos, quizá se deba a que respiras por la boca.
- Así como hay beneficios por optimizar tu microbioma intestinal, existen otros por optimizar tu microbioma oral, como limitar las bacterias patógenas, y ya hay probióticos orales disponibles, como *Streptococcus salivarius*.

Estos pasos deberían reducir al mínimo tus bacterias orales patógenas, mitigar la periodontitis y la gingivitis, mejorar tu microbioma oral, prevenir el deterioro dental, realzar el aspecto de tus dientes y encías, y minimizar el acceso de patógenos orales en el cerebro, ayudando así a prevenir el deterioro cognitivo.

Capítulo 18

Traducir la información a éxito

Nunca es demasiado tarde para ser
quien pudiste haber sido.
—GEORGE ELIOT

Encuentra tu equipo

1. **Conviértete en tu propio promotor de la salud.** Con sólo leer este libro ya diste un gran paso para proteger la salud de tu cerebro, educándote sobre los múltiples factores que influyen en ella. A partir de este conocimiento, te puedes volver tu propio promotor de la salud. Ya aprendiste la importancia de evitar la resistencia a la insulina, las deficiencias nutricionales y hormonales, la inflamación, las toxinas y más. Sabes cuáles son los biomarcadores óptimos que necesitas tener y puedes registrarlos y modificarlos conforme avanzas en tu viaje hacia la salud.

2. **Encuentra una tribu que piense como tú.** Quienes trabajan para prevenir o se preocupan de los más leves cambios cognitivos también podrían trabajar dentro de una comunidad en línea que los apoye, como la que ofrece la organización sin fines de lucro ApoE4.Info. La mayoría de los suscriptores de la página web

tiene una o dos copias de ApoE4, y aplica de manera proactiva protocolos individualizados que siguen el modelo descrito aquí. Los miembros incluyen gente común de todas las edades y habilidades cognitivas, académicos, científicos, médicos y otros profesionales de la salud. Su meta común es que todos están enfocados en la salud cognitiva. Comparten con regularidad sus experimentos N de 1, analizan las últimas investigaciones médicas y por lo general se apoyan unos a otros en su trayecto hacia la salud. Muchos miembros solicitan sus propios análisis y registran y regulan seguido sus biomarcadores. (Consulta "Herramientas para el éxito" en la siguiente página para descubrir opciones de análisis disponibles para el público.)

3. **Colabora con un profesional tradicional de la salud.** Idealmente, podrás encontrar un médico local que esté dispuesto a trabajar contigo. Muchas veces es mejor buscar médicos con quienes hayas establecido una relación de respeto y confianza. Algunos pacientes me han dicho que les compartieron una copia de *El fin del Alzheimer* y tuvieron reacciones positivas. De hecho, existen muchos médicos, asistentes y enfermeros inteligentes, compasivos y cariñosos, dispuestos a trabajar en conjunto contigo. Muchas veces es útil llevar a tu pareja o a un amigo contigo cuando hagas el contacto inicial. Sólo tener una persona de apoyo contigo muestra tu nivel de preocupación y suma a la seriedad de tu petición. Es fácil que un médico tradicional ordene muchos de los análisis de biomarcadores que nosotros recomendamos, y tu seguro los cubre.

4. **Considera colaborar con un practicante de medicina funcional.** Si no puedes encontrar un médico tradicional que se asocie contigo, podrías considerar un practicante de medicina funcional. Son especialistas con licencia (médicos, naturópatas, osteópatas, quiroprácticos, enfermeros o asistentes) que toman un entrenamiento adicional enfocado en encontrar la causa de raíz de las enfermedades dentro de una perspectiva integral, con

fundamento científico, centrada en el paciente. Además, los nutriólogos, dietistas, *coaches* de salud, profesionales de la salud mental y otros pueden recibir certificados de medicina funcional. Puede ser útil usar un buscador avanzado para incluir una especialidad en la que te quieras enfocar. Las primeras citas suelen durar una hora o más, en lugar de los siete o 15 minutos que dura la consulta con un médico alópata. Las consultas más largas le permiten al practicante obtener un historial completo del paciente para guiar el tratamiento. Muchos practicantes de medicina funcional suelen asociarse con *coaches* de salud y nutriólogos que también te pueden ayudar. El inconveniente de trabajar con un practicante de medicina funcional es que muchos seguros no quieren cubrirlo o requieren un deducible aparte que debes alcanzar antes de que cubran el servicio. Algunos sí colaboran con sus pacientes para hacer tantos análisis como sea posible, dentro de su póliza de seguros tradicional. Poco menos común, ciertos practicantes aceptan seguros médicos tradicionales, incluso seguro social. Es mejor comunicarte a su consultorio directamente para preguntar sobre los gastos para que puedas anticipar de manera adecuada el pago.

5. **Considera consultar Apollo Health** (*www.apollohealthco.com*). Este grupo ha creado una comunidad de salud mental que aporta información novedosa sobre los mejores tratamientos para deterioro cognitivo, entrenamiento cerebral, evaluación cognitiva, información nutricional y otra clase de respaldos.

Herramientas para el éxito

A este método se integra la recolección continua de información que cuantifica tu progreso. Queremos que recabes información a lo largo de tu viaje para ayudarte a optimizar tu salud continuamente y proteger tu cognición. No necesitas sólo *esperar* que vayas por el camino correcto.

Queremos que observes y perfecciones tus decisiones a partir de una retroalimentación en tiempo real y análisis cognitivos y de laboratorio periódicos. Listamos todo, desde las herramientas más básicas, hasta las más extravagantes. Algunas, como el medidor dual de glucosa y cetonas, son importantes al principio para medir tus valores, pero se volverán cada vez menos relevantes conforme progresas. No te preocupes por adquirir todo en la lista. Te recomendamos leer primero todo el manual y ponderar qué herramientas ya tienes, cuáles te serán de más utilidad, cuáles puedes dejar de lado y cuáles simplemente no necesitas. Sabemos que todos están entrando a este programa desde etapas distintas. Algunos ya están practicando unas cuantas (o incluso muchas) de las estrategias diseñadas en el libro. ¡Qué bien! Enfócate en las herramientas que te parece que podrían reforzar tu trayecto. Considera que tu necesidad de estas herramientas cambiará conforme mejoras.

Diario. Te recomendamos ampliamente el uso de un cuaderno que te permita registrar los múltiples cambios que tendrás a lo largo de tu viaje. Sin importar el paso al que adoptes tu nuevo estilo de vida, tú (o tu pareja o cuidador) necesitas volverte tu propio *investigador líder*, un término utilizado entre científicos que realizan estudios clínicos. Es útil anotar tu *antes* y *después* mientras aplicas cada intervención. Un diario te permite tener presentes los efectos secundarios positivos y negativos de varias estrategias, además de identificar las *confusiones*, otras influencias que puedan ser relevantes para tu reacción. Escribirlo te permite analizar tu progreso y ajustarlo cuando sea necesario.

Medidor dual de glucosa y cetonas. Es un aparato pequeño, manual, que usa una gota de sangre extraída con una *lanceta* (un instrumento parecido a una pluma que tiene una minúscula aguja de resorte en un extremo) para medir tu nivel de glucosa y de cetonas usando una tira de papel para cada una. Es importante utilizar un sistema que mida con precisión tanto la glucosa como las cetonas (en particular los niveles bajos de BHB). Los sistemas Precision Xtra y Keto-Mojo funcionan bien. Las tiras reactivas para Keto-Mojo son considerablemente más baratas, pero puedes encontrar precios similares para las tiras de Precision Xtra si buscas ofertas en internet. Verás que el medidor dual es bastante útil al principio para determinar tus cifras y ayudarte a adaptarte cetogénicamente. Después de este tiempo, sólo tendrás que hacer tomas periódicas cuando algo se sienta diferente. (Consejo profesional: comparado con un análisis de orina, las tiras reactivas de orina para cetonas *no* son precisas en los resultados de BHB bajo. Los medidores cetónicos de aliento miden la acetona, otro tipo de cetona, pero el metano de algunos carbohidratos, como los almidones resistentes y las bebidas alcohólicas, puede influir, dándote resultados inconsistentes.)

Cómo usar las cifras de glucosa

- Si eres diabético y tomas medicamentos para bajar tu glucosa, solicita ayuda a tu médico *antes* de empezar este programa. El programa KetoFLEX 12/3 finalmente reducirá o eliminará la necesidad de tu medicamento, pero tu médico necesita decirte cómo disminuir tu dosis a la par que mejoran tus niveles de glucosa.
- Registra tus cifras de glucosa para que puedas notar tu progreso. Medir la glucosa te aporta información en tiempo real para revisar cómo responde tu cuerpo a un alimento o una comida en particular.
- Siempre sigue las instrucciones del fabricante sobre cómo medir la glucosa. Las tiras no son caras ni difíciles de adquirir.
- Es útil tomar la glucosa en ayunas antes de tomar café, suplementos o medicinas. Tu meta es una lectura entre 70 y 90 mg/dl (3.89-5.00 mmol/l).
- Si tu lectura se encuentra dentro de este rango, es probable que seas sensible a la insulina. No necesitas realizar revisiones pos-

prandiales (después de la comida) en *cada* comida, a menos de que quieras analizar tu respuesta a un alimento específico. Sigue midiendo en ayunas durante una o dos semanas para ver si continúas dentro del rango. Si tienes deslices ocasionales, empieza las revisiones posprandiales.

- Si tu lectura supera el rango recomendado, haz revisiones posprandiales con regularidad después de cada comida para que puedas identificar los alimentos que provocan tus picos de glucosa y ajustar tu dieta.

- Un análisis posprandial por lo general se hace a la hora, y luego dos horas después de terminar de comer. Algunas personas experimentan una elevación retardada de glucosa, así que es buena idea hacer la segunda prueba, incluso si la primera salió dentro de rango.

- Una hora después de comer, tu glucosa debería indicar 90-125 mg/dl (5.00-6.94 mmol/l). Dos horas después de comer, tu meta es 90-110 mg/dl (5.00-6.11 mmol/l). Cinco horas después de una comida común, tu glucosa debería volver al rango en ayunas, 70-90 mg/dl (3.89-5.00 mmol/l).

- Si tu lectura es más elevada de lo establecido, sería útil identificar los alimentos que provocan la respuesta hiperglucémica. Los culpables obvios son cualquier cosa con glucosa o fructosa, incluso dulces "saludables", como la fruta. Carbohidratos como la papa, el arroz, la avena, la pasta y el pan son precursores cotidianos. Hasta el camote puede provocar un pico; por ende, se recomiendan sólo en pequeñas cantidades. Otros culpables son los almidones resistentes, como las leguminosas y la quinoa. Asimismo, el contexto de macronutrientes de tu comida puede contribuir a lecturas más elevadas. Sospecha de carbohidratos y proteínas en exceso.

- Intenta reemplazar el precursor sospechoso con grasas saludables (AOEV, aceitunas, aguacate, nueces y semillas) o con verduras no almidonadas en tu siguiente comida. Repite tu análisis posprandial y registra la respuesta de tu cuerpo.

- Considera que *todos* tenemos una respuesta glucémica distinta a un alimento en particular, ya sea por genética, el estado de salud, el estado del microbioma intestinal, los niveles de estrés y una miríada de factores adicionales. Incluso es posible que notes una respuesta variable al mismo alimento por factores ajenos, como el estrés, la falta de sueño, la condición hormonal y muchos más. Identificar y atender tus precursores te ayudará a sanar.

- Una vez que te hayas adaptado a la cetosis —es decir, que hayas hecho el cambio de quemar principalmente grasa en lugar de glucosa—, tu glucosa en ayunas puede elevarse un poco con el tiempo. Revisar tus cetonas al mismo tiempo te puede tranquilizar. Su presencia (>0.5 mM) indica que no tiene gran consecuencia, en particular si tus niveles de hemoglobina A1c e insulina siguen dentro de rango.

- Después de que hayas pasado algunas semanas adaptado a la cetosis, podrías pasar a un estado de quema de glucosa durante un día a la semana añadiendo más carbohidratos aprobados para que tu cuerpo conserve su flexibilidad metabólica. La capacidad de cambiar de una fuente de combustible de glucosa a otra de grasa sin esfuerzo se llama flexibilidad metabólica, y es señal de una salud óptima. Podrías notar cierto aturdimiento cognitivo que acompaña la transición fuera de la cetosis. Asegúrate de registrar este cambio cognitivo en tu diario y volver a tu dieta cetogénica común en la siguiente comida.

- Tu glucosa puede subir temporalmente después de hacer ejercicio. Tu hígado responde a la demanda de energía por el ejercicio liberando más glucosa. Comúnmente, no tiene consecuencia y bajará rápido hasta tu nivel previo al ejercicio, o incluso más.

Cómo usar las medidas de cetonas

- Tal vez no generes tus propias cetonas (se trata de cetosis *endógena*, la meta a largo plazo) muy bien hasta que tu glucosa en ayunas baje al rango ideal de 70-90 mg/dl (3.898-5.00 mmol/l), lo que puede tomar meses, dependiendo de tu nivel de resistencia insulínica. Tomar suplementos de cetonas (aceite de coco, aceite de TCM o sales o esteres de cetonas) antes de ese momento (cetosis *exógena*) es una opción temporal excelente, y te llevará a la cetosis por un tiempo, pero todavía no estarás adaptado a ella en esta etapa.

- Medir los niveles de cetonas te puede aportar información en tiempo real para determinar si estás quemando glucosa o grasa como fuente principal de combustible. Las cetonas indican que estás quemando grasa.

- Asegúrate de seguir las instrucciones del fabricante. Las tiras de cetonas son más caras que las de glucosa. Una vez que estés adaptado a la cetosis, aprenderás a notar la diferencia y ya no tendrás la necesidad de revisar tus niveles con regularidad. Sería bueno que anotaras en tu diario los cambios en tu cognición, estado de ánimo y nivel de energía con los distintos niveles de BHB.

- Cuando tu glucosa en ayunas esté dentro de rango, podrás empezar a revisar tu nivel de cetonas en ayunas al mismo tiempo. Muchas veces puedes usar la misma lanceta si lo haces rápido. Tal vez sea difícil al principio, pero a la larga te será más fácil. Considera que es cuando el BHB se encuentra normalmente en su nivel *más bajo*, por una variedad de razones. Cualquier nivel >0.5 mM está dentro de rango en una prueba en ayunas.

- *En lo que respecta a sanar la resistencia a la insulina y mejorar la cognición, tu meta es mantener un nivel de cetonas entre 0.5 y 4.0 mM.* Finalmente, las personas que presenten síntomas más avanzados podrían necesitar el extremo superior de este nivel, 1.0-4.0 mM. Los niveles más bajos tal vez sean más apropiados para quienes estén en riesgo o trabajando en su prevención. Tu respuesta te ayudará a descubrir qué escala es la correcta para ti.

- Conforme extiendas tu ayuno, tu nivel de BHB se elevará todavía más. Cuando se vacíen las reservas de glucógeno, las personas que sean metabólicamente flexibles empezarán a crear cuerpos cetónicos como combustible alterno.

- Podrías revisar tu BHB antes de romper tu ayuno. Debe ser más elevado que tu nivel en ayunas en la mañana y quizá esté en su máximo del día.

- Cuando haces ejercicio, tus cifras de BHB pueden bajar temporalmente por la glucosa extra que libera el hígado para cubrir la demanda del ejercicio. Es momentáneo y sin consecuencia. El ejercicio te deja en un nivel mayor de cetosis después de recuperarte.

- Consumir una dieta baja en carbohidratos, con cantidades adecuadas de proteína y muchas grasas saludables, como se describe en la pirámide nutricional del cerebro, te ayudará a mantener e incrementar tus niveles de BHB a lo largo del día.

- Si tu BHB cae después de comer, quizá indique que estás consumiendo un exceso de carbohidratos o proteína, y no suficiente grasa saludable.

- Para algunos, dependiendo de su salud metabólica, ayuno, ejercicio y horarios de comida, revisar las cetonas al final del día les arroja el nivel más alto de BHB porque ya tuvieron oportunidad de aplicar las tres estrategias de KetoFLEX 12/3: ayuno, ejercicio y alimentación.

- Cuando lleves cierto tiempo adaptado a las cetonas, pon atención a cualquier cosa que se sienta diferente: un apetito mayor, fuera de lo común; un fallo de cognición o energía, o un cambio de humor. Pueden ser señales de que cambiaste de la cetosis a la quema de glucosa.

- Tener más hambre de la normal también puede ser señal de pérdida de peso. Utiliza una báscula para confirmarlo. Si estás perdiendo demasiado peso, sigue las "Estrategias para subir de peso", en el capítulo 7.

- Muchos otros factores, como dormir mal, estar estresado o enfermo, pueden afectar los niveles de cetonas. Si de pronto tienes problemas para entrar en cetosis, vuelve al principio de los lineamientos para readaptarte. Suele ser muy sencillo una vez que tu cuerpo ya se acostumbró a quemar grasa como combustible. A algunos les parece útil tomar pequeñas cantidades de aceite de coco o de TCM temporalmente, durante el proceso de readaptación.

Monitor continuo de glucosa. Es un sistema que puede ofrecer información invaluable para todos. Te permite revisar tu glucosa en lapsos de entre uno y 10 minutos, hasta por 14 días. Se coloca un sensor muy pequeño bajo tu piel (un parche relativamente indoloro en el brazo) que transmite información a tu lector, *smartphone* o reloj, ofreciéndote cifras en tiempo real para que puedas constatar el efecto que tiene un alimento en específico en tu glucosa. También te permite observar tu glucosa mientras duermes, alertándote a veces de episodios hipoglucémicos. Es relativamente barato, pero requiere prescripción médica. El seguro suele cubrirlo.

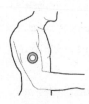

Báscula precisa para medir el peso corporal. No necesitas gastar mucho dinero. Sólo asegúrate de que tu báscula sea precisa, confirmando el peso en el consultorio de tu médico. Pésate con la misma ropa (más o menos a la misma hora) en su báscula y la tuya. Es muy sencillo perder peso con el estilo de vida KetoFLEX 12/3. Si es tu meta, fantástico. Si no (o ya alcanzaste tu peso óptimo), consulta las "Estrategias para subir de peso", en la página 119, y sigue los consejos sobre cómo conservar o ganar peso. Una pérdida de peso excesiva, un IMC <18.5 para mujeres y <19 para hombres, en realidad puede ser contraproducente para la salud cognitiva.

Podómetro. Se trata de un pequeño aparato portátil que te ayuda a medir tu nivel de actividad contando cada paso que das por el movimiento de tu cadencia al caminar (o correr). Las instrucciones muchas veces te dirán que lo calibres para que sea preciso.

Hazlo usando tu zancada común. Te recomendamos una unidad muy barata sin Wi-Fi para que te proteja contra la exposición a campos electromagnéticos mientras haces ejercicio. Es muy tentador usar versiones populares de alta tecnología, y está bien, pero recuerda que sí te exponen a pequeñas cantidades de radiación.

Cronometer. Es un diario de alimentos gratis, en línea, que tiene una amplia variedad de funciones, entre ellas la opción de registrar índices de macronutrientes. (Los macronutrientes son simplemente alimentos que necesitamos en grandes cantidades: proteínas, grasas y carbohidratos.) Consulta la sección "Registra los índices de macronutrientes" para ver las instrucciones. Puede ser de utilidad para quienes apenas empiezan a entrar en cetosis.

Báscula digital para los alimentos. Si decides registrar tus índices de macronutrientes, tal vez quieras invertir en una báscula de cocina de buena calidad. Ahorrarás mucho tiempo en lugar de pesar los alimentos de la manera tradicional. Son relativamente baratas y valen el gasto. La mayoría te permite cambiar la unidad de medida —por ejemplo, de gramos a onzas— para usar la misma que Cronometer. También tiene una función tara que te permite pesar antes tu contenedor, y la báscula lo restará automáticamente de tu siguiente medida, dándote así el peso del alimento.

Monitor de presión sanguínea. Un monitor automático casero de presión es útil para registrar tu progreso. También toman la presión gratis en la mayoría de las farmacias. Es importante para quienes toman medicamentos para *hipertensión* (presión alta) y también para quienes experimentan *hipertensión* (presión baja). Los monitores caseros automáticos con buena precisión no son caros y se adquieren fácilmente. El estilo de vida KetoFLEX 12/3 disminuirá tu presión sanguínea, eliminando por fin la necesidad de un medicamento. Si empiezas el programa tomando medicinas para bajar la presión y las combinas con la propuesta de KetoFLEX 12/3, puede variar *demasiado* lento. Los síntomas incluyen mareo y fatiga. Revisa con cuidado tu presión para ver cuándo necesitas comentar una reducción de tu medicamento con tu médico. Si ya tienes la presión baja, considera que puede bajar todavía más. Asegurar que consumas una cantidad adecuada de sodio en tu dieta puede aliviar fácilmente los síntomas.

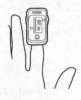

Monitor iHeart de la velocidad de la onda del pulso. iHeart ofrece un monitoreo cardiaco personal con un pequeño aparato portátil que te permite registrar la elasticidad de tus arterias con sólo colocar un oxímetro de pulso en tu dedo, el cual transmite la información a una aplicación en tu teléfono o tableta. La información se correlaciona contra un algoritmo que aporta tu edad biológica. Es una buena manera de observar el efecto de los cambios que KetoFLEX 12/3 está promoviendo en tu salud cardiaca. Tiene una validez científica decente, pero es un poco caro, alrededor de 195 dólares.

Oxímetro de pulso continuo. Es un aparato pequeño y portátil que te permitirá descartar la apnea del sueño (y otras condiciones) que puedan provocar la desaturación de oxígeno en la noche, profundamente asociada con el deterioro cognitivo. Tu médico puede darte una receta para rentar un oxímetro de pulso continuo, o puedes comprar un sistema. Hay dos productos que nos gustan por su grado de precisión médica. El primero es Innovo 50F Plus (149.90 dólares), el cual es un reloj de pulso ajustable que registra continuamente la saturación de oxígeno y el pulso, recabando 24 horas de información y análisis. Puedes descargar los datos recolectados por Bluetooth o con un cable a tu computadora personal a través de Windows. También puedes utilizarlo fácilmente durante el día para observar tus niveles de oxígeno. El único inconveniente es que Innovo50F Plus no es compatible con Apple ni Android, y a algunas personas les cuesta trabajo dormir con un reloj que apriete su muñeca. Otra opción es Beddr

SleepTuner (149 dólares), compatible con Apple y Android. Beddr usa un pequeño sensor óptico que se pega en medio de tu frente para medir tus niveles de oxigenación y ritmo cardiaco durante la noche. Beddr provee un informe detallado que puedes revisar en tu *smartphone* o tu tableta. El problema es que este aparato sólo es práctico de noche. Puedes encontrar más información en el capítulo 14.

Registro del sueño. Los aparatos para monitorear el sueño, que puedes colocar en tu dedo o muñeca, en tu mesa de noche o incluso bajo las sábanas o el colchón, te aportan cierta información sobre la calidad y la duración de tu sueño, ambas útiles en el transporte de beta-amiloide. Puesto que los monitores de sueño usan una combinación de datos (movimiento, ritmo cardiaco, respiración), en lugar de medir de manera directa las ondas cerebrales, son inherentemente imprecisos y es mejor utilizarlos como para tener una idea general de la duración y la calidad del sueño. Quienes pretendan monitorear seriamente su sueño pueden considerar Dreem 2, un aparato médico de clase II de la FDA que se ajusta a tu frente mientras duermes y mide la actividad cerebral real junto con la respiración, el ritmo cardiaco y el movimiento, dándote un informe preciso y detallado por medio de la aplicación que lo acompaña. Este producto también ofrece consultas sobre el sueño, además de consejos para mejorar la calidad de tu descanso. La desventaja es que es caro, alrededor de 499 dólares.

Anillo de aura. Si te encanta obsesionarte con la recolección de información, el anillo de aura puede ser para ti. Se ve como cualquier anillo elegante (aunque masculino), pero en realidad es un aparato de cuantificación fisiológica de alta tecnología. Mide el sueño, el ritmo cardiaco, la variabilidad del ritmo cardiaco, la actividad, la temperatura corporal, el movimiento, la respiración y más sin exponerte al Wi-Fi. Como podrás imaginar, es caro, con precios a partir de 299 dólares.

ChiliPAD y OOLER. Son sistemas de enfriamiento para el colchón que te permiten tener un sueño restaurador sin enfriar toda la casa en la noche. Circulan continuamente agua a través del acolchado, y la unidad electrónica de control térmico queda al menos 45 centímetros (o más) lejos de tu cama, de modo que se minimiza la exposición directa de CEM. ChiliPAD es de primera generación, y ahora OOLER está disponible. Ambos sistemas son caros, a partir de 499 dólares. Aunque es una inversión fuerte, a la larga te puede ahorrar dinero (y electricidad). Son adecuados para quienes viven en climas muy cálidos o en habitaciones que no se pueden enfriar adecuadamente.

Análisis de laboratorio que puedes pedir tú mismo. Hay análisis que puedes solicitar sin prescripción médica, lo que es muy útil cuando intentas registrar el efecto de múltiples estrategias en tu salud. Puedes consultar nuestra lista completa de análisis y metas para una cognoscopia (evaluación de bienestar cognitivo) en el cuadro 1 del capítulo 1. Sería ideal que los hicieras todos, pero entendemos que no toda persona necesita ni puede costear un panel completo de análisis.

Análisis genéticos que puedes solicitar tú mismo. Muchas empresas ofrecen análisis genéticos que aportan información familiar y de salud. 23andMe es un proveedor que ofrece información sobre la salud, incluida la categoría de ApoE4, útil para determinar el riesgo de enfermedad de Alzheimer, pero no está disponible en todos los países. Otros proveedores son Genos, FamilyTreeDNA y AncestryDNA.com. (*No* confíes en Acentry.com para conocer tu tipo de ApoE.)

Promethease. Recientemente adquirida por MyHeritage, Promethease ofrece acceso a una interpretación selectiva estilo Wikipedia de la información genética que recibas de tu proveedor de análisis. Por una cuota que varía entre 12 y 16 dólares, Promethease ofrece resultados para muchos genes más allá de la información de salud limitada.

Evaluación Cognitiva de Montreal (MoCA). Es una prueba que puedes hacer para valorar y registrar el efecto que tienen diversas estrategas en tu cognición. Existen versiones autoadministradas y otras que requieren un compañero para darte instrucciones sencillas. Esta herramienta de evaluación, que toma entre 10 o 12 minutos, se puede repetir máximo una vez al mes, valiéndote de una versión distinta en cada ocasión para evitar un efecto de asimilación. Considera que el MoCA tal vez no sea lo suficientemente sensible para detectar cambios cognitivos tempranos —es mejor para las personas con deterioro cognitivo leve o Alzheimer—, así que es mejor si los interesados en prevención o reversión temprana utilizan un estudio más sensible, como el de CNS Vital Signs.

BrainHQ. Es un servicio de suscripción en línea para entrenar el cerebro que utiliza métodos científicamente comprobados para estimular la cognición. Está diseñado para ser útil a múltiples niveles de desempeño cognitivo, y se ajusta constantemente a tu avance ofreciéndote juegos más desafiantes. BrainHQ también ofrece una valoración cognitiva actualizada de tus capacidades de atención, velocidad cerebral, memoria, habilidades sociales, inteligencia y navegación, comparando información con otros usuarios de tu misma edad. Puedes observar tu desempeño para monitorear tu cognición general. (Consulta el capítulo 16.) Te puedes suscribir por 14 dólares al mes o 96 dólares al año.

Por favor considera que no es una lista exhaustiva y hay herramientas adicionales en otros capítulos, que señalan estrategias específicas.

TERCERA PARTE

El manual

Sección 2

Más balas de plata

Capítulo 19

Dementógenos

Nadar en el caldo del Alzheimer

Algo huele mal en el estado de Dinamarca.
—William Shakespeare, *Hamlet*

El índice más elevado de muerte relacionada con demencia en el mundo se encuentra en Finlandia, y se ha sugerido que una de las razones principales pueden ser las micotoxinas que produce el moho.[1] Así, como Shakespeare pudo haber dicho, algo huele mal en el estado de Finlandia. Pero no se trata de un problema exclusivo de Finlandia, sino de uno global. Todos estamos expuestos a toxinas como nunca antes en la historia. Inhalamos contaminantes en el aire que incrementan el riesgo de Alzheimer.[2] Comemos peces cargados de mercurio, como atún y pez espada. Preparamos verduras cubiertas de glifosato (del herbicida Roundup). Construimos hogares y colonizamos nuestros senos nasales con mohos que producen neurotoxinas. Quemamos velas de parafina que llena la habitación con benceno y tolueno. Bebemos agua contaminada con pesticidas y arsénico. Nos marinamos en el mercurio excretado por la quema de carbón hasta a miles de kilómetros de distancia. En pocas palabras, nuestra capacidad de desintoxicarnos continuamente es absolutamente vital y una pausa en la desintoxicación aumenta el riesgo de deterioro cognitivo.

Todos estamos familiarizados con los carcinógenos —químicos que son causa de cáncer—, y gracias al profesor Bruce Ames y la prueba Ames que desarrolló para detectar carcinógenos, podemos encontrarlos en alimentos, agua, productos de belleza y otros agentes a los que estamos expuestos. No obstante, en la actualidad no existe una prueba análoga para los *dementógenos* —los químicos que provocan demencia—, aunque están en todas partes y estamos en contacto con ellos a diario. Podemos descomponer estos venenos en tres grupos: metales y otros químicos inorgánicos, químicos orgánicos como el tolueno y los pesticidas, y las biotoxinas, toxinas producidas por organismos vivos, como los mohos.

Celeste es una mujer de 60 años que a los 57 empezó a tener problemas de concentración, lo que afectaba su trabajo. Desarrolló una dificultad para organizar y luego empezó a perder la memoria. Aunque en un principio se atribuyó a una mera preocupación por sus antecedentes familiares de Alzheimer, quedó claro que era mucho más que eso cuando su resonancia magnética mostró un hipocampo severamente atrofiado, con un tamaño menor del primer percentil para su edad. Se descubrieron dos micotoxinas en su orina, ocratoxina A y gliotoxina, y se le diagnosticó Alzheimer tipo 3 (tóxico). Inició el protocolo ReDECO y mejoró. En diversas ocasiones estuvo expuesta de nueva cuenta a los mohos cuando hubo una fuga de agua en su casa, y en cada una tuvo un retroceso, pero mejoró al eliminar la exposición y continuar con el protocolo. Sin embargo, desarrolló una piedra en un riñón y tuvo un día muy traumático: la piedra le provocó un dolor severo y requería cirugía, así que le dieron anestesia y fármacos. Al siguiente día se deterioró de nuevo y no mejoró hasta semanas después.

Celeste ilustra un punto crucial en lo que se refiere a los dementógenos: su efecto tiende a ser acumulativo, y cualquier cosa que incremente la carga tóxica total —como los agentes anestésicos o una reexposición— o que reduzca la desintoxicación continua —el estrés, la falta de sueño, una disminución de glutatión o daño hepático o renal— inclina la balanza a favor del deterioro. Es más, mientras la exposición exceda el proceso de eliminación, el deterioro continuará, lo que puede durar años. De igual manera, una vez que la balanza se incline hacia de dirección positiva, se reduzca la exposición y aumente la desintoxicación, el progreso continuará de nuevo.

Por tanto, después de identificar la toxina o toxinas que contribuyen al deterioro cognitivo —y suele haber más de una, así como sucedió con Celeste—, la recomendación principal es hacer todo lo que sea posible por minimizar la exposición y maximizar la descomposición y excreción. Dos excelentes libros nuevos que nos dan información importante sobre los procesos de desintoxicación son: *The Toxin Solution*, del doctor Joseph Pizzorno, muy útil para quimotoxinas (toxinas químicas) como pesticidas, mercurio y anestésicos, y *Toxic*, del doctor Neil Nathan, muy útil para biotoxinas como las micotoxinas a las que estuvo expuesta Celeste.

Así que el primer paso para lidiar con los dementógenos es nada más determinar a qué estás expuesto:

• Puedes verificar fácilmente tu exposición a *toxinas metálicas* con sangre, orina o incluso cabello. Varios laboratorios hacen estos análisis. (Rápido: ¿Qué tienen en común los pollos, las aguas subterráneas, el arroz y los amantes peleados? ¡Arsénico!) Las evaluaciones triples con sangre, orina y cabello indican no sólo a cuánto mercurio estás expuesto, sino qué tanto es inorgánico, proveniente de amalgamas dentales (los viejos rellenos), y qué tanto es mercurio orgánico, el cual proviene de comer pescados y mariscos, en particular pescados altos en mercurio, como atún, pez espada y tiburón (además de cualquier pescado de boca ancha y larga vida, ya que son los que más acumulan mercurio). Asimismo, hay análisis de metales, los cuales incluyen otros, como el hierro, el aluminio, el plomo y el arsénico. Algo importante a recordar es que no debes comer pescados ni mariscos una semana antes de hacer un análisis de arsénico, ya que puede dar un falso positivo por la presencia de arsénico no tóxico en estos alimentos (el arsénico se adhiere a las moléculas protectoras en pescados y mariscos... Hace pensar en el amiloide del Alzheimer, ¿no te parece?).

Metales como el mercurio no sólo aparecen en la sangre y la orina, sino que se acumulan en los órganos, incluidos el cerebro, el hígado y el esqueleto. Por tanto, muchos practicantes prefieren recetar un agente quelante antes de la toma de orina para extraer una parte de los metales del cuerpo y tener una mejor idea de la carga total.

La forma más sencilla de hacer una prueba de metales tóxicos es medirlos en la sangre, por lo que es común analizar las muestras de sangre en busca de mercurio, plomo, arsénico, cadmio, hierro, cobre y zinc. Estos últimos tres son importantes para la salud en las cantidades correctas, pero pueden ser tóxicos cuando el cuerpo está sobrecargado.

Lillianna es una mujer de 60 años que desarrollo una dificultad para reconocer objetos, la cual progresó. Después de una tomografía por emisión de positrones, se le diagnosticó Alzheimer. Tenía cero copias del alelo común en el riesgo de Alzheimer, ApoE4; sin embargo, se encontró que tenía niveles muy elevados de mercurio y arsénico. Además, sus resultados indicaban una exposición a biotoxinas. Se sospechaba que había desarrollado Alzheimer tipo 3 (tóxico) debido a la exposición severa de la nube del World Trade Center, sospecha que se confirmó cuando desarrolló un cáncer altamente asociado con dicha exposición.

La nube emitida de la tragedia del 9/11 en el World Trade Center fue un bufet de toxinas: el combustible de los aviones que se estrellaron, los metales de las computadoras y de la estructura de los edificios, los mohos y las bacterias del inmueble mismo, el asbesto y las partículas de vidrio del aislante, las dioxinas de los plásticos ardiendo, los BPC (bifenilos policlorados) de los transformadores eléctricos. Fue como si toda una vida de seria exposición tóxica se concentrara en unas cuantas horas y días. Muchos de nosotros recordamos que varios de los socorristas y las personas que se encontraban en las áreas colindantes desarrollaron una seria enfermedad pulmonar, y en algunos casos hasta cánceres. Pero las manifestaciones tóxicas no pararon ahí: en un lapso de 15 años, 12.8% de los socorristas ya había desarrollado deterioro cognitivo.[3] Todavía se desconoce qué manifestaciones tendrán a largo plazo los muchos residentes de la Ciudad de Nueva York que tuvieron una exposición menor en comparación con la de los socorristas, pero quedaron aun así inmersos en la nube expansiva. Esto sigue siendo una preocupación significativa.

En el caso de Lillianna, ella presentaba niveles elevados tanto de mercurio como de arsénico, y quizá una exposición a micotoxinas. De todas las exposiciones a metales, el mercurio es la que se asocia habitualmente con la enfermedad de Alzheimer. Sin embargo, dado que el amiloide del Alzheimer y su madre, la proteína precursora de amiloide, están especializados en unir metales,[4] no es de extrañar que la exposición a metales pueda incitar la respuesta reductora como protección a la que hacemos referencia en la enfermedad de Alzheimer. Es más, el proceso de desintoxicación general se puede estresar por la exposición a múltiples metales, como plomo, cadmio, hierro, cobre y el metaloide arsénico. También se ha implicado al aluminio en la enfermedad de Alzheimer, y aunque sigue siendo controversial, no será ninguna sorpresa si el aluminio de hecho resulta ser otro riesgo metálico en la enfermedad de Alzheimer.

- Puedes corroborar tu *exposición a toxinas* haciéndote un análisis de toxinas en Great Plains Laboratory o en cualquier laboratorio especializado en ello. Es buena idea incluir el análisis de glifosato (el principal químico activo en el Roundup), ya que cada vez surge más evidencia de que no sólo se trata de un carcinógeno, sino de una neurotoxina.[5] Además, todas estas toxinas orgánicas pueden sumar a tu carga tóxica total, como mencioné antes, reducir así el glutatión (un desintoxicante y antioxidante celular fundamental) e interferir con la capacidad de tu cuerpo para limpiarse, aumentando tu exposición a todos los agentes que de otro modo resistirías.

> Isla es una "maravillosa mujer capaz de hacer muchas cosas a la vez", ejecutiva, de 50 años de edad, que comenzó a tener dificultad con el lenguaje y para pensar palabras a los 48. Los síntomas progresaron y la evaluaron con una tomografía por emisión de positrones (PET), un PET amiloide y una punción lumbar, y todo confirmó que tenía enfermedad de Alzheimer, causa de su afasia progresiva primaria (APP). Aunque su prueba estándar para demencia salió negativa, su evaluación de toxinas reveló niveles muy altos de benceno, formaldehído y mercurio. Al hablarlo con su esposo descubrió que ella trabajó con velas de parafina prendidas durante muchos años; él incluso señaló que el humo era tan irritante, que tuvo que evitar visitarla en su oficina.

Los análisis de Isla reflejaron las mismas toxinas presentes en las velas de parafina. Éstas son bastante tóxicas, así que, si te gustar prender velas con frecuencia, ¡por favor que sean velas de cera de abeja y no de parafina!

La designación reciente del glifosato (el ingrediente activo en el herbicida Roundup) como probable carcinógeno por la Organización Mundial de la Salud[6] podría estar acompañada en algún momento por su designación como neurotoxina también. El glifosato, en uso desde 1974, tiene tres mecanismos principales. Primero, se adhiere a metales como manganeso, cobre y zinc, alterando toda clase de secuencias enzimáticas que requieren dichos metales.[7] Segundo, bloquea la secuencia del ácido shikímico, necesaria en las plantas para producir aminoácidos esenciales —por eso es bueno para matar hierbas— pero, desafortunadamente, ¡esta secuencia también es necesaria para las bacterias!

Sí, las mismas bacterias de las que dependemos, como nuestro microbioma intestinal, para metabolizar, sintetizar y protegernos. Por lo que —no es ninguna sorpresa— bloquear esta secuencia crucial daña tu microbioma y desequilibra las bacterias vitales para tu intestino. Tercero, se ha sugerido que el glifosato, esencialmente el fosfato metilglicina —en otras palabras, muy parecido a nuestro aminoácido simple glicina—, sustituye a la glicina en algunas proteínas, interfiriendo con su función normal.[8]

Por tanto, aunque se sigue deliberando si el glifosato demostrará ser una neurotoxina o no, la combinación de la evidencia teórica, epidemiológica y empírica sugiere que deberíamos saber si contamos con niveles altos de glifosato, y de ser así, por lo menos intentar desintoxicarnos para reducir su efecto carcinógeno.

- Puedes conocer tu exposición a las *biotoxinas* revisando tus micotoxinas urinarias, y hay dos análisis que puedes hacer: micotoxinas en orina por Great Plains Laboratory y por RealTime Labs. Revisar la respuesta de tu sistema inmunológico también te puede dar una idea sobre una posible exposición: las personas con exposiciones a biotoxinas muchas veces tienen cifras elevadas de C4a, TGF-beta-1, MMP-9 (metaloproteinasa de la matriz 9) y leptinas, además de reducciones en el factor de crecimiento endotelial vascular (FCEV) y la hormona estimulante de melanocitos (MSH, por sus siglas en inglés). De igual manera puedes confirmar tu sensibilidad al contraste visual (SCV), una prueba que observa qué tan bien puedes distinguir entre finos matices de gris. Uno tiende a perder esta capacidad con la exposición a biotoxinas, y puedes hacer la prueba en línea o en el consultorio de tu médico.

- Puedes confirmar tu capacidad de desintoxicación evaluando tu dieta y estilo de vida, o haciendo análisis bioquímicos y pruebas genéticas relativas a las secuencias de desintoxicación. Si no consumes al menos 30 gramos de fibra al día, tu desintoxicación quizá será subóptima; si no sudas y usas jabones no tóxicos, si no bebes agua filtrada o purificada por ósmosis inversa, si no comes crucíferas y otros alimentos desintoxicantes (como describimos en la sección 1 del manual), entonces tu desintoxicación es probablemente subóptima. Para hacer análisis bioquímicos, busca tus niveles de glutatión, homocisteína, vitamina C, función hepática (GGT, ALT, AST) y función renal (BUN, creatinina). Para las pruebas genéticas, existen varias disponibles, y algunas determinan si tu genoma incluye mutaciones asociadas con menos desintoxicación, como en el caso del glutatión peroxidasa. Estas pruebas son muy útiles para planear un tratamiento óptimo, en particular para los que son ApoE4 negativo, ya que la desintoxicación reducida suele ser un factor que contribuye al deterioro cognitivo, sobre todo en el Alzheimer tipo 3 (tóxico).

Prevención y tratamiento de la exposición a dementógenos

El concepto más importante en la prevención y el tratamiento de la exposición a dementógenos es reconocer que se trata de un proceso dinámico. El mejor método es minimizar la exposición y optimizar la desintoxicación en conjunto. Por favor recuerda que excretas toxinas todo el tiempo —en el sudor, la orina, el aliento y las heces—, además de desarmarlas bioquímicamente y retenerlas en la grasa, los huesos, el cerebro y otros órganos, así que ya usas múltiples mecanismos para disminuir tu carga tóxica constante. No obstante, todos tenemos un límite para lo que nuestro cuerpo puede soportar, y si lo excedemos, desarrollamos padecimientos vinculados a toxinas, como la enfermedad de Alzheimer, la enfermedad de cuerpos de Lewy, la enfermedad de Parkinson y la esclerosis lateral amiotrófica, también llamada enfermedad de Lou Gehrig). Como podrás imaginar, con la multiplicidad de dementógenos a los que estamos expuestos, casi cualquier toxina puede llevarnos más allá de ese marco; por ende, la carga tóxica total es importante, no sólo una cierta exposición masiva a una toxina.

El primer paso es minimizar la exposición a los *dementógenos*. Estas toxinas pueden entrar por medio de tu respiración (contaminación en el aire, la nube del World Trade Center, toxinas de mohos e inflamógenos de edificios con humedad), de lo que comes o bebes (el mercurio del atún, alimentos con alto índice glucémico o productos inflamatorios con gluten y lácteos), o cuando tu piel entra en contacto con ellas, como algunos productos de belleza y cuidado personal. También las puede producir tu cuerpo, como es el caso de las micotoxinas de los mohos que residen en tus senos nasales o tu tracto gastrointestinal, o que absorbiste en procedimientos dentales o quirúrgicos, o que se liberaron de zonas de retención, como la liberación del mercurio cuando se acerca la menopausia o la andropausia y entramos en las primeras etapas de preosteoporosis.

Así pues, para minimizar tu exposición a los dementógenos, puedes hacer lo siguiente:

- Compra un filtro HEPA, como IQAir o cualquier otro modelo. Es mejor si filtra tanto partículas como gases tóxicos. Puesto que los filtros HEPA pueden ser ruidosos, podrías dejarlo encendido cuando estés fuera de casa, pero a muchos les funciona dejarlo prendido continuamente.
- Evita fumar y ser fumador pasivo.
- Evita la contaminación en el aire lo más posible. No sólo el escape de los automóviles, sino la contaminación asociada con los incendios, como los incendios forestales de California, que se han vuelto tan comunes en últimos años y que destruyen la calidad del aire. También está incluido el humo de las velas, en particular si son de parafina, pues emiten numerosas toxinas, como benceno y tolueno. Ya que las partículas pequeñas (2.5 micras) de aire contaminado son en especial dañinas, es importante el uso de

mascarillas N95 o P100 bien ajustadas, con tiras abajo y arriba de las orejas. Tu cerebro te lo agradecerá.

- Evita respirar por la boca por tiempo prolongado, pues tus cavidades nasales funcionan de igual manera como filtro para las partículas de materia. Respirar por la boca incrementa el riesgo de gingivitis, disminuye la absorción de oxígeno y evita que se caliente el aire como sucede cuando pasa a través de la nariz, lo que puede provocar irritación en tus pulmones.

- Revisa tu resultado ERMI,[9] y si pasa de 2, considera cómo remover la exposición al moho. Si decides hacerlo, por favor permanece lejos de tu casa durante el proceso.

- Sobre todo si tu hogar muestra señales de moho, pasa más tiempo en exteriores y lejos del aire contaminado.

- Usa un filtro de agua, por ejemplo, de ósmosis inversa. Hay filtros disponibles para el grifo, bajo la tarja y en sistemas que abarcan toda la casa. Nosotros usamos AquaTru porque incluye un filtro de carbón y ósmosis inversa, aunque existen muchos otros fabricantes. El agua de la llave suele contener bacterias, virus, múltiples metales, toxinas orgánicas, rastros de varios medicamentos y otros contaminantes, por lo que un filtro es un método excelente para minimizar la exposición a dementógenos. Aún más, evita el agua contaminada cerca de sitios de fracturas hidráulicas.

- Come frutas y verduras orgánicas, sobre todo si se trata de la docena sucia del Environmental Working Group, pues representan la peor exposición: fresas, espinacas, kale, mandarinas, manzanas, uvas, duraznos, cerezas, peras, jitomates, apio y papas. En cambio, la quincena limpia no preocupa tanto por el riesgo de pesticidas porque tienen más protección que la docena sucia, así que no es fundamental conseguir alimentos orgánicos: aguacate, maíz, piña, chícharos dulces congelados, cebollas, papaya, berenjena, espárragos, kiwi, col, coliflor, melón cantalupo, brócoli, hongos y melón verde.

- Evita las toxinas de productos de belleza y cuidado personal. Puedes usar la aplicación Think Dirty para darte una idea de qué toxinas contiene cada producto. También puedes consultar las recomendaciones del Environmental Working Group.

- Evita comer pescado alto en mercurio. Se trata de pescados de larga vida y boca ancha, como atún, tiburón, pez espada, marlín, reloj anaranjado, blanquillo, anjova, cubera y jurel real. Elige los pequeños, bajos en mercurio: salmón (no de granja), jurel (no real), anchoas, sardinas y arenque.

- Evita las amalgamas dentales por su alto contenido de mercurio inorgánico. Si ya tienes amalgamas dentales, y en especial si tu nivel de mercurio inorgánico es alto, podrías quitarlas. Como se dijo en el capítulo 17, lo debe hacer un dentista biológico, entrenado para minimizar tu exposición al mercurio durante la extracción. También se debe hacer con planeación, una o dos a la vez, en lugar de muchas al mismo tiempo, y después continuar meses después, hasta acabar con todas.

- Aléjate de los dementógenos asociados con la alimentación. Aunado al mercurio de pescados como el atún y los pesticidas y herbicidas (incluido el glifosato) de verduras y frutas no orgánicas, existen muchas otras fuentes de toxinas en algunos alimentos, como arsénico en pollo y arroz, antibióticos y hormonas en algunas carnes, bisfenol A (BPA) en los alimentos enlatados, grasas trans en productos horneados y fritos, nitratos en hot dogs y otras carnes procesadas, sulfatos en alimentos procesados, conservadores y colorantes. Por supuesto, los dementógenos más comunes son el azúcar, el jarabe de maíz de alta fructosa y otros carbohidratos simples.

- Es relevante cómo cocines tus alimentos Por desgracia, cocinar es una forma eficiente de producir dementógenos. Los productos finales de glicación avanzada (AGE), los cuales se adhieren directamente a un receptor cerebral llamado RAGE (receptor de productos finales de glicación avanzada) que incrementa la patología del Alzheimer; los hidrocarburos aromáticos policíclicos (HAP); los aminos heterocíclicos, y la acrilamida, una neurotoxina particularmente alta en las papas a la francesa y fritas se forman con la cocción a altas temperaturas. Los AGE y HAP se forman cuando la carne se oscurece y se quema. Las grasas trans están presentes en productos como Crisco. Cocinar con aceites vegetales libera aldehídos tóxicos. Los aceites con tratamiento de calor tienen una deficiencia de antioxidantes, por lo que es preferible cocinar a bajas temperaturas con aceites de extracción en frío, como el aceite de oliva, mientras que grasas resistentes al calor, como el aceite de aguacate, la mantequilla o el ghee son mejores para cocinar a temperaturas más elevadas. Por favor revisa las sugerencias de cocción en la segunda parte del libro.

- Los plásticos son fuente de múltiples toxinas, como bisfenol A (BPA) y otros interruptores endocrinos, ftalatos, dioxinas, cloruro de vinilo, dicloroetano, plomo y cadmio, entre otros. Así pues, por favor usa otra clase de recipientes, como el vidrio, lo más posible.
- Los recibos impresos en máquina también contienen BPA, así que por favor minimiza su manipulación.
- Evita el plomo en algunas pinturas (por ejemplo, en algunas tazas de café) y tuberías viejas.

El segundo paso es optimizar la desintoxicación. La buena noticia es que nuestro cuerpo se está desintoxicando todo el tiempo por medio del metabolismo y la excreción de orina, heces, aliento y sudor. La excelente noticia es que podemos apoyar este proceso de varias maneras. La mala noticia es que incluso después de reducir nuestra exposición a las toxinas, las que acumulamos en nuestros órganos a lo largo de los años pueden salir y postergar el riesgo. Sin embargo, mientras el equilibrio dinámico se incline hacia la desintoxicación, estaremos en la dirección correcta, considerando que el proceso de desintoxicación no sea muy agresivo y terminemos expuestos de nueva cuenta a niveles elevados de toxinas conforme recorren nuestro torrente sanguíneo de camino a la salida.

Empecemos con lo básico que debemos hacer para mantener un estado saludable de desintoxicación:

- Bebe agua de filtro, entre uno y cuatro litros al día.
- Come fibra, tanto soluble como insoluble, y de preferencia de alimentos como el apio y la lechuga (y muchos más, como el aguacate, las coles de Bruselas, el kale, el chocolate amargo, las ciruelas pasa, etc.), aunque a muchos nos gusta tomar un suplemento de cáscara orgánica de plantago o raíz de konjac (por ejemplo, PGX). La meta es superar los 30 gramos de fibra al día (¡en reconocimiento de que nuestros ancestros consumían entre 100 y 150 gramos al día!), lo que te ayudará con la eliminación de toxinas.
- ¡Suda! Ya sea que prefieras sudar con el ejercicio, en el sauna o haciendo otras actividades, eliminarás toxinas, y puedes bañarte después con un jabón no tóxico, como jabón de Castilla, para asegurar que las toxinas excretadas no regresen a tu cuerpo. Un estudio finlandés sobre los saunas descubrió una reducción dramática de más de 50% del riesgo de demencia en las personas que tienen sesiones múltiples veces a la semana.[10]
- ¡Pasa tiempo fuera de casa! Inclina la balanza hacia la desintoxicación en lugar de la acumulación de toxinas, en particular si tu hogar tiene un registro de ERMI >2 o si tienes nuevos muebles que emanen gases u otros compuestos orgánicos volátiles.
- Sana tu intestino si es permeable (como discutimos anteriormente), luego incluye probióticos (como alimentos fermentados) y prebióticos (como jícama o alcachofa de Jerusalén, o en la forma de suplementos) en tu dieta. Algunas personas ayudan a su intestino con *triphala*, una combinación ayurveda de *amalaki*, *bibhitaki* y *haritaki* que tiene múltiples mecanismos de acción, entre ellos un incremento en el microbioma y efectos inmunopromotores.

- Asegura que tus propios desintoxicantes endógenos, como el glutatión, estén optimizados, tomando N-acetilcisteína (500 mg dos veces al día), o glutatión liposomal (250 mg dos veces al día) o glutatión S-acetil (200-300 mg dos veces al día), más sulforafano y verduras crucíferas.

- Ayuda a tu hígado, el órgano desintoxicante más poderoso. A varios les gusta tomar cardo mariano, y hay muchos productos para limpiar el hígado que lo incluyen. Hay muchos otros alimentos y suplementos que aportan al hígado, como la curcumina (que también es antiinflamatoria y un ligante de beta-amiloide), el ácido tauroursodeoxicólico (TUDCA, por sus siglas en inglés), las manzanas orgánicas (que contienen pectina, un agente ligante de toxinas), las nueces de Castilla, los aguacates, los huevos de libre pastoreo, las sardinas, las verduras crucíferas, las hojas verdes, las alcachofas y el aceite de pescado.

- Ayuda a tus riñones, otro sistema vital de desintoxicación. Incluye estimular el flujo sanguíneo hacia tus riñones con jugo de betabel (240 ml dos veces al día), moras azules (una taza al día), ginkgo biloba (60 mg dos veces al día), *gotu kola* (100 mg dos veces al día) y citrato de magnesio (500 mg al día), y minimizar los alimentos que dañan los riñones, como los que sean altos en nitrógeno (en otras palabras, vuelve la carne un condimento, no el alimento principal), fosfato (como el queso procesado) y sal (como los frijoles cocidos y las sopas saladas).

- Considera un masaje, ya que también puede incrementar la desintoxicación y mejorar el flujo linfático.

- Minimiza y maneja el estrés. Hemos visto que pacientes con Alzheimer tipo 3 (tóxico) tienden a ser hipersensibles al estrés, lo que provoca que se deterioren visiblemente por falta de sueño, infecciones virales y otros estresores, pero responden de manera muy positiva a la meditación, el ejercicio restaurativo (evitar los maratones), el sauna y la optimización de los niveles hormonales.

El tercer paso es el *tratamiento dirigido de dementógenos específi-cos.* Se trata de un campo inmenso en sí mismo; por tanto, si tus análisis mostraron evidencia de exposición a micotoxinas, toxicidad por metales pesados o toxicidad orgánica (por ejemplo, con niveles altos de glifosato, tolueno o pesticidas), por favor haz una cita con un practicante especializado en desintoxicación, y más que eso, alguien especializado en toxicidad química (por biotoxinas como las micotoxinas), ya que suelen ser subespecialidades distintas. Es importante mencionar que desintoxicarte puede tomar meses o incluso años, puede ser complicado, quizá empeore la toxicidad si es demasiado agresiva (por lo que se debe manejar con cuidado), pero también es un absoluto salvavidas para las personas con deterioro cognitivo por dementógenos, en particular quienes padecen Alzheimer tipo 3 o pre-Alzheimer.

Para quienes tengan toxicidad por metales como el mercurio, algunos especialistas prefieren los agentes quelantes, como el DMSA en el caso del mercurio y EDTA en el caso del plomo, o clorela para múltiples metales, mientras que otros prefieren usar una activación de Nrf2. La desintoxicación básica detallada antes, en el segundo paso, también debe continuar.

> Kay es una mujer de 61 años que se quejaba de dificultad para organizar y completar tareas. El resultado de su función ejecutiva quedó en el primer percentil de su edad, su genotipo ApoE era 3/3 y su tomografía por emisión de positrones mostró menos metabolismo de glucosa en sus lóbulos temporales, compatible con atrofia cortical. Su nivel de mercurio quedó en 14 microgramos por litro. La trataron con quelación y después de siete meses se sintió mucho mejor. Su mercurio bajó a un índice alto-normal, sus resultados cognitivos mejoraron en un salto del primer percentil al número 77 de función ejecutiva, y su resultado general se incrementó también del percentil 33 al 79.

Quienes presentan toxicidad química por toxinas orgánicas, como el benceno o el tolueno, deben seguir la desintoxicación señalada en el segundo paso y, además, puede ser de utilidad vasodilatar con niacina, sólo que debe hacerse exclusivamente con la guía de un médico. Aunque cualquiera de estas toxinas puede dañar el microbioma intestinal, una en particular —el glifosato del herbicida Roundup— es una toxina directa para el microbioma, así que la desintoxicación no sólo debería incluir un producto como Restore (ahora conocido como ION* Gut Health) o Cleardrops Zeolite, los cuales ayudan en la curación del intestino y tienen probióticos y prebióticos.

Para las personas con biotoxinas, como las micotoxinas (por ejemplo, tricotecenos, ocratoxina A, gliotoxina, aflatoxina y otras), el experto que te evalúe y trate posiblemente usará alguna clase de versión del protocolo desarrollado por el doctor Ritchie Shoemaker.[11] Quienes utilizan su protocolo añaden antifúngicos, como itraconazol o anfotericina B, ya que los mohos pueden colonizar los senos nasales o el tracto gastrointestinal y seguir produciendo micotoxinas dentro de tu cuerpo (consulta el libro *Toxic*, del doctor Neil Nathan). Sin embargo, la recomendación del doctor Shoemaker es evitar los antifúngicos, ya que pueden provocar resistencia antimicrobiana, y se enfoca en cambio en la desintoxicación y otros aspectos del protocolo. A continuación resumimos los puntos principales:

- Casi todos los expertos en el tratamiento de biotoxinas están de acuerdo con que el factor más importante para tratar esta enfermedad es erradicar la fuente; como podrás imaginar, los pacientes rara vez mejoran mientras sigan expuestos. Como mencioné antes, la exposición se puede reducir con el uso de filtros HEPA. Si el resultado ERMI de tu hogar o lugar de trabajo es 2 o más alto, será necesario remediarlo antes de que se dé una mejoría. Durante este tiempo, es crucial permanecer lejos del lugar y, en el peor de los casos —como sucede con el moho negro tóxico (*Stachybotrys*) y sus tricotecenos dementógenos—, quizá debas considerar mudarte a otro hogar menos tóxico de por vida.

  El doctor Ritchie Shoemaker escribió un libro excelente, *Surviving Mold: Life in the Era of Dangerous Buildings*, el cual recomiendo ampliamente para cualquier interesado en enfermedades relacionadas con moho.

- El siguiente paso es tratar los microbios producidos por las biotoxinas. Los cultivos nasales profundos suelen revelar biopelículas bacterianas, parecidas a iglús que protegen a las bacterias de los antibióticos, dificultando su erradicación. Las biopelículas contienen por lo común MARCoNS, bacterias de estafilococos resistentes a múltiples antibióticos. Se pueden tratar con Biocidin o un atomizador BEG —0.2% de Bactroban (mupirocina), 1% de EDTA (edetato disódico) y 3% de gentamicina— de plata coloide. Se puede combinar con SinuClenz y Xlear para reducir el ardor y estimular la curación. Asimismo, puedes lograr mejores resultados si añades 15% de polímero mucoadhesivo en gel (MAPG) al atomizador. Para especies de moho, a veces se tratan con itraconazol (como se dijo antes), pero algunos consideran que aumentar la inmunidad con guduchi (*Tinospora cordifolia*) también funciona.

Inactivar y excretar las biotoxinas asociadas con patógenos es crucial, y existen varias técnicas para lograrlo. El glutatión intravenoso se puede vincular con un avance rápido en el estado mental, y aunque es transitorio (por lo general dura varias horas), infusiones dos veces a la semana pueden provocar un progreso sostenido. También es posible aumentar el glutatión S-acetil oral, con glutatión liposomal o N-acetilcisteína. Lo siguiente es un PIV (péptido intestinal vasoactivo) intranasal, el cual ofrece un apoyo trófico al cerebro y por lo general se administra cuando los cultivos MARCoNS salen negativos. Estas medidas se vinculan frecuentemente con una mejora cognitiva.

Como se dijo antes, ciertos alimentos promueven la desintoxicación, por ejemplo, cilantro, verduras crucíferas (coliflor, brócoli, varios tipos de col, kale, rábanos, coles de Bruselas, nabos, berros, colinabo, nabo sueco, arúgula, rábano picante, maca, rapini, daikon, wasabi, bok choy y otros), aguacates, alcachofas, betabel, diente de león, ajo, jengibre, toronja, limones, aceite de oliva y algas. La eliminación de toxinas aumenta al unirse con colestiramina, Welchol, barro de bentonita, carbón, zeolita (como Cleardrops) o Guggul; al sudar en un sauna, seguido de un baño con jabón no tóxico (por ejemplo, de Castilla) para emulsionar y desechar las toxinas asociadas con el sudor, y a través de la orina después de hidratarte con agua filtrada. Finalmente, los pacientes con enfermedades relacionadas con biotoxinas muchas veces mejoran más cuando sus protocolos incluyen la optimización de hormonas, y puede deberse a la asociación de niveles adecuados de progesterona y una desintoxicación óptima.

• Después del tratamiento, así como queremos beneficiarnos de tener un microbioma intestinal óptimo, también queremos restaurar los senos nasales y el microbioma oral a un estado óptimo. Puedes valerte de probióticos como *Lactobacillus sakei*, ProbioMax ENT u otros probióticos para senos nasales. El propósito es el mismo que al optimizar tu microbioma intestinal: los microbios protectores previenen la reaparición de microbios dañinos. Sin este paso, los MARCoNS pueden reaparecer más rápido.

Una clase de dementógenos que merece una atención especial son los agentes anestésicos. Es muy común escuchar que el deterioro cognitivo de un paciente empezó después de estar bajo anestesia general y la cirugía relacionada, en particular si se prolongó el tiempo anestesiado o hubo múltiples episodios. La anestesia general contribuye al deterioro cognitivo por una multiplicidad de mecanismos. Primero tenemos la carga tóxica general, con la reducción de glutatión y los sistemas de desintoxicación estresados (aunque debemos mencionar que los agentes anestésicos también tienen ciertos efectos neuroprotectores).[12] En segundo lugar se encuentra la hipoxia (mala oxigenación) y la hipotensión (presión sanguínea baja) que ocurre comúnmente mientras te encuentras bajo anestesia general, lo que agrava la toxicidad de los agentes anestésicos. En tercero tenemos el estrés severo que sucede con los procedimientos quirúrgicos. El cuarto lugar es el uso común de antibióticos asociados con los procedimientos quirúrgicos, los cuales alteran el microbioma y pueden aumentar la permeabilidad intestinal. En quinto se encuentra la inflamación que se produce con la cirugía y cualquier clase de cicatrización. Así, la anestesia general y los procedimientos quirúrgicos asociados representan un programa potente de dementógenos, junto con un riesgo duplicado de demencia.[13]

Por tanto, si contemplas o requieres anestesia general, podrías considerar lo siguiente:

- Habla con tu cirujano antes. ¿En necesario usar anestesia general? ¿Cuánto tiempo cree que se utilizará? Curiosamente, la anestesia raquídea no ha demostrado ser mejor que la general en el riesgo del desarrollo subsecuente de demencia, y hasta es posible que sea peor.[14]
- Habla con tu anestesiólogo antes. Es común permitir que la presión sanguínea baje durante la anestesia general, pero los desplomes repentinos pueden reducir el flujo sanguíneo vital; así pues, tu anestesiólogo puede hacerse cargo de que tu presión no sufra ninguna caída vertiginosa durante tu procedimiento y permanezca óptima. El anestesiólogo también puede elegir agentes anestésicos de corta duración, los cuales liberarás con mayor rapidez después de la operación. Asimismo, asegúrate de comentar con tu anestesiólogo cualquier medicamento que estés tomando.
- La estrategia para estar listo para recibir anestesia general es optimizar tu desintoxicación en preparación para la exposición a los agentes anestésicos, de modo que puedas excretarlos rápidamente, con un mínimo daño a tus órganos. Lo puedes lograr mezclando los siguientes desintoxicantes: glutatión (que puedes tomar en la forma del precursor N-acetilcisteína, 500 mg dos veces al día; como glutatión liposomal, 250 mg dos veces al día, o en la forma de glutatión S-acetil, 300 mg dos veces al día), cardo mariano (70 mg tres veces al día), colina (un gramo al día) y

metionina (un gramo al día), junto con un multivitamínico de alta potencia que incluya vitamina C (por lo menos 500 mg) y vitaminas B. Los debes tomar al menos una semana antes de la cirugía y dos semanas después.

- Los suplementos que debes evitar (por lo regular una semana) antes de la cirugía (y por favor platícalo con tu cirujano) son aceite de pescado, acetilcarnitina, vitamina E, ajo, ginkgo y jengibre, por sus efectos adelgazantes en la sangre. Debes evitar otros suplementos como la hierba de San Juan y la raíz de valeriana varios días antes de la cirugía porque pueden prolongar los efectos de la anestesia. Asegúrate de que tu médico tenga una lista completa de tus suplementos y medicamentos. Pregunta con suficiente anticipación de tu fecha de operación cuáles necesitas dejar de tomar y cuándo puedes retomarlos.

- De igual manera, considera una dieta que limpie la anestesia (tan pronto como tu intestino funcione de nuevo, por supuesto) durante algunas semanas después de la operación (como la KetoFLEX 12/3): empieza con caldo de huesos para una mejor digestión y aportar a tu cuerpo la proteína extra y el colágeno necesarios para reparar y cicatrizar. Luego incluye una dieta alta en fibra, alta en verduras crucíferas como el brócoli (de preferencia cocido para digerirlo mejor), baja en alcohol y con suficiente agua filtrada, entre uno y cuatro litros al día. Muchos de los anestésicos son solubles en grasa, así que resumir la cetosis leve con grasas saludables te mantendrá en una modalidad quemagrasa para impulsar la desintoxicación y mitigar la inflamación. También se recomienda la sudoración inducida en un sauna seguida de un baño con jabón de Castilla varias veces a la semana durante el mismo lapso.

Capítulo 20

De microbios y microbiomas

*Parece improbable que haya suficiente materia inefecciosa
o vapor escondidos en las uñas para matar a un paciente.*

—Un "experto" del siglo XIX, escéptico de que
la falta de higiene en las manos de los
médicos pudiera provocar una infección
y matar a una paciente de obstetricia

Así como los expertos decimonónicos estaban escépticos de que los
gérmenes pudieran provocar una enfermedad, los expertos de hoy se
sienten escépticos de que el deterioro cognitivo sea reversible y de que
los planteamientos de la medicina funcional sean superiores a las monoterapias, a pesar de que cada vez existe más evidencia de lo contrario. En un intrigante experimento reciente, científicos expusieron a
ratones a *Candida*, una levadura común, inyectándoselas al torrente
sanguíneo.[1] La suposición inicial fue que la levadura permanecería
fuera del cerebro por la conocida barrera hematoencefálica, la cual ex-
cluye del cerebro la mayoría de las proteínas y otras moléculas grandes,
aunque todavía más pequeñas que organismos como las levaduras. Sin
embargo, la sorpresa fue que la levadura entró en el cerebro sin problema, a pesar de su gran tamaño, y provocó una respuesta inflamatoria
patológicamente semejante a la primera etapa de la enfermedad de

Alzheimer. Se trata de un experimento más que implica infecciones tratables y la respuesta cerebral a ellas como uno de los contribuyentes potenciales del desarrollo de la enfermedad de Alzheimer. Además, es relevante en particular porque se ha demostrado en algunos casos la presencia de *Candida* en el cerebro de pacientes con Alzheimer.

Es incesante nuestra exposición a los propios organismos que tienen el potencial de provocar deterioro cognitivo, ya que se ha vuelto cada vez más claro en últimas décadas que los humanos no somos los discretos organismos individuales que creíamos ser. En cambio, pertenecemos a una aldea: más de 1000 organismos diferentes (bacterias, virus, fagos, levaduras, mohos, espiroquetas y parásitos... ¡caray!) habitan nuestro intestino, piel, senos nasales, boca y otras partes del cuerpo. Afectan nuestros pensamientos, estados de ánimo, sentido de autoconservación y procesos patológicos.

Entonces, no somos realmente individuos, sino colaboraciones complejas entre múltiples organismos, y cuando esas colaboraciones se descomponen, en particular conforme envejecemos, provocan algunas de las enfermedades más comunes que nos acosan hoy en día, entre ellas el Alzheimer, la depresión, el trastorno intestinal inflamatorio y la diabetes tipo 2.

Para quienes presentan deterioro cognitivo o están en riesgo de ello, la condición del microbioma intestinal —la composición de múltiples bacterias y otros microbios en nuestro intestino— es vital, ya que tiene un papel significativo en casi *todos* los precursores y factores de riesgo principales del deterioro cognitivo: inflamación, autoinmunidad, resistencia a la insulina, metabolismo de lípidos, obesidad, absorción de nutrientes, amiloidogénesis, neuroquímica, sueño, respuesta al estrés y desintoxicación. Como uno de varios ejemplos, bacterias específicas, *Lactobacillus* y *Bifidobacterias*, están involucradas en la producción del neurotransmisor GABA a partir del glutamato, y en la enfermedad de Alzheimer se da un desequilibrio en su índice.[2] Asimismo, nuestro intestino y nuestro cerebro se comunican sin parar, ¡química y eléctricamente!

Cuando observamos el intestino de alguien con enfermedad de Alzheimer, ¿qué vemos? Un *cambio* en la composición bacteriana, así que la distribución se ve mucho más parecida a la de una persona con obesidad o diabetes tipo 2.[3] ¿Qué sucede si "arreglamos" el microbioma? Experimentos en laboratorio prometen mucho en este aspecto, dado que alterar las bacterias intestinales de un modelo de Alzheimer en ratones ("Mouzheimer") puede mejorar o exacerbar el problema, lo que está correlacionado con el microbioma que se crea.[4] En otro estudio con probióticos en un ratón con Mouzheimer,[5] el deterioro cognitivo se redujo, los mediadores de la inflamación se inhibieron y se restauró el procesamiento normal de proteínas. Los tratamientos probióticos demostraron activar la secuencia SirT1, una secuencia anti Alzheimer importante para la longevidad.[6] Asimismo, sanar el intestino y optimizar el microbioma tiene efectos maravillosos en muchos factores, desde inflamación y absorción de nutrientes, hasta neurotransmisores y resistencia a la insulina, así que representa una parte en verdad prometedora del protocolo terapéutico general para el deterioro cognitivo.

Entonces, dado que en personas con Alzheimer el microbioma está dañado, ¿qué provocó ese daño? El nacimiento por cesárea (porque el microbioma de la madre no se transmite al recién nacido como sucede con el parto natural), el estrés, los antibióticos, el alcohol, el consumo reducido de fibra, los carbohidratos refinados, el envejecimiento, la inflamación y los parásitos se encuentran entre los múltiples factores que pueden afectar el microbioma intestinal.[7] Por otra parte, los probióticos, los prebióticos, la curación del intestino y los trasplantes fecales son tratamientos potenciales prometedores por la manipulación beneficiosa del microbioma intestinal. Por ende, cuando tomamos antibióticos por una infección, es buena idea recordar que hemos alterado nuestro microbioma intestinal y debemos recobrar la normalidad con la ayuda de probióticos y prebióticos.

De hecho, ¡cuidar y "alimentar" nuestro microbioma es crucial para conservar nuestra mejor cognición! No sólo es cierto para evitar la inflamación, estimular la absorción de nutrientes y proveer metabolitos vitales, sino para la desintoxicación.[8] Alimentar el microbioma con prebióticos influye en el tiempo de recorrido y la excreción de las toxinas. Como podrás imaginarte, si tu intestino es lento, la eliminación de toxinas a través de él también es proporcionalmente lenta, así que nos conviene más un recorrido rápido (menos de 24 horas) que uno lento. De la misma manera, hay toxinas específicas que alteran nuestro microbioma, como triclosán, pesticidas, glifosato (el casi omnipresente herbicida), plastificantes, metales pesados y algunos medicamentos (por ejemplo, antibióticos, inhibidores de la bomba de protones y estrógenos sintéticos).[9]

Más allá de los efectos metabólicos, inmunológicos y tóxicos del microbioma y su influencia en el deterioro cognitivo, los microbios en el intestino pueden producir sus *propios* amiloides, los cuales afectan nuestra producción, degradación y limpieza de beta-amiloide.[10] Se ha sugerido que los amiloides derivados de bacterias pueden crear depósitos en nuestro cerebro y repercutir en la producción total amiloide.[11]

Por tanto, es claro que para prevenir y revertir el deterioro cognitivo, queremos incluir apoyo y optimizar nuestro microbioma. En un sentido genérico, lo hacemos con probióticos, prebióticos y evitando, si es posible, los agentes dañinos para el microbioma. En un sentido más específico, nos causa mucha emoción lo que se aprecia en el horizonte: conforme empezamos a desentrañar entre los diversos tipos de bacterias las que ejercen los mejores efectos en las características cognitivas clave, debemos incrementar la precisión y eficacia del "arreglo" del microbioma. Por ejemplo, en un estudio, un aumento en el factor neurotrófico derivado del cerebro (FNDC) estaba asociado con una cepa de *Bifidobacterias* en particular.[12] En otro estudio, una respuesta contra una cepa bacteriana, *Mycobacterium vaccae*, se asoció con cierta reducción en la respuesta del estrés y la activación microglial, e inclusive con una respuesta antiinflamatoria en el sistema nervioso central.[13] Dada la inmensa cantidad de cepas potenciales, existen oportunidades casi ilimitadas de efectos inmunológicos y neuroquímicos terapéuticos para la neurodegeneración, ¡así que mantente en sintonía!

Infecciones y deterioro cognitivo

Por supuesto, además de las diversas bacterias que conforman el microbioma intestinal, estamos expuestos a agentes infecciosos de varias fuentes distintas. Durante años hemos sospechado de agentes infecciosos en lo que respecta a la enfermedad de Alzheimer, pero nos sigue faltando la pieza decisiva. Aun así, recientemente esa sospecha se volvió una denuncia[14] conforme crecía la evidencia que vinculaba las infecciones crónicas y las respuestas inflamatorias resultantes con el deterioro cognitivo. En cambio, las infecciones agudas, como la neumonía neumocócica o las infecciones del tracto urinario, son potencializadores comunes para quienes ya padecen deterioro cognitivo, razones frecuentes de recaídas en las personas cuya cognición ya estaba mejorando con el tratamiento.

En teoría, cualquier infección que activa el sistema inmunológico innato puede estar asociada con la enfermedad de Alzheimer; sin embargo, se han implicado de forma reiterada ciertos organismos en específico. Los virus de la familia herpes, como VHS-1, el cual produce úlceras bucales y habita la fuente principal de tacto en el rostro —llamado nervio trigémino—, probablemente son factores relevantes en el riesgo de Alzheimer. De hecho, suprimir los brotes de herpes está asociado con la reducción del riesgo de demencia.[15] Existen varias formas de lograrlo y por lo general es útil probar unas cuantas diferentes y determinar qué te funciona mejor. Puedes tomar lisina o, por el contrario, tomar valaciclovir o aciclovir. Se toleran bien y algunas personas los toman durante años sin presentar efectos secundarios significativos. También puedes tomar ácido húmico o fúlvico. Habla con tu médico sobre la posibilidad de usar el factor de transferencia PlasMyc, sobre todo si tienes síntomas en la progresión de una infección viral activa.

Los organismos implicados en la mala dentadura —los más destacados son las bacterias *P. gingivalis*, pero también otras, como *Fusobacterium nucleatum*, *Treponema denticola*, *Prevotella intermedia*,

Eikenella corrodens y otras— se han ligado con un riesgo asociado entre el Alzheimer y la periodontitis.[16] Por ende, para cualquiera con mala dentadura, vale la pena comentar algún tratamiento con un dentista funcional. Cada vez están más disponibles los probióticos orales, entre ellos organismos como *Streptococcus salivarius* y *Lactobacillus sakei*, y son muy prometedores para minimizar la cantidad de organismos asociados con la periodontitis y, en conjunto, reducir el riesgo de deterioro cognitivo asociado con esta infección.

Los organismos que transmiten las garrapatas se asocian frecuentemente con las infecciones a largo plazo y el deterioro cognitivo. Más de la mitad de las personas que contraen *Borrelia burgdorferi*, el organismo en la enfermedad de Lyme, se encuentran coinfectadas con organismos transmitidos por garrapatas, como *Babesia*, *Bartonella*, *Ehrlichia* o *Anaplasma*. *Babesia* es el organismo más común presente con la *Borrelia* de Lyme, y se trata de un parásito que infecta los glóbulos rojos y se relaciona con los parásitos que provocan malaria. *Bartonella*, *Ehrlichia* y *Anaplasma* son bacterias que portan las garrapatas, todas tratables con los antibióticos adecuados, además de tratamientos naturales. Sin embargo, estas infecciones crónicas suelen ser difíciles de erradicar sin un tratamiento constante y una evaluación detallada como seguimiento.

Los hongos —mohos como el *Aspergillus* y levaduras como la *Candida*— también son factores potenciales del deterioro cognitivo, no sólo por su producción de micotoxinas y el potencial de una infección directa, sino porque suelen interferir con la respuesta inmunológica. De hecho, se ha identificado *Candida* en el cerebro de pacientes con enfermedad de Alzheimer,[17] al igual que otras levaduras y mohos.[18] Los principales mohos asociados con la producción de toxinas en pacientes con síndrome de respuesta inflamatoria crónica (CIRS, por sus siglas en inglés) y Alzheimer tipo 3 son *Stachybotrys* (el moho negro tóxico), *Penicillium*, *Aspergillus*, *Chaetomium* y *Wallemia*. Los edificios con fugas de agua que albergan moho también nos exponen a humores de compuestos orgánicos volátiles, varios fragmentos bacterianos, esporas y otros agentes inflamatorios, un verdadero caldo de dementógenos.

Los pacientes con enfermedad de Alzheimer tipo 3 no sólo se ven afectados por las micotoxinas producidas por mohos, sino por sus biopelículas, una especie de iglú que protege a las bacterias. Estas biopelículas hacen que las bacterias en resguardo sean mucho más difíciles de tratar con antibióticos. Las bacterias más comunes identificadas en ellas son MARCoNS, bacterias de estafilococos que residen en lo profundo de la nasofaringe y son resistentes a muchos antibióticos distintos. Los MARCoNS se pueden tratar con un atomizador BEG, Biocidin o plata coloide.

En resumen, los organismos que viven dentro de nosotros —los que constituyen nuestro holobioma (la suma total de los microbiomas en intestino, piel, senos nasales, etc.) y los que nos invaden e infectan— son determinantes clave para la cognición, el riesgo de deterioro cognitivo y la progresión del mismo. El beta-amiloide profundamente asociado con la enfermedad de Alzheimer se elabora como agente antimicrobiano (entre otras cosas) y, por ende, es importante considerar y tratar las complejas interacciones entre el sistema inmunológico, los diversos microbios y el sistema nervioso para generar los mejores resultados terapéuticos.

Capítulo 21

Suplementos

Mi reino por una fuente

*O te guías por lo que es útil para tus pacientes
o por lo que es útil para tu carrera.*

—R. F. Loeb

*Alguien que no cree en un nuevo tratamiento
porque no ha visto los resultados simplemente
no está bien informado; alguien que no cree
a pesar de ver los resultados es un "experto".*

—R. F. Loeb

De un correo electrónico reciente:

> Mi esposa, de 69 años, empezó a mostrar señales de pérdida de memoria hace un año aproximadamente y le diagnosticaron Alzheimer. Como podrás imaginar, nos sentimos devastados con la noticia. La hermana de mi mujer murió de Alzheimer hace apenas unos años y su mamá también, así que es un mal de familia. Su doctor le dijo que tomara Aricept, pero que no había cura y su salud sólo iba a empeorar.
>
> Mi esposa ya no podía siquiera entablar una conversación sencilla, ya no era una "persona funcional", y era muy triste.

340

Mi hijo me llamó en octubre después de que le contaras sobre el protocolo Bredesen. Me sentí muy escéptico, sonaba "demasiado bueno para ser verdad".

En noviembre de 2018 me reuní con la doctora Deborah Cantrell para hacer los análisis de sangre, una resonancia magnética y la prueba de ApoE. El resultado de ApoE fue ¾. Recibimos una lista de vitaminas, probióticos, cúrcuma y sublinguales que debía tomar. Empezó en enero, ¡y ya está 95% mejor! Todos los que conocen a mi mujer vieron su deterioro y ahora son las mismas personas que la miran y preguntan: "¿Se curó del Alzheimer?" Mi respuesta es simple: "El régimen de vitaminas y otras cosas que está tomando le cambió la vida".

No puedo decirte CUÁNTO agradecemos mi esposa, mi hijo, mis nietos y yo que nos enseñaras el protocolo, nos presentaras a la doctora Cantrell y le devolvieras a mi esposa su vida.

¿Los suplementos "no valen la pena" en lo que respecta al deterioro cognitivo, como algunos han afirmado?[1] Bueno, en primer lugar, como su nombre lo dice, son *suplementarios*. Muchos pacientes han intentado evitar las otras partes del protocolo y sólo tomar los suplementos recomendados, pero muy pocos han demostrado un buen avance. El objetivo del protocolo es usar todos los métodos disponibles para cambiar la señalización bioquímica del cerebro de una sinaptoclástica característica de la enfermedad de Alzheimer hacia una sinaptoblástica normal. Así, la cuestión no es si los suplementos funcionan o no, sino que podemos utilizarlos para promover los cambios neuroquímicos cruciales que se requieren para prevenir y revertir el deterioro cognitivo, considerando los factores específicos de cada persona. Puesto que el Alzheimer es una enfermedad muy seria, debemos utilizar todos los recursos a la mano en lo que equivale a una situación de emergencia, y los suplementos de alta calidad, elegidos para cubrir las necesidades específicas de cada paciente como parte de un protocolo general, han demostrado ser efectivos una y otra vez. Es más, hemos tenido numerosos ejemplos de personas que dejan de tomar sus suplementos —por ejemplo, en preparación de un procedimiento quirúrgico, mientras viajan o porque se les acabaron— y notan un claro deterioro en las semanas subsecuentes. Estas observaciones sugieren que los suplementos son en verdad importantes dentro de un programa óptimo personalizado.

Ya que son tantos los factores subyacentes del deterioro cognitivo, y dado que varían de una persona a otra, el arsenal de suplementos es amplio y personalizado en concordancia. Por ejemplo, si como médicos ofreciendo un tratamiento para el deterioro cognitivo olvidamos evaluar y resolver la resistencia a la insulina, estamos dando un cuidado subóptimo. Si no evaluamos y tratamos la inflamación sistémica, aportamos un cuidado subóptimo. Si no analizamos y tratamos la hiperpermeabilidad gastrointestinal (intestino permeable), ofrecemos un cuidado subóptimo. Si no buscamos y tratamos los patógenos asociados con el Alzheimer (como *Herpes simplex* o *Porphyromonas gingivalis*), entonces damos un cuidado subóptimo. Si no analizamos y resolvemos la exposición a micotoxinas, damos un cuidado subóptimo. Si no evaluamos y suprimimos la exposición a quimotoxinas, brindamos un cuidado subóptimo. Si no revisamos y tratamos la apnea del sueño y otras causas de desaturación de oxígeno, damos un cuidado subóptimo. Si dejamos de analizar y tratar las anormalidades en el microbioma, ofrecemos un cuidado subóptimo. Si no evaluamos y resolvemos la deficiencia hormonal, brindamos un cuidado subóptimo. Si no consideramos y atendemos las deficiencias nutricionales, damos un cuidado subóptimo. Si no evaluamos y tratamos la cardiopatía, ofrecemos un cuidado subóptimo. Si no analizamos y tratamos los defectos de la metilación, nuestro cuidado es subóptimo. Por ende, ya que hay suplementos disponibles para atender todos los factores relevantes, representan una parte importante del arsenal entero.

Veamos los diversos suplementos disponibles para examinar las metas bioquímicas: ¿qué cifras intentamos alcanzar para mejorar la cognición? Conforme las repasemos, por favor considera que ciertas metas bioquímicas muchas veces se pueden alcanzar con alimentos específicos y cambios en el estilo de vida; de hecho, cuando tengas la opción, es preferible minimizar el uso de suplementos. La manera más natural que tengas de alcanzar una meta bioquímica es la mejor. Por ejemplo, puedes ayudar a tu microbioma tomando probióticos de alimentos fermentados, como kimchi y chucrut, o puedes tomar una cápsula de probióticos, es tu decisión. En este caso, nuevos suplementos ofrecen cepas específicas de bacterias con efectos deseables, bacterias que sobreviven el proceso digestivo mejor que las de los alimentos fermentados, y una colonia específica cuenta, así que las cápsulas y los alimentos son complementarios. Sin embargo, hay ocasiones en que un alimento no cubre el nutriente necesario; por ejemplo, los vegetarianos suelen tener una deficiencia de vitamina B_{12}, y tienen la homocisteína alta, un factor de riesgo importante para el Alzheimer, así que en su caso es vital tomar un suplemento.

Una nota sobre las fuentes: hay muchas fuentes de alta calidad para hierbas y suplementos, y es importante que sea una fuente confiable. Para hierbas, Banyan Botanicals, Gaia Herbs, Natura Health Products, Metagenics y Cytoplan son muy recomendables (lo que no quiere decir que otros no ofrezcan hierbas de alta calidad, sólo que éstas son confiables entre los que son constantemente de alta calidad). Para suplementos, Encapsulations, Garden of Life, LifeSeasons, Metagenics, Cytoplan y Thorne, entre otras marcas, son confiables.

Con estos puntos en mente, ¿qué metas en cuanto a los suplementos nos ayudan a ofrecer apoyo sináptico? Éstas son las preguntas clave que debemos responder:

■ ¿Cómo puedo reducir mi homocisteína?

Óptima se encuentra abajo de siete micromoles, lo que puede requerir 1 mg de vitamina B_{12} (como metilcobalamina, S-adenosilcobalamina o hidroxocobalamina) al día, 0.8 mg de metilfolato al día (aunque algunos toman hasta 15 mg) y 20 mg de piridoxal fosfato (P5P) al día (ten cuidado con dosis altas de piridoxina que superen los 150 mg porque pueden provocar daño nervioso, restar sensibilidad y dificultar el caminar). Algunos incluyen 500 mg (hasta 3 g) de trimetilglicina si la homocisteína persiste. La colina adecuada también es útil, y se puede obtener a través de la dieta (yema de huevo, hígado) o por medio de suplementos con citicolina, colina GPC o lecitina.

■ ¿Cómo puedo mitigar la inflamación sistémica?

Para la mayoría de las personas que siguen la dieta KetoFLEX 12/3 descrita en la sección 1 del manual, los efectos antiinflamatorios de la dieta evitarán la inflamación sistémica. No obstante, para aquellos cuyos niveles de hs-CRP sigan superando los 0.9 mg/dl, reducir la inflamación es crucial, así que es importante suplementar. Es un proceso de tres pasos: *1)* determinar qué está provocando la inflamación, sea intestino permeable, una infección crónica, síndrome metabólico o cualquier otra causa; *2)* resolver la inflamación, lo que se puede lograr con mediadores especializados prorresolución (un producto llamado SPM Active, creado por Metagenics a partir de la investigación del profesor Charles Serhan; tomar de dos a cuatro cápsulas al día durante un mes para resolver la inflamación crónica) o con grasas omega-3, como DHA y EPA, en una dosis total de 1 a 3 g de omega-3 al día; *3)* prevenir inflamación posterior alternando o combinando 1 g de curcumina al día, 1 g de omega-3 al día, de 1 a 3 g de jengibre al día, de 300 a 500 mg de boswellia dos veces al día y de 250 a 350 mg de uña de gato (*Uncaria tomentosa*) al día (la uña de gato tiene múltiples efectos adicionales, como disminuir el beta-amiloide). De ser posible, evita el daño gástrico y renal asociado con la aspirina, y la toxicidad hepática asociada con el acetaminofeno.

■ ¿Cómo recupero mi sensibilidad a la insulina?

Al igual que en el caso de la inflamación, la dieta y el estilo de vida descritos en la sección 1 del manual pueden aliviar la resistencia a la insulina y crear sensibilidad en la mayoría de las personas. Aun así, este método se puede suplementar con varios compuestos muy efectivos disponibles comercialmente: *1)* tomar 500 mg de berberina tres veces al día es muy efectivo en el control de la glucosa; *2)* el picolinato de zinc (u otras formas de zinc) mejora la liberación y acción de la insulina (es importante para quienes presentan una deficiencia de zinc, y estamos hablando de 1 000 millones de personas en el mundo, muchas de las cuales han tomado IBP, inhibidores de la bomba de protones, para tratar la ERGE, es decir, el reflujo gástrico o la acidez; puedes tomar picolinato de zinc en dosis de 20 a 50 mg al día); *3)* ¼ de cucharadita de canela al día; *4)* 500 mcg de picolinato de cromo dos veces al día; *5)* el ácido alfa-lipoico (o, de preferencia, ácido R-lipoico) disminuye los AGE al incrementar la enzima protectora glioxalasa y por medio de su efecto antioxidante, entre otros mecanismos, y se suele tomar en dosis de 100 a 500 mg al día; *6)* también se utilizan el melón amargo y el aloe vera como suplementos por su modesto efecto en la hemoglobina A1c; *7)* como se dijo antes, las dietas altas en fibra y los suplementos mejoran el control de la glucosa.

■ ¿Cómo puedo entrar en cetosis?

Como sucede con la sensibilidad a la insulina, la mayoría de nosotros podemos entrar en cetosis con la dieta KetoFLEX 12/3, el ejercicio, el sueño de calidad y evitando el estrés. Esta cetosis endógena es preferible. No obstante, para algunos quizá no provoque un nivel suficiente de cetosis (al menos 0.5 mM de BHB, y de preferencia entre 1.0 y 4.0 mM de BHB), en cuyo caso, el aceite de TCM, entre una cucharadita y una cucharada tres veces al día suele ser útil. Empieza con una cucharadita y aumenta la dosis paulatinamente en las siguientes semanas para evitar que te provoque diarrea.

También puedes tomar sales de cetonas o esteres de cetonas para entrar en cetosis dentro del mismo rango. Puedes usar el medidor de cetonas, ya sea Precision Xtra, Keto-Mojo o Keto Guru, para medir el nivel de cetonas. Alternativamente, si bien medir las cetonas en la orina (lo cual mide el acetoacetato) o con un Breathalyzer (que mide la acetona) no es tan preciso, al menos te ayudará a empezar.

- ¿Cómo puedo incrementar la señalización neurotrófica?

Las neurotrofinas son factores de crecimiento que apoyan a las neuronas adhiriéndose a receptores específicos de éstas. Por ejemplo, el factor neurotrófico derivado del cerebro (FNDC) aumenta con el ejercicio y ejerce un efecto anti Alzheimer. De manera similar, el factor de crecimiento nervioso (FCN) apoya a las neuronas colinérgicas del cerebro, importantes en la formación de recuerdos. Las cetonas y el ejercicio incentivan tanto el FNDC como el extracto puro del fruto del café (EPFC), también llamado NeuroFactor, el cual parece tener mejor efectividad si se toma en la mañana o en la noche, entre 100 y 200 mg. Puedes adquirirlo de LifeSeasons, Garden of Life u otras fuentes.

Otro método es tomar 7,8-dihidroxiflavona, la cual se adhiere al receptor del FNDC y estimula la señalización. La dosis óptima se desconoce todavía; podría ser mejor empezar con 25 mg al día, durante tres días, y luego dos veces al día por una semana, hasta llegar a tres veces al día.

Tomar 50 mg de pterostilbeno al día también aumenta el FNDC, además de estimular la dopamina. El orotato de litio en dosis de 5 a 10 mg, dos veces al día, incrementa el FNDC, entre sus muchos efectos beneficiosos para la salud.

ALCAR (acetilcarnitina) transporta los ácidos grasos hacia las mitocondrias para utilizarlos como energía, y se ha visto que incrementa el FCN (factor de crecimiento nervioso). Una dosis común se encuentra entre 500 y 1 000 mg, de una a tres veces al día.

Hericium erinaceus, el hongo melena de león, también llamado yamabushitake, ha mostrado un incremento en el FCN, mitigar la inflamación y mejorar la cognición de pacientes con deterioro cognitivo leve.[2] Por lo general se toma una dosis de entre 250 y 500 mg tres veces al día, con las comidas. Algunas personas prefieren tomar el té de este hongo.

Más allá de los suplementos y las hierbas, existe un tremendo potencial en el uso de factores tróficos intranasales, y espero que veamos crecer ese éxito en años venideros. Algunos, como la insulina y el FCN, tienen una excelente penetración cerebral cuando se administran intranasalmente, mientras que otros, como la netrina-1 (que se adhiere a la PPA misma), no. Sin embargo, para los que tienen poca penetración, a veces usar un pequeño fragmento activo (péptido) con buena penetración es suficiente, así que, ya sea que se utilice insulina de larga evolución, FCN, fragmentos activos de netrina-1 u otros malos penetradores, aportarán un potencial importante para el arsenal completo. Todos —la insulina, el FCN, el FNDC, la proteína protectora dependiente de actividad (ADNP, por sus siglas en inglés), la netrina-1, el FNDG (factor neurotrófico derivado de la glía) y otros— tienen señalizaciones potentes y efectos útiles para las neuronas, que incrementan la supervivencia, el crecimiento de los procesos (llamados neuritas) y la formación y retención de la sinapsis. Debemos tener cuidado de no inundar el sistema; por ejemplo, no queremos empeorar la resistencia a la insulina ahora con niveles elevados de ésta. No obstante, representan aliados poderosos en el programa global para el deterioro cognitivo, y ojalá estén disponibles en el futuro cercano.

¿Cómo puedo aumentar mi enfoque y mi atención?

Una queja constante de las personas con deterioro cognitivo es la falta de capacidad para enfocarse y mantener la atención. Éste es el primer paso en la formación de recuerdos, y es vital enfocarse y asignar importancia a la nueva información, ya que los detalles sin importancia se olvidan preferentemente. La cafeína es un estimulante conocido del enfoque y la atención. Tomar entre 100 y 200 mg de ácido pantoténico también ayuda, aunque dado su efecto estimulante, deberías evitarlo más tarde en el día. También puede ser efectivo tomar de 100 a 500 mg de *gotu kola* una o dos veces al día. La taurina tiene efectos reductores de ansiedad y estimulantes de la atención y se pueden tomar entre 500 y 2 000 mg al día. Entre 300 y 600 mg de toronjil reducen asimismo la ansiedad y estimulan el enfoque. Algunas personas prefieren oler la menta para sumar a su enfoque y mejorar la claridad mental. Para el enfoque también puedes tomar 500 mg de ALCAR.

¿Cómo puedo mejorar mi memoria?

La memoria es la función por excelencia del cerebro, una propiedad completa y realmente impresionante, afectada por muchos parámetros diferentes. El aprendizaje y la memoria tienen la influencia del enfoque y la atención, de neurotransmisores (en especial acetilcolina, glutamato y, para tener un poco de información positiva de la recompensa, dopamina), de factores tróficos (por ejemplo, el FCN y el FNDC), de las señales del monofosfato de adenosina cíclico (AMP cíclico), de la lectura de ADN para producir recuerdos asociados con las proteínas, de la formación y el fortalecimiento de la sinapsis, de hormonas, de nutrientes y de la genética. Todos estos procesos (excepto tu genética subyacente) se pueden modular a partir de nutracéuticos y hierbas.

Como se mencionó antes, el enfoque y la atención se pueden estimular a partir de numerosos agentes, desde la cafeína hasta la teanina, la taurina, el ácido pantoténico, la ALCAR, el toronjil (sin mencionar una buena noche de descanso, el ejercicio, la cetosis y evitar los picos de insulina). Puedes aumentar la acetilcolina con citicolina (CDP-colina), tomando entre 250 y 500 mg dos veces al día, GPC colina (500-1 200 mg), fosfatidilcolina (400-1 500 mg tres veces al día), huperzina A (50-200 mg dos veces al día), *Bacopa monnieri* (250 mg con las comidas), centrofenoxina en dosis de 500 a 1 000 mg, DMAE (dimetilaminoetanol) en dosis de 50 a 200 mg, azafrán en dosis de 25 a 30 mg al día o maca (de los Andes; ten cuidado con las imitaciones de otras partes), en dosis de 0.5.5 g al día. Puedes subir la dopamina con precursores como tirosina y fenilalanina, cofactores como la piridoxina, precursores como la L-dopa que se encuentra en *Mucuna pruriens*, o inhibidores del desdoblamiento de dopamina, como el medicamento selegilina o un extracto de tallo de avena (800-1 600 mg al día).

La señalización colinérgica y glutamatérgica se puede estimular con un grupo de nutracéuticos llamados racetamos, como piracetam (250-1 500 mg tres veces al día), aniracetam (375-750 mg dos veces al día), oxiracetam (250-500 mg tres veces al día) y fenilpiracetam (100 mg dos veces al día). Algunos incluyen creatina (200-5 000 mg al día) para tener apoyo energético al tomar cualquier racetamo. El *shankhpushpi*, en dosis de 100-400 mg, produce efectos similares a los racetamos.

Los factores neurotróficos, como se mencionó en la página 346, se pueden aumentar con ALCAR, *Hericium erinaceus* (hongo melena de león), extracto puro del fruto del café, pterostilbeno o 7,8-dihidroxi-flavona, entre otros.

La señalización del AMP cíclico se puede incrementar con cafeína (50-100 mg) y L-teanina (200 mg; muchas veces en combinación para minimizar el ritmo cardiaco acelerado que induce la cafeína sola), además de forscolina (150-250 mg al día) o extracto de alcachofa (500 mg), el cual contiene luteolina. El DHA (ácido docosahexaenoico, una grasa omega-3) apoya la formación de sinapsis, en dosis de 1 g al día, junto con 250 a 500 mg de citicolina, dos veces al día.

Dos gramos de treonato de magnesio (que incluye 144 mg de magnesio), el cual puedes tomar en la noche o en la forma de 667 mg, tres veces al día, sustenta la transmisión sináptica, al igual que 100 a 300 mg de fosfatidilserina al día. La benfotiamina, en dosis de 150 a 300 mg, dos veces al día, puede ayudar a la formación de recuerdos en las personas deficientes de tiamina (vitamina B_1), una vitamina vital para el aprendizaje y la formación de los recuerdos.

■ ¿Cómo puedo ayudar a mi funcionamiento mitocondrial?

Las mitocondrias son las "baterías" de nuestras células, y su daño tiene un papel elemental en la neurodegeneración. Se pueden comprometer por medio del daño a su propio ADN, a través del fallo del movimiento normal o por el daño a sus membranas o componentes. Así como la autofagia que activamos de noche mientras dormimos ayuda a eliminar los componentes dañados de las células, la mitofagia se come a las mitocondrias dañadas y permite la producción de nuevas en apoyo de la función neuronal óptima.

La coenzima Q (CoQ) o su forma reducida, Ubiquinol, se usa con frecuencia en una dosis de 90 a 200 mg. La pirroloquinolina quinona (PQQ, por sus siglas en inglés) se usa para aumentar la cantidad de mitocondrias, en una dosis de 10 a 20 mg. La NAD+ (nicotinamida adenina dinucleótido) es una fuente crucial de energía para la mitocondria y también activa la secuencia SirT1, que incrementa la señalización sinaptoblástica deseada para el apoyo cognitivo. El ribósido de nicotinamida de 200 a 300 mg al día aumenta la NAD+; otro mecanismo alterno para activar la secuencia SirT1 es tomar resveratrol, entre 150 y 500 mg.

La protección de las mitocondrias por lo general incluye 100 mg de ácido R-lipoico, 1 a 4 g de vitamina C y una mezcla de 400 UI de tocoferoles y tocotrienoles. El apoyo energético incluye 500 mg de ALCAR, Ubiquinol como se mencionó arriba, ribósido de nicotinamida como se indicó arriba y de 200 a 5 000 mg de creatina al día.

■ ¿Cómo puedo ayudar a mis glándulas suprarrenales?

El capítulo relativo a reducir el estrés ofrece la mejor manera de mitigarlo, evitarlo y manejarlo. Sin embargo, el apoyo a las glándulas suprarrenales suplementario suele ser útil, y de 300 a 600 mg de *Rhodiola rosea* (con 1% de rosavina; si se toma con 2%, disminuir a 150 o 300 mg) se usa comúnmente para este propósito, junto con 1 a 3 g de *Schisandra* al día, con las comidas, y de 200 a 600 mg de albahaca morada tres veces al día. Muchas veces se combinan con raíz de regaliz (desglicirrizado), en dosis de 0.5 a 5 g al día.

Para las personas con baja pregnenolona o DHEA, muchas veces es de ayuda apoyar con pequeñas dosis al principio, entre 10 y 25 mg al día, mientras recuperan su funcionamiento suprarrenal.

- ¿Cómo puedo mejorar la desintoxicación?

Se comentó en el capítulo 19.

- ¿Cómo puedo sanar mi intestino?

El consumo de caldo de huesos para sanar el intestino se comentó en el capítulo 9. Hay muchos otros suplementos para este propósito, como L-glutamina, jugo de col (que contiene L-glutamina), ProBytirate, regaliz desglicirrizado, olmo americano, Triphala y extracto de lignito (Restore, ahora llamado ION* Gut Health). Después de que el intestino haya sanado, lo que puede tomar uno o dos meses, puedes dejarlos o tomarlos intermitentemente.

- ¿Cómo puedo optimizar mi microbioma?

Como dije antes, hay alrededor de 1 000 cepas diferentes en el microbioma intestinal (ignoremos por el momento el resto del holobioma, como el microbioma de la piel, el microbioma de los senos nasales y el microbioma vaginal), y aunque se han identificado patrones generales asociados con condiciones como Alzheimer y diabetes tipo 2, aún se desconocen los detalles. Por tanto, lo mejor que podemos hacer en la actualidad es ofrecer géneros, como *Lactobacillus* y *Bifidobacterias*, y luego alimentarlos con prebióticos, como los de la jícama o la alcachofa de Jerusalén.

La alimentación es la mejor opción para probióticos y prebióticos, como se mencionó en el capítulo 20. Sin embargo, también están disponibles en la forma de suplementos. A algunos les gusta VSL#3 (que se ha usado con éxito en el trastorno intestinal inflamatorio), mientras que otros prefieren uno de los probióticos de Garden of Life, probióticos de Schiff o LifeSeasons, o varios más. Tomar de 250 a 500 mg de *Saccharomyces boulardii* entre dos y cuatro veces al día es un complemento común, sobre todo para quienes presentan infecciones intestinales como *Helicobacter pylori* o *Clostridium difficile*. Si estás tomando antibióticos y, por ende, has dañado tu microbioma, tomar esporbióticos (derivados de esporas, en lugar de probióticos vivos) también sirve de apoyo, antes de reintroducir los probióticos ya que hayas dejado de tomar los antibióticos.

Algunas personas sugieren el uso el *hidrastis canadensis*, la cual inhibe las bombas de resistencia bacteriana a los medicamentos, como método para destruir algunas de las bacterias más patógenas y elegir cepas más amigables con el microbioma.

Como se dijo en los capítulos 9 y 20, nuestros microbiomas necesitan nutrición, la cual puede proveer una dieta rica en fibra o almidones resistentes, o tomando suplementos de prebióticos, como cáscara orgánica de plantago o raíz de konjac (que se encuentra en PGX).

■ **¿Cómo puedo apoyar mi función inmunológica?**

El beta-amiloide asociado con la enfermedad de Alzheimer es parte de la respuesta del sistema inmunológico innato, y se han identificado múltiples patógenos en el cerebro de pacientes con Alzheimer, como espiroquetas, bacterias orales, virus del herpes y hongos. Por tanto, el apoyo inmunológico representa una estrategia para reducir la necesidad general de activación crónica del sistema inmunológico innato, asociada con la producción de beta-amiloide. Una combinación utilizada por médicos ayurvedas durante muchos siglos es *amalaki* (500 a 1 000 mg dos veces al día), *Tinospora* (300 mg tres veces al día) y *ashwagandha* (500 mg con las comidas). De igual manera, el apoyo nutricional básico de las vitaminas A y D, y del zinc, ayuda al sistema inmunológico.

El ácido húmico y el ácido fúlvico ofrecen estimulación inmunológica, y muchas veces se utilizan para las personas con infecciones virales crónicas como *Herpes simplex* o *Cytomegalovirus*, u otras infecciones crónicas, como enfermedad de Lyme. Una propuesta distinta para pacientes con infecciones crónicas es el factor de transferencia PlasMyc.

Múltiples hierbas y suplementos ofrecen apoyo inmunológico, entre ellos el AHCC (compuesto correlacionado de hexosa activa, un extracto de hongo, por lo general tomando de 3 a 6 g al día), Avemar, Astragalus, beta-1, 6-glucano, raíz de regaliz, saúco negro, equinácea, hoja de olivo, propóleo y orégano.

■ **¿Cómo puedo optimizar mis niveles de vitamina D?**

Los niveles de vitamina D son controversiales. Por un lado, se ha dicho que la vitamina D simplemente refleja el tiempo que pasas en exteriores, en lugar de un efecto mecanicista en los parámetros de salud; por otra parte, la vitamina D media la transcripción de cientos de genes, con lo que afecta procesos vitales, como la neuroplasticidad, el sistema inmunológico, la formación de tumores, la cardiopatía y la regulación del calcio.

Para alcanzar niveles óptimos de vitamina D, la "regla de 100" es fácil de aplicar: resta tu nivel actual de tu nivel ideal y multiplícalo por 100 para determinar tu dosis aproximada. Por ejemplo, si tu meta es

60 (y yo recomiendo que sea entre 50 y 80 ng/ml) y tu nivel actual es 25 (que es muy común), entonces 60 - 25 = 35, lo que significa que deberías tomar 3 500 UI de vitamina D. Por favor recuerda incluir vitamina K_2, por lo menos 100 mcg, para movilizar el calcio y evitar que se deposite en las paredes arteriales, y toma ambas vitaminas con un poco de grasa buena (por ejemplo, aguacate o nueces) para una mejor absorción. En general, la dosis de vitamina D debe estar por debajo de las 10 000 UI para evitar una toxicidad, y los niveles en suero menores a 100 ng/ml. Y por favor, ¡intenta que por lo menos una parte de tu vitamina D venga del sol!

- ### ¿Cómo puedo mejorar mi flujo sanguíneo del cerebro?

Cuando evaluamos el cerebro de personas con demencia, lo que solemos encontrar es enfermedad de Alzheimer, pero el segundo hallazgo más común es demencia vascular. Además, esta última es común en el Alzheimer y omnipresente en el tipo 5. Por tanto, mejorar el flujo sanguíneo del cerebro puede ser muy útil, y existen varios productos para lograrlo: puedes aumentar el óxido nítrico, que provoca la dilatación de los vasos sanguíneos, consumiendo arúgula, extracto de betabel, una tableta de Neo40 dos veces al día, de 3 a 6 g de L-arginina entre una y tres veces al día, una medida de ProArgi-9 (5 g de L-arginina) en agua diario, hasta 100 mg de extracto de corteza de pino (Pycnogenol) al día, y puedes usar cualquiera de estos productos. Otros métodos alternativos incluyen tomar entre 40 y 120 mg de ginkgo tres veces al día, 100 mg de nattokinase entre una y tres veces al día, de 5 a 20 mg de vinpocetina tres veces al día o de 1 a 3 mg de Hydergina tres veces al día. Por último, las personas con contribución vascular al deterioro cognitivo podrían considerar una dieta vegana o vegetariana, y entrenar con oxigenación (EWOT).

¿Cómo puedo tener neuroprotección?

Desafortunadamente, el término *antioxidante* se ha equiparado con protector, cuando demasiada actividad antioxidante puede interferir con procesos celulares como combatir infecciones. Por ende, la meta es tener la cantidad óptima de actividad antioxidante, en lugar de la máxima. Lo básico incluye protección de membranas con vitamina E (400 UI de tocoferoles y tocotrienoles combinados), además de 1 a 4 g de vitamina C al día, los múltiples fitonutrientes protectores en las verduras (comentado en los capítulos 4 a 12) y glutatión (un antioxidante, desintoxicante y protector celular clave). El mitoquinol, un antioxidante específico para las mitocondrias, se desarrolló por su uso potencial en enfermedades neurodegenerativas.[3] El TUDCA (ácido tauroursodeoxicólico) también promete como neuroprotector,[4] y suele recetarse en dosis de 300 a 1 000 mg al día.

Para aumentar el glutatión existen varios métodos: la N-acetilcisteína (500 a 600 mg, una a tres veces al día) es precursora. Ya que el glutatión en sí mismo se absorbe mal, puedes tomar 250 mg de glutatión liposomal dos veces al día, 100 mg de glutatión S-acetil dos veces al día o glutatión inhalado o intravenoso.

Más allá de esta ayuda básica, hay docenas de secuencias y cientos de compuestos que ofrecen neuroprotección, así que lo mejor para ti dependerá de tu subtipo: si tienes una inflamación crónica, pérdida trófica, exposición tóxica, daño vascular o algún traumatismo. La vitamina D es un buen antiinflamatorio, al igual que la curcumina, las grasas o mega-3 y otros mencionados en la página 344, y minimizar la inflamación es vital para la neuroprotección. El estradiol es otro neuroprotector, y puedes obtener neuroesteroides, como pregnenolona y DHEA, sin receta médica.

Las neurotrofinas, que describimos antes, se encuentran entre los neuroprotectores más poderosos. De hecho, uno de los efectos protectores de las cetonas se da a partir de la regulación positiva del FNDC. No obstante, para obtener efectos óptimos, se debe minimizar la inflamación y equilibrar el glutamato con GABA.

Capítulo 22

Resolver problemas

El que persevera

Los problemas no son señales de alto, son guías.
—Robert H. Schuller

Esto es lo que me hace despertar todas las mañanas:

Te escribí para contarte qué tan increíble es el progreso de mi esposa, a quien diagnosticaron Alzheimer en enero de 2018, desde que empezó el protocolo ReDECO. Hoy quiero decirte que sigue mejorando ENORMEMENTE. El protocolo le salvó la vida. Yo recuperé a mi esposa y nuestros hijos y nietos tienen a su madre y abuela.

Esto es lo que me mantiene despierto en las noches:

Me siento TAN desanimada porque mi esposo no muestra ninguna señal de mejoría a pesar de todo nuestro esfuerzo.

¿Cómo sabes si las cosas van avanzando como deberían? ¿Cómo sabes si vas por buen camino? Pues por lo general toma unas cuantas semanas recabar todos los resultados de tus análisis y comenzar el protocolo, y luego unos cuantos meses hasta que se puedan optimizar todas las partes de tu programa personalizado. Cuando esto concluye —y por favor recuerda que el proceso degenerativo subyacente del Alzheimer puede durar 10 o incluso 20 años antes de tener un diagnóstico, así que no debería sorprenderte que tome tiempo repercutir en este proceso—, las personas por lo regular notan avances después de tres a seis meses. Hemos visto un progreso en sólo cuatro días y hasta en más de un año, pero frecuentemente se da entre tres y seis meses.

Betsy es una mujer de 79 años que primero desarrolló pérdida de memoria después de recibir anestesia por una histerectomía a los 66 años. Le diagnosticaron Alzheimer a los 74 y le recetaron Aricept, el cual eliminaron porque no ayudaba y le provocaba episodios de agresión. Aun después de una intervención significativa en su estilo de vida por diabetes, sus síntomas de demencia continuaron progresando, entre ellos el síndrome del atardecer a los 75, en el que se confundía y se agitaba mucho alrededor de las 4:00 p.m., y empacaba sus maletas para regresar con su madre (que había muerto décadas atrás). Así continuó durante tres años, hasta que la evaluó el doctor Wes Youngberg, quien ordenó todos los análisis del protocolo Bredesen. A pesar de sus niveles cognitivos extremadamente bajos (MoCA de 0/30 y minievaluación del estado mental de 1/30), comenzó a demostrar un cambio dramático cuando su esposo le empezó a dar suplementos nutricionales específicos para atender una homocisteína muy alta de 15 y una condición autoinmune no diagnosticada con anterioridad. El mayor avance ocurrió después de añadir 10 mg de orotato de litio diario. Betsy no había podido leer durante tres años, pero recuperó la capacidad de leer palabras en la televisión, encabezados en los periódicos y señalización en el camino. Para su esposo fue un gran alivio, pues llevaba sólo un mes siguiendo esta nueva estrategia. El síndrome del atardecer quedó resuelto, con una mera mención ocasional de su madre una o dos veces a la semana. El reto más importante se resolvió por medio de la especial atención a las áreas del protocolo que no se habían atendido antes.

La razón más común para una mala respuesta es la falta de cumplimiento. Por favor, date un respiro; es un gran reto acatar las múltiples partes del programa y, de hecho, intentamos simplificarlo, pero el proceso patológico subyacente es por desgracia complicado. La buena noticia es que no necesitas forzosamente seguir cada paso para ver un avance, pues lo importante es el umbral que debes superar para ir en la dirección correcta. No hay una forma de medir este umbral de manera directa, así que necesitas seguir haciendo modificaciones hasta que comience el progreso.

La segunda causa más común para una respuesta deficiente es no identificar y atender alguno de los factores que contribuyen al deterioro cognitivo, como una infección, el intestino permeable o la exposición a toxinas. Por ende, por favor no te rindas algunas semanas después de hacer tus primeros análisis; sigue optimizando tu respuesta y trabaja con tu *coach* y tu profesional de la salud.

Además de cumplir con los pasos y los factores que te afectan, hay muchos más puntos clave que debes revisar para asegurarte de tener la mejor oportunidad de sanar:

- ¿Estás revisando tus cetonas y por lo general te mantienes dentro de un rango de 1.0 a 4.0?

Se trata de un nivel asociado con el mayor avance. A las personas que se encuentran entre 0.2 y 0.5 (medidos en milimolares de beta-hidroxibutirato, o mM de BHB) por lo general no les va tan bien. Puedes tomar aceite de TCM o sales o esteres de cetonas para alcanzar este nivel, y puedes romper el ciclo una vez a la semana con un poco de camote o algo similar, pero alcanzar este nivel de cetosis se asocia con la mejor oportunidad de sanar.

- ¿Tu resultado de BrainHQ o MoCA es estable, decae o mejora?

Para la mayoría un progreso subjetivo, como notar una mejora en la memoria, más interés en conversaciones o una mejor organización, está asociado con un progreso objetivo, como resultados más altos en MoCA, BrainHQ o CNS Vital Signs. En otras palabras, suelen ir de la mano. Sin embargo, a veces las personas no se dan cuenta de cuánto han mejorado, así que es útil revisar los resultados para comprobarlo. Por favor, recuerda que la historia natural del Alzheimer es de un deterioro incesante; entonces, hasta el avance más modesto o cualquier muestra de estabilidad es una buena señal de que vas en la dirección correcta.

- ¿Ya descartaste la apnea del sueño? ¿Tu oxímetro no muestra eventos de desaturación en la noche?

Uno de los factores más comunes y por lo general desconocido del deterioro cognitivo es la apnea del sueño: cuando dejamos de respirar a lapsos durante la noche y se reduce nuestro oxígeno. Solemos creer que les ocurre a los hombres con sobrepeso que roncan, pero resulta que tanto hombres como mujeres, de cualquier peso, ronquen o no, pueden tener menos oxígeno en la noche (con o sin apnea del sueño), así que es vital saber si es un factor de tu deterioro cognitivo, aun cuando tu cognición sea "normal". Es muy fácil, tu médico te puede prestar un oxímetro durante algunas noches para revisar, o puedes comprar uno. El ideal es que permanezcas entre 96 y 98% de saturación de oxígeno en la noche, sin caídas por abajo de 94%. También se pretende que tengas menos de cinco eventos apneicos (dejar de respirar) cada hora —esto se conoce como un IAH (índice de apnea hipopnea) menor a cinco—, y de preferencia cero.

- ¿Ya sanaste tu intestino, después tomaste probióticos y prebióticos (en alimentos o como suplementos)?

La buena noticia es lo relativamente fácil que es sanar tu intestino y mejorar tu microbioma, y que te ayudará de muchas formas, desde nutrición e inmunidad, hasta desintoxicación y mejorar tu estado de ánimo. La mala noticia es que la mayoría de los médicos ignora la condición de tu intestino; si no lo han revisado y tu cognición no mejora, por favor pon atención a esta área tan importante. La meta es no tener intestino permeable ni disbiosis (flora intestinal anormal).

- ¿Haces ejercicio por lo menos cuatro veces a la semana? ¿Tanto cardio como entrenamiento de fuerza?

Como se dijo en el capítulo 13, el ejercicio presenta múltiples mecanismos para ayudar a la cognición, desde incrementar el apoyo cerebral del FNDC, hasta mejorar la sensibilidad a la insulina y el estado de los vasos sanguíneos. Si has estado haciendo un mínimo de ejercicio o nada, entonces puede ayudarte reforzar este paso. Quizá puedas trabajar con un entrenador y ver si te gusta, pero sin importar cómo lo hagas, por lo menos 45 minutos de ejercicio, cuatro veces a la semana, es muy útil.

- ¿Tienes un *coach* de salud que te ayude a optimizar todo? (¿O una pareja que haga lo mismo?)

Un paciente llamado Ken me dijo: "¡Necesito una dominatrix!" Le contesté que le estaba preguntando a la persona equivocada, pero comprendí su punto de vista: algunas personas necesitan el método de la zanahoria/incentivo, mientras que otras se comportan mejor con un método de golpe/disuasión, así que es de mucha ayuda conocer cuáles son tus proclividades y preferencias. A algunos les sirve tener un *coach* de salud personal, mientras que otros se inclinan por un grupo; hay personas a las que les gusta ver en persona a su *coach*, y hay otros que eligen la telemedicina, y algunos prefieren que sus parejas los guíen.

Lo que sea que te funcione. Por cierto, Ken terminó colaborando con un entrenador de pesas y consultando ocasionalmente a un *coach*, y va muy bien.

■ **¿Tienes a algún profesional de la salud que comprenda esta metodología?**

Puede ser un aspecto fundamental, sobre todo si tu médico no pide los análisis correctos, no pone atención a los factores que contribuyen al deterioro cognitivo o es demasiado pesimista. Probablemente has escuchado del efecto placebo, pero quizá no sepas del efecto nocebo. Es un efecto negativo en la salud que ocurre cuando se tienen expectativas negativas, comunes cuando tu médico u otra persona de autoridad te dice que tienes una enfermedad intratable.

■ **¿Estás siguiendo la dieta KetoFLEX 12/3 (o algo similar)?**

Los múltiples efectos distintos de esta dieta —cetosis, autofagia, sensibilidad a la insulina, apoyo nutricional, apoyo mitocondrial, apoyo inmunológico, desintoxicación— están diseñados para mejorar la cognición y prevenir el deterioro cognitivo, así que, si todavía no estás haciendo la dieta, tal vez estés echando por la borda tus posibilidades de una mejora cognitiva.

■ **¿Ya optimizaste tus parámetros bioquímicos?**

¿Tu hs-CRP es <0.9, tu insulina en ayunas está entre 3.0 y 5.0, tu hemoglobina A1c está entre 4.0 y 5.3, tu vitamina D varía entre 50 y 80? ¿Las hormonas y los nutrientes son óptimos? ¿La homocisteína es ≤7? ¿Tu vitamina B_{12} está entre 500 y 1 500? ¿Tu magnesio en glóbulos rojos es >5.2? Optimizar los parámetros metabólicos es crucial para aportar la señalización sinaptoblástica que necesitamos para contrarrestar el deterioro cognitivo, por lo que si cualquiera de estos niveles sigue siendo subóptimo, quizá sea relevante en tu caso llegar al rango correcto.

- Si ya son óptimos tus parámetros, ¿has probado el EPFC?

EPFC es el extracto puro del fruto del café, y su efecto es incrementar notablemente el FNDC (factor neurotrófico derivado del cerebro, el cual ayuda a las neuronas). Si ya optimizaste tu condición metabólica, sanaste tu intestino y resolviste tu inflamación, debes poder reconstruir tus sinapsis, para lo que es un factor clave el FNDC (junto con la vitamina D, el estradiol, la testosterona, la hormona tiroidea, la citicolina, el DHA y otros). Aunado a esto, el doctor Keqiang Ye, de la Universidad Emory, identificó un compuesto llamado 7,8-dihidroxiflavona (también disponible sin receta médica) que se adhiere al receptor del FNDC, aportando un efecto similar.

- ¿Ya identificaste y trataste todos tus patógenos?

Si tienes una infección crónica de *Borrelia, Babesia, Bartonella* u otros patógenos, tienes que tratarlos, y de ser posible sin antibióticos (o si tomas antibióticos, monitorea tu cognición con cuidado; si hay deterioro, pasa a otro método que no los incluya). Los patógenos pueden habitar tu sangre, senos nasales, boca (por ejemplo, con la periodontitis), intestino, cerebro, piel y otros órganos. Además de destruir los patógenos, restaurar los diversos microbiomas ofrece un apoyo importante a la cognición.

- ¿Ya identificaste y trataste las toxinas (toxinas por metales, toxinas orgánicas y biotoxinas), optimizando el ritmo de la desintoxicación?

La sangre del cordón umbilical de los recién nacidos hoy en día contiene cientos de toxinas. Estamos expuestos a una panoplia de toxinas como nunca antes en la historia. Y muchas veces contribuyen al deterioro cognitivo. La buena noticia es que podemos identificarlas —ya sean de metales como el mercurio, orgánicas como el tolueno o el formaldehído, o biotoxinas como los tricotecenos— y eliminarlas con el tiempo. Un consejo crucial es que si la desintoxicación es demasiado agresiva, podría empeorar los síntomas, así que es importante trabajar junto con tu médico —de preferencia un experto en desintoxicación— para ajustar el ritmo. Recientemente se han publicado libros excelentes sobre desintoxicación, como *The Toxin Solution*, del doctor Joseph Pizzorno —útil para toxinas químicas en particular, como benceno, fluoruro, bisfenol A (BPA) y ftalatos—, y *Toxic*, del doctor Neil Nathan —de mucha ayuda para biotoxinas, como los tricotecenos que producen los mohos—.

- Si tienes micotoxinas, ¿te han tratado con colestiramina (o cualquier otro agente ligante, como Welchol, barro, carbón o zeolita)? ¿Ya usaste un PIV intranasal? ¿Ya eliminaste los MARCoNS? ¿Tu C4a regresó a la normalidad? ¿Tu MMP-9 es normal?

Si tuviste una exposición a micotoxinas (la cual puedes determinar con una muestra de orina), es muy probable que reducirla y excretar las toxinas sea importante para optimizar tu cognición. Estas toxinas producidas por moho no sólo dañan tu cerebro directamente, sino que pueden comprometer tu sistema inmunológico, justo algo que quieres evitar ante la enfermedad de Alzheimer.

¿Tu nivel de glutatión es óptimo?

El glutatión es como un abuelo: te protege contra muchos enemigos. Es vital para la desintoxicación y un antioxidante clave. En verdad te beneficia que el glutatión sea óptimo; de hecho, tener glutatión bajo es común ante la exposición crónica a toxinas, ya que literalmente acabas con tus mecanismos de limpieza. Por tanto, por favor asegúrate de que tu nivel sea óptimo: busca un mínimo de 250 mcg/ml, que son 814 micromoles. Puedes subir tu glutatión tomando su precursor, la NAC (N-acetilcisteína), glutatión liposomal, glutatión S-acetil o glutatión intranasal, y algunos con una severa toxicidad se inclinan por glutatión intravenoso o inhalado. Asimismo, existen muchos otros factores que contribuyen al deterioro, como describimos en el capítulo 19, por ejemplo, el sulforafano, el diindolilmetano y el ascorbato.

¿Ya incluiste estimulación cerebral?

Los resultados óptimos muchas veces están asociados con la inclusión de una forma de estimulación cerebral, ya sea que se logre por estimulación luminosa, estimulación láser no enfocada, estimulación magnética (como MeRT, e-resonancia magnética terapéutica) u otro método. Por supuesto, entrenar el cerebro representa una forma de estimulación cerebral, pero incluir por lo menos una de estas modalidades físicas dentro del protocolo completo, en particular en presencia de una bioquímica óptima, puede ser complementario.

¿Es momento de considerar las células madre?

Si todo se ha atendido y optimizado, y todavía no hay un avance o estás estancado, podrías considerar las células madre. Por favor ten cuidado: en lo que respecta a las células madre, hay muchos charlatanes por ahí. Sin embargo, en la actualidad se están haciendo estudios sobre las células madre en la enfermedad de Alzheimer, y existen buenos grupos en Dallas, Panamá, Nueva York y varios otros lugares.

Si todos adoptamos los lineamientos descritos en este manual, comenzamos lo antes posible, seguimos optimizando y usamos el método de resolución de problemas que desarrollamos aquí, debemos poder minimizar la carga global de demencia. Debemos poder convertir al Alzheimer en una enfermedad rara, como debería ser. Y la generación actual debe poder ver que el Alzheimer llegue prácticamente a su fin.

El triunfo de la medicina del siglo XXI

La conocí antes de ser virgen.
—OSCAR LEVANT, respecto a Doris Day

Tal vez recuerdes a Doris Day o no. Fue una primera actriz y cantante de los años cincuenta y sesenta, que proyectaba una imagen inmaculada, por lo que se le etiquetó como "La virgen más vieja del mundo". El mordaz pianista Oscar Levant señaló que la había conocido antes de adoptar esa imagen, y por eso la había conocido "antes de que fuera virgen".

Aunque pueda sonar incongruente, es como yo me siento respecto a la medicina. Sí, por raro que parezca, ¡yo conocí a la medicina antes de que se tratara de la salud! Antes de que fuera sobre atender lo que en realidad causa las enfermedades. Es difícil creer ahora las cosas horrendas y malsanas que hicieron los médicos, a sí mismos y a sus pacientes, y que, tristemente, muchos aún hacen. Los médicos no sólo fumaban con frecuencia, ¡llegaron a grabar comerciales para vender cigarros! Muchas veces no hacían ejercicio, se volvían más obesos cada vez y desarrollaban cardiopatía temprana; solían tener hábitos alimenticios terribles y les decían a sus pacientes que la nutrición no tenía importancia en el tratamiento de las enfermedades; muchas veces prescindían del sueño, a pesar de que fuera necesario su criterio lúcido; ignoraban la evaluación de los propios procesos causantes de las enfermedades que intentaban curar; trataban enfermedades complejas crónicas con medicamentos inefectivos, y muchos se enfocaban menos en lo que necesitaban los pacientes y más en las políticas de carácter lucrativo de los hospitales o en lo que los representantes de ventas les ofrecieran.

Cuando yo aprendí medicina, estudiamos, practicamos y nos enseñaron sobre medicina terminal: aprendimos y buscamos las señales de metástasis de cáncer, fallo cardiaco y demencia que aparecían años después de cuando debíamos haber identificado y tratado las condiciones vinculadas.

Cuando pienso en esto, es molesto recordar qué tan mal estaba todo. Era como haber entrenado durante años para ser un instructor de mediación y luego gritarles a tus alumnos constantemente; no tenía sentido. Lo peor de todo, estas prácticas anticuadas se han ido transmitiendo a cada clase de nuevo médico. Como dijo un líder educativo: "Sabemos que les estamos mintiendo a los estudiantes de medicina, pero ellos siguen creyendo nuestras mentiras, así que las seguimos contando". No es una visión muy progresista, ¡sin duda alguna!

Yo crecí en la década de 1960, un tiempo de descontrol social. Un tiempo cuando no era noticia que el presidente se comiera otra bola de helado. Un tiempo en que los movimientos de base estaban cambiando la estructura social, la música, el arte y las guerras. Ahora necesitamos un movimiento similar para crear un cambio tectónico en la salud: la forma como pensamos en ella, cómo aprendemos de ella, cómo la practicamos y qué beneficio obtenemos de ella.

Por fortuna, ya está empezando a ocurrir el cambio, por lo menos en ciertas prácticas. De hecho, la medicina del siglo XXI, enfocada en las causas y los factores que contribuyen al desarrollo de la enfermedad, valiéndose de tratamientos programados en lugar de monoterapias, representa un cambio de paradigma de la medicina del siglo XX. Estos cambios han aportado mejores resultados que nunca antes para el deterioro cognitivo, la diabetes tipo 2, la hipertensión, la artritis reumatoide, el lupus, la depresión, el intestino permeable, los trastornos del espectro autista y otras enfermedades crónicas. Para detrimento de todos, sin embargo, los cambios se adoptan de mala gana; a pesar del avance en los resultados, las escuelas de medicina se resisten a enseñar la medicina del siglo XXI. Por ende, la gran mayoría de los profesionales en la salud sigue practicando de principio a fin una medicina de prescripciones que ignora la fisiología subyacente en la patología. Por estas mismas prácticas, la revolución médica en curso, aunque hasta ahora se haya comentado relativamente poco y casi no se haya publicitado, es sin duda la revolución más sangrienta de la historia, una que seguirá cobrando las vidas de miles de millones con enfermedades crónicas hasta que modernicemos y optimicemos nuestras prácticas, hasta que la medicina y la tecnología estén totalmente integradas, hasta que la medicina y la salud se vuelvan una, y hasta que los practicantes y los pacientes —hasta que todos— asuman la responsabilidad de la salud a nivel mundial.

De la misma manera que el siglo XX vio el fin virtual del azote de la polio, la sífilis y la lepra, el siglo XXI verá el fin virtual de la plaga del Alzheimer, el Parkinson, los cuerpos de Lewy, la esclerosis múltiple, el autismo, la esquizofrenia, la artritis reumatoide, el lupus, la colitis ulcerosa y otras enfermedades crónicas complejas. Estos padecimientos serán recordados históricamente como las enfermedades del siglo XX, incrementadas de forma trágica por una combinación letal de patógenos crónicos no diagnosticados, un bufet de toxinas como no se había visto en la historia, un abastecimiento no fisiológico de alimentos, un sistema inmunológico comprometido, estilos de vida de un estrés incesante y, más que nada, el inútil intento de casi toda nuestra especie por alcanzar una vida tan alejada significativamente de la capacidad de nuestro diseño evolutivo.

Así, el mapa muestra un camino claro. Sabemos qué buscar en cada persona, sabemos cómo identificar los factores que le afectan, sabemos cómo lidiar con cada uno. Ahora necesitamos promulgar este conocimiento, perfeccionarlo e incrementarlo. Arreglar la cognición se volverá tan rutinario como enderezar los dientes.

Nuestra hija se casó este año y no pude evitar pensar en el mundo en que creció: de correos electrónicos, redes sociales, tweets, *smartphones*, buscadores, comercio electrónico y resguardo en la nube. Tan distinto del mundo donde yo crecí. Ella criará a sus hijos en un mundo donde, esperemos, el Alzheimer ya no será el azote que ha sido para mi generación.

Cada uno de nosotros es único, un experimento N de 1. Espero que el tuyo tenga éxito, sea gratificante, alegre y perpetuo.

Agradecimientos

Antes que nada, agradezco a mi esposa, Aida, siempre enfocada en mejorar las vidas de los pacientes, y a nuestras hijas, Tara y Tess. Gracias a Julie Gregory y a Aida por sus contribuciones vitales para el libro. Agradezco a Phyllis y Jim Easton, y a Diana Merriam y la Fundación Evanthea por su compromiso para hacer una diferencia para las personas con Alzheimer. También me siento agradecido con Katherine Gehl, Jessica Lewin, Wright Robinson, el doctor Patrick Soon Shiong, Douglas Rosenberg, Beryl Buck, Dagmar y David Dolby, Stephen D. Bechtel, Jr., Gayle Brown, Lucinda Watson, Tom Marshall y la Fundación Joseph Drown, Bill Justice, Dave Mitchell, Josh Berman, Marcus Blackmore, Hideo Yamada y Jeffrey Lipton.

Agradezco el invaluable entrenamiento de los profesores Stanley Prusiner, Mark Wrighton (rector), Roger Sperry, Robert Collins, Robert Fishman, Roger Simon, Vishwanath Lingappa, William Schwartz, Kenneth McCarty, Jr., J. Richard Baringer, Neil Raskin, Robert Layzer, Seymour Benzer, Erkki Ruoslahti, Lee Hood y Mike Merzenich.

Gracias a los pioneros y expertos de la medicina funcional que están revolucionando la medicina y el cuidado de la salud: los doctores Jeffrey Bland, David Perlmutter, Mark Hyman, Dean Ornish, Ritchie Shoemaker, Neil Nathan, Joseph Pizzorno, Ann Hathaway, Kathleen Toups, Deborah Gordon, Jeralyn Brossfield, Kristine Burke, Ilene Naomi Rusk, Jill Carnahan, Sara Gottfried, David Jones, Patrick Hanaway, Terry Wahls, Stephen Gundry, Ari Vojdani, Prudence Hall, Tom O'Bryan, Chris Kresser, Mary Kay Ross, Edwin Amos, Susan Sklar, Mary Ackerley, Sunjya Schweig, Sharon Hausman Cohen, Nate Bergman, Kim Clawson Rosenstein, Wes Youngberg, Craig Tanio, Dave Jenkins, Miki Okuno, Ari Vojdani, Elroy Vojdani y Chris Shade; a las *coaches* de salud Amylee Amos, Aarti Batavia y Tess Bredesen; a los más de 1500 médicos de Estados Unidos y otros 10 países que participaron en y contribuyeron al curso enfocado en el protocolo descrito en este libro, y a personas valientes, como Kristin, Deborah, Edna, Lucy, Frank y Edward que, a través de su disciplina y compromiso, ayudan a muchos otros con deterioro cognitivo. Asimismo, agradezco a Lance Kelly, Sho Okada, Bill Lipa, Scott Grant, Ryan Morishige, Ekta Agrawal, Jane Connelly, Lucy Kim, Melissa Manning, Gahren Markarian y al equipo de Apollo Health por su impresionante contribución al algoritmo, la codificación y los informes de ReDECO; a Darrin Peterson y el equipo de LifeSeasons; a Taka Kondo y el equipo de Yamada Bee, y a Hideyuki Tokigawa y su equipo de documentalistas.

Nada de lo que se describe en este libro habría sido posible sin los magníficos colaboradores y miembros del laboratorio con quienes he trabajado las últimas tres décadas. Por sus discusiones fascinantes, las múltiples sesiones instructivas, las incontables horas de experimentación, la paciencia para repetir y repetir las pruebas, y el incesante compromiso de incrementar la salud y el conocimiento de la humanidad, agradezco a Shahrooz Rabizadeh, Patrick Mehlen, Varghese John, Rammohan Rao, Patricia Spilman, Jesús Campagna, Rowena Abulencia, Kayvan Niazi, Litao Zhong, Alexei Kurakin, Darci Kane, Karen Poksay, Clare Peters Libeu, Veena Theendakara, Verónica Galván,

Molly Susag, Alex Matalis y todos los demás miembros del Laboratorio Bredesen, pasados y presentes, al igual que mis colegas en el Instituto Buck de Investigación sobre Envejecimiento, la Universidad de California en San Francisco, el Instituto Sanford Burnham Prebys de Investigación Médica y la Universidad de California en Los Ángeles.

Por su amistad y las numerosas conversaciones con el paso de los años, gracias a Shahrooz Rabizadeh, Patrick Mehlen, Michael Ellerby, David Greenberg, John Reed, Guy Salvesen, Tuck Finch, Nuria Assa Munt, Kim y Rob Rosenstein, Eric Tore y Carol Adolfson, Akane Yamaguchi, Judy y Paul Bernstein, Beverly y Roldan Boorman, Sandy y Harlan Kleiman, Philip Bredesen y Andrea Conte, Deborah Freeman, Peter Logan, Sandi y Bill Nicholson, Mary McEachron y Douglas Green.

Finalmente, agradezco al maravilloso equipo con quien trabajé en este libro: la redacción y la edición de Corey Powell y Robin Dennis, las ilustraciones de Joe LeMonnier, la revisión de Deirdre Moynihan, los agentes literarios John Maas y Celeste Fine de ParkFine, a las editoras Caroline Sutton y Megan Newman, y a Avery Books en Penguin Random House.

Visita <endofalzheimersprogram.com>
para consultar las referencias y fuentes de este libro.

El fin del Alzheimer. El programa de Doctor Dale E. Bredesen
se terminó de imprimir en marzo de 2021
en los talleres de
Litográfica Ingramex, S.A. de C.V.
Centeno 162-1, Col. Granjas Esmeralda, C.P. 09810
Ciudad de México.